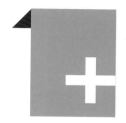

疑难肝病
病例讨论荟萃集

主　编　李异玲

副主编　常　冰　关　琳　王宁宁

北方联合出版传媒（集团）股份有限公司
辽宁科学技术出版社
·沈　阳·

图书在版编目（CIP）数据

疑难肝病病例讨论荟萃集 / 李异玲主编 . —沈阳：辽宁科学技术出版社，2024.5
ISBN 978-7-5591-3159-1

Ⅰ.①疑… Ⅱ.①李… Ⅲ.①肝疾病—疑难病—病案—汇编 Ⅳ.①R575

中国国家版本馆CIP数据核字（2023）第153754号

出版发行：辽宁科学技术出版社
    （地址：沈阳市和平区十一纬路25号　邮编：110003）
印 刷 者：辽宁新华印务有限公司
经 销 者：各地新华书店
幅面尺寸：184 mm × 260 mm
印　　张：15
字　　数：400千字
出版时间：2024年5月第1版
印刷时间：2024年5月第1次印刷
责任编辑：凌　敏
封面设计：晓　娜
版式设计：晓　娜
责任校对：黄跃成

书　　号：ISBN 978-7-5591-3159-1
定　　价：120.00元

投稿热线：024-23284356
邮购热线：024-23284502
邮　　箱：lingmin19@163.com
http://www.lnkj.com.cn

编者名单

主　编：李异玲

副主编：常　冰　关　琳　王宁宁

编　委：（以姓氏拼音为顺序）

敖　然　陈莫耶　崔会鹏　黄　蝶　金　星　康　凯

雷　越　李博文　李　丹　李雪丹　林旭勇　孙　菁

佟　静　王　雪　王滟萌　夏俊林　张鑫赫

编委会特别说明

本书自 2020 年筹备至今出版发行，历时近 4 年，历经我国消化病学及肝病学领域几次重要诊治共识及指南的问世。因本书收录病例均为 2021 年之前本中心收治病例，为还原病例的真实性，本书中的诊断及治疗方案均参照当年国内外诊治共识及指南。望读者在读书时予以甄别，以免误导。

主编简介

　　李异玲教授毕业于中国医科大学七年制临床医学专业，医学博士，硕士、博士、博士后导师，美国西南医学中心访问学者。现任中国医科大学附属第一医院消化内科、内镜科主任、学科带头人，沈阳市慢性肝病临床医学研究中心负责人，中国医科大学李异玲职工创新工作室负责人。学术任职包括中华医学会消化病学分会委员、中华医学会肝病学分会自身免疫性肝病学组及药肝学组委员、全国疑难及重症肝病攻关协作组委员、中国医师协会医学科学普及分会肝病科普专业委员会委员、辽宁省基层卫生协会肝病防治专业委员会主任委员、辽宁省门静脉高压联盟副理事长、辽宁省医学会消化病学分会主任委员、辽宁省医学会肝病学分会副主任委员等。

　　李异玲教授是辽宁省著名肝病专家，多年来致力于非感染性肝病的基础和临床研究。其团队在代谢相关性脂肪性肝病的规范化随访管理及饮食运动指导、自身免疫性肝病的精准化诊断与个体化治疗、复杂难治的药物性肝损伤的诊断与治疗、门静脉高压症的多学科会诊、遗传代谢性肝病的诊治、肝衰竭以及疑难肝病的诊治方面积累了丰富的经验。

　　李异玲教授及其团队精心整理了临床工作中诊治的典型疑难肝病病例，展示了临床诊治思路和国内外前沿进展，并与影像科、病理科紧密合作，体现了肝病诊治过程中多学科协作的重要性。本书是多年来李异玲教授及其团队心血的结晶，希望能够为各位读者的临床工作带来一些启发。

序 言

　　肝脏是人体最重要的脏器之一，肝胆及胰腺疾病也是临床上最为常见的消化系统疾病，是一直以来临床医生非常重视学习和研究的领域。近年来，随着我国医学科学的进步，无论在基础理论方面还是临床理论及诊断技术方面都取得了日新月异的发展和进步，临床诊疗现已达到世界前沿水平。然而，当面对一些复杂的肝胆系统疾病时，仍然会出现诸多难以解决的问题，特别是在临床工作中遇到的一些复杂、不典型或少见疾病不易诊断，如原因不明的黄疸、肝脾大、原因不明的门静脉高压、原因不明的腹痛、胰腺肿大及包块，以及近年来颇受重视的肝窦阻塞综合征、IgG4相关性疾病等，常常使临床医生深受困扰，成为临床工作的难题。有时为了一个病例需要查阅很多文献，还未必能够找到答案。本书作者们大多做了多年肝胆疾病的基础理论研究，又都具备丰富的临床工作经验，他们在临床工作中都曾遇到过疑难病症，做了很多相关的研究，收获了满意的疗效，总结了一定的经验，当然，也从中吸取了一些教训。在李异玲教授的精心组织下，其团队编写了这本《疑难肝病病例讨论荟萃集》，他们把既往诊治的一些较为疑难的病例，通过病例讨论的方式，进行归纳整理并编写成书，与同道们共同交流学习，相信会对临床工作有一定的借鉴作用。

　　文中细致地描述了其团队在疑难病例诊治过程中遇到的问题，如何抽丝剥茧地分析和解决问题，有哪些经验、教训和体会。另外，理论密切联系疾病诊治实际是本书与一些理论著作的不同之处。本书紧密联系基础知识和新理论、新进展、新技术，就疾病的病因学、发病机制、生理学、病理生理学、病理组织学，以及临床表现和新的诊疗技术作了系统的阐述。本书的另一处亮点是充分展示了疑难肝病诊治过程中多学科协作的重要性。本书的编写工作，还邀请了擅长肝胆胰疾病诊断的放射科和病理科医生参与，对每一个病例的影像和病理图片进行了专业的审核与校对，提高了本书的质量。对于临床医生而言，通过阅读本书不仅可以学习到作者们的临床工作经验，还能学习到疾病的新理论、新技术，对读者在临床实际工作中遇到的相似问题有一定的帮助和借鉴作用。

　　本书的写作力求简要精练，避免冗长烦琐的陈述，文字流畅、深入浅出，通俗易懂、图文并茂，便于阅读和理解。

　　我非常有幸应邀为本书作序，很高兴地阅读了一些重要篇章。这的确是一本值得一读的好书，好就好在以病例为基础的临床诊治全过程的细致分享，并结合病例进一步讨论疾病相关新理论、新知识、新技术和新方法，读后有身临其境参与查房和 MDT 病例讨论会的感觉，却又在疾病诊疗新进展的阐述上实现了单纯病例交流的超越。我想本书对中青年内科医生和消化科医生会有一定的参考价值，为此推荐给大家。

中国医科大学附属第一医院

消化内科　傅宝玉教授

目 录

第一章 代谢相关脂肪性肝病

◆病例 1. 反复肝功能异常孰之过？

一、病例介绍

患者，男，33岁，以"反复肝功能异常4年"为主诉入院。

摘要：

患者4年前体检时发现肝功能异常，ALT 167 U/L，AST 51 U/L，GGT 66 U/L，彩超提示脂肪肝，弹性值正常（具体不详），因化验 AMA-M2（++），外院考虑"自身免疫性肝病"不除外，予"熊去氧胆酸""双环醇"口服治疗，20余天后肝功能恢复正常，自行停药。3年前体检时再次发现肝功能异常（数值不详），自服"双环醇"治疗，肝功能正常后停药。1年前复查发现肝功能异常，ALT 153 U/L，AST 50 U/L，GGT 57 U/L，肝胆脾彩超提示脂肪肝超声所见，肝内胆管结石或钙化，肝脏硬度值5.9 kPa，予"复方甘草酸苷""双环醇"口服治疗，3个月后肝功能恢复正常，遂再次停药。入院半个月前患者体检，再次发现肝功能异常，ALT 203 U/L，AST 62 U/L，GGT 84 U/L，今为系统诊治收入院。病来无发热，无腹痛、腹胀，无恶心、厌食，无明显乏力，饮食、睡眠尚可，二便正常，体重无明显变化。否认高血压、冠心病、糖尿病病史，否认中药及保健品服用史，否认疫区、疫水接触史，否认吸烟、饮酒史，否认家族性遗传、代谢性疾病及肿瘤病史。

生活方式调查：患者平时工作忙，久坐不动；三餐不定时，均以外卖为主，喜食炸鸡、汉堡、烤串；无运动习惯，每月偶尔打1次篮球。

入院查体：T 36.5 ℃，P 80次/min，R 20次/min，BP 110/64 mmHg（1 mmHg=133.322 Pa），身高176 cm，体重90 kg，腰围101 cm，臀围104 cm，BMI 29.05 kg/m²，WHR 0.97。神志清楚，周身皮肤黏膜及巩膜无黄染。心肺查体无阳性体征。腹软，无压痛、反跳痛及肌紧张，肝脾肋下未触及。双下肢无水肿。

在院诊治经过：

▶ 初步诊断：

非酒精性脂肪性肝病（重度）；血脂异常（高甘油三酯血症、高低密度脂蛋白胆固醇血症、低高密度脂蛋白胆固醇血症）。

入院后给予保肝对症治疗，进一步完善相关化验及检查：血常规：WBC 6.26×10^9/L，RBC 5.64×10^{12}/L，Hb 173 g/L，PLT 213×10^9/L；肝功能：ALT 211 U/L，AST 67 U/L，GGT 87 U/L，ALP 93 U/L，TBIL 13.8 μmol/L，ALB 46.5 g/L，TBA 9 μmol/L。血脂：TG 1.86 mmol/L，LDL–C 4.85 mmol/L，HDL–C 0.71 mmol/L，TC 5.06 mmol/L。空腹血糖 4.95 mmol/L，糖化血红蛋白 4.2%。血尿酸：340 μmol/L。免疫球蛋白未见异常：IgG 10.88 g/L，IgM 2.64 g/L，IgA 0.43 g/L。风湿免疫指标：ANA (–)，AMA (–)，AMA–M2 (+)，SMA (–)，ANCA (–)，sp100 (–)，gp210 (–)，LC (–)。血清铁、铜蓝蛋白、甲乙丙戊肝炎系列、病毒抗体系列、肿瘤标志物等均未见异常。

Fibrotouch 检查（图 1–1）：重度脂肪肝（脂肪衰减值 352 dB/m），肝脏硬度值升高（硬度值 11.7 kPa）。

MRCP：肝内外胆管未见异常。

肝穿刺病理（图 1–2）：切片内共见 11 个中小汇管区，少数间质内见轻度单个核细胞浸润，未见明显炎症，小叶内肝细胞大泡性脂变，范围广泛，约占 85%，肝细胞脂肪变性 3 分，小叶内炎症 2 分，肝细胞气球样 1 分，NAS 积分 6 分。网织 +Masson 染色部分中央静脉周围局灶窦周纤维化。结合临床，符合非酒精性脂肪性肝炎（NASH），纤维化 Ia 期。

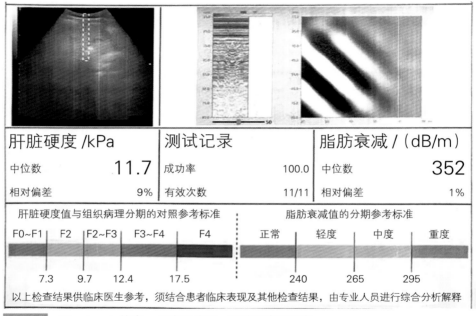

图1-1 Fibrotouch 检查：重度脂肪肝，肝脏硬度值升高

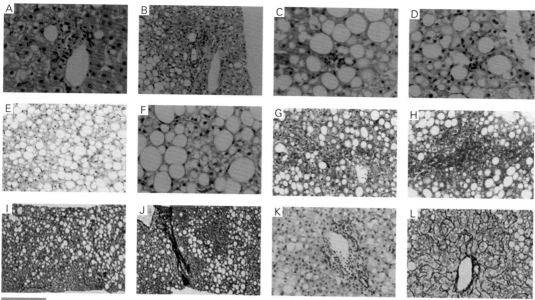

图1-2 A～L.肝脏病理诊断：符合非酒精性脂肪性肝炎，纤维化Ⅰa期

▶ **确定诊断：**

非酒精性脂肪性肝炎（NAS 6分，纤维化Ⅰa期）；血脂异常（高甘油三酯血症、高低密度脂蛋白胆固醇血症、低高密度脂蛋白胆固醇血症）。

▶ **治疗方案：**

①改变生活方式：饮食管理、规律运动；②保肝药物治疗：多烯磷脂酰胆碱456 mg，3次/d，口服。

▶ **随访：**

患者出院后继续在健康管理师的指导和监督下进行饮食控制和规律运动，并遵医嘱继续口服多烯磷脂酰胆碱保肝治疗，定期进行人体学测量（表1-1）、Fibrotouch检查（表1-2）、肝功能酶学及代谢相关指标复查（图1-3），患者依从性较好，BMI、肝脏硬度值均已降到正常范围，肝功能酶学指标降至正常并维持良好。

表1-1 随访——人体学测量指标					
项目	治疗前	治疗3个月	治疗6个月	治疗1年	治疗1.5年	治疗2年
身高/cm	176	176	176	176	176	176
体重/kg	90	85.5	81.3	73.2	71	69.6
BMI/（kg/m²）	29.05	27.60	26.25	23.63	22.92	22.47
腰围/cm	101	97	92	89	85	82

续表

项目	治疗前	治疗 3 个月	治疗 6 个月	治疗 1 年	治疗 1.5 年	治疗 2 年
臀围 /cm	104	102	99	97	95	94
WHR	0.97	0.95	0.93	0.91	0.89	0.87

表 1-2　随访——Fibrotouch 检查

时间	肝脏硬度 /kPa	脂肪衰减 / (dB/m)
治疗前	11.7	352
治疗 6 个月	9.7	311
治疗 1 年	7.8	238
治疗 2 年	6.0	218

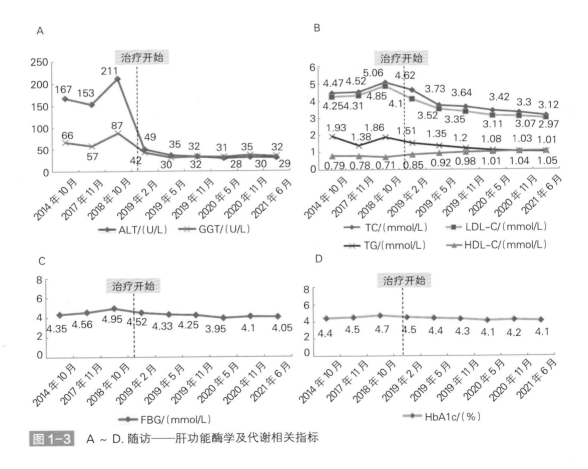

图 1-3　A ~ D. 随访——肝功能酶学及代谢相关指标

　　尽管患者的人体学测量指标、肝功能酶学及代谢相关指标都得到了很好的改善，但是，无论从明确 NASH 治疗效果的角度，还是从明确 PBC 诊断的角度，行二次肝活检以获得病理组织学证据都是十分必要的，但是多次动员患者未果，这也是诊疗本病例较为遗憾的部分。

二、临床诊疗思维及体会

（1）本病例主要特点是：反复肝功能酶学指标升高 4 年，以 ALT 升高为主，同时伴有 GGT 轻度升高，口服保肝药肝功能可好转，停药后复发；4 年来，患者 AMA–M2 持续阳性。结合病史及入院后进行实验室检查，基本上可排除病毒、酒精、药物、遗传代谢、循环障碍等因素所致的肝损伤。但是，非酒精性脂肪性肝病（NAFLD）和原发性胆汁性胆管炎（PBC）不能除外。由于患者生活方式不健康，查体发现存在腹型肥胖，化验提示有高脂血症，尽管血糖在正常范围内，但通过汇总发现，4 年来患者空腹血糖及糖化血红蛋白也呈现出逐渐升高的趋势（图 1-4）。影像学检查证实了患者存在重度脂肪肝：肝脏脂肪含量显著升高。综上，该患者 NAFLD 的诊断是成立的。考虑到患者肝脏硬度值明显升高，为明确 NAFLD 是否已经进展到非酒精性脂肪性肝炎（NASH）或者肝纤维化的阶段，需要进一步完善肝活检，而肝活检病理结果恰恰证实了 NASH 的诊断，为临床治疗提供了依据。

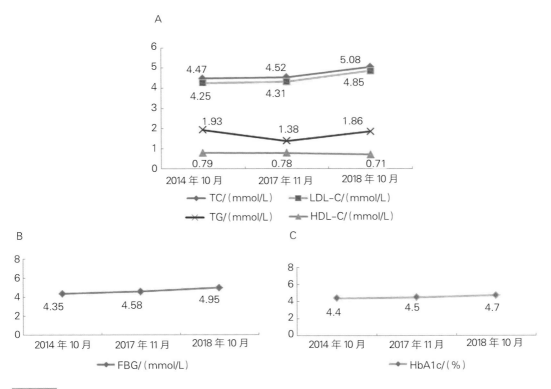

图 1-4　A ～ C. 入院前代谢相关指标变化趋势

（2）第二个需要明确的是 PBC 的诊断。尽管 AMA-M2 是 PBC 诊断较为特异的抗体，但是国内外的诊治指南和意见均指出，单纯的 AMA-M2 阳性并不足以用来诊断 PBC。依据我国 PBC 诊断共识意见，患者 GGT 及 ALP 升高的程度并没有达到 PBC 的诊断标准，为明确 PBC 诊断是否成立，同样需要进行肝活检来证实。该患者的病理结果未见到胆管损伤等表现，PBC 诊断并不成立。但是，患者 AMA-M2 的持续升高仍然需要密切关注，警惕临床前 PBC 可能 [1]，每年定期随访胆汁淤积相关生化指标。

本例患者诊治体会：①对临床上疑似 NAFLD 的患者要进行详细的人体学测量，并进行生活方式的调查；② NAFLD 可与其他肝病并存，在临床上要注意鉴别；③肝活检是 NASH 诊断的金标准；④ NAFLD 治疗方面，强调综合治疗、个体化治疗，在患者的长期随访中，巩固与维持治疗非常重要。

三、诊疗现状

NAFLD 是健康体检肝功能酶学异常的主要病因，对于血清 ALT 和 GGT 升高者应筛查 NAFLD。鉴于不健康的生活方式在 NAFLD 的发病中起重要作用，对于疑似 NAFLD 患者需调查饮食及运动习惯。超声可初步评估肝脂肪变的范围和程度，有条件者应定量检测肝脂肪含量，常采用的方法包括：Fibrotouch/Fibroscan 检测受控衰减参数（CAP）、定量超声和磁共振波谱（1H-MRS）、MRI 质子密度脂肪分数（MRI-PDFF）[2-3]。NAFLD 的疾病谱包括单纯性肝脂肪变、NASH、肝硬化和肝细胞癌（HCC），这是一个动态发展的过程，需要注意的是，NAFLD 的发展过程也可能跳过其中某一个或多个阶段，直接进展为 HCC。另外，NAFLD 还与代谢综合征、2 型糖尿病、心脑血管疾病及肿瘤等密切相关，互相促进、互为因果。因此，一定要对 NAFLD 患者进行全面、综合的管理。血清转氨酶升高至正常值上限（ULN）2～3 倍的 NAFLD 患者提示可能存在 NASH，肝组织病理学检查是诊断 NASH 的金标准 [2-3]。我国肝纤维化诊断及治疗共识及瞬时弹性成像技术诊断肝纤维化专家共识均指出：LSM ≥ 11.0 kPa，考虑存在进展期肝纤维化，LSM 处于 8.0～11.0 kPa 的患者需接受肝脏活组织学检查明确肝纤维化状态 [4-5]。本例患者 LSM 为 11.7 kPa，为明确 NASH 诊断及判断肝纤维化有无及程度，需要完善肝活检。NAFLD 治疗的首要目标是减肥和改善胰岛素抵抗（IR），预防和治疗 MetS、T2DM 及其相关并发症，从而减轻疾病负担、改善患者的生活质量并延长寿命。对于 NASH 和脂肪性肝纤维化患者，需阻止肝病进展，减少肝硬化、原发性肝细胞性肝癌及其并发症的发生 [2-3]。对于 NAFLD 而言，改变生活方式的非药物治疗与药物治疗同等重要。改变不良生活方式主要是健康饮食、加强锻炼，减轻体重和腰围，简言之，就是通过科学的方法"管住嘴、迈开腿"，包括临床营养师、运动康复师在内的多学科联合策略对提高 NAFLD 患者参与生活方式干预项目的积极性并长期坚持至关重要。研究表明 [6]，体重下降 7%～10% 能显著降低血清氨基酸转移酶水平并改善 NASH，体重下降 10% 以上并维持 1 年才能逆转肝纤维化。并不是所有的 NAFLD 患者都需要进行药物治疗，保肝药物治疗作为辅助治疗推荐用于以下类型的 NAFLD 患者[2-3]：①肝活检确诊的 NASH 者；②临床特征、实验室及影像学检查提示存在 NASH 或进展性肝纤维化者；③应用相关药物治疗 MetS 和 T2DM 过程中出现肝酶升高者；④并发药物性肝损害、自身免疫性肝炎、慢性病毒性肝炎等其他肝病者。NAFLD 患者的随访主要包括：密切观察患者的生活方式、体重、腰围和动脉血压变化，每隔 3～6 个月复查血液生化学指标和 HbA1c，每隔 6～12 个月复查上腹部超声[2-3]。NASH 的治疗目标是脂肪性肝炎和纤维化程度都能有显著改善，定期肝活检至今仍是评估 NASH 和肝纤维化患者肝组织学变化的唯一标准。

2020 年，NAFLD 迎来了巨大的变革，它正式更名为代谢相关脂肪性肝病（MAFLD），这更强调了代谢因素在脂肪肝的发生、发展中的重要作用，对新药的研发及患者的全程管理起到了积极的作用。同时，区别于 NAFLD，MAFLD 不再需要排他诊断，作为一种能够独立诊断的肝病，它能够与其他肝病并存，如酒精性肝病、病毒性肝炎等。在通过影像学检查等证实肝脏存在脂肪变性的基础上，如果有超重、肥胖、2 型糖尿病或者至少两项代谢风险因素的异常，即可诊断为 MAFLD（图 1-5）[7]。本病例在诊断时尚未更名，因此仍然沿用 NAFLD 的诊断用语。目前我国针对于中国人群的关于 MAFLD 诊疗的共识意见和指南尚未发布，值得我们期待。

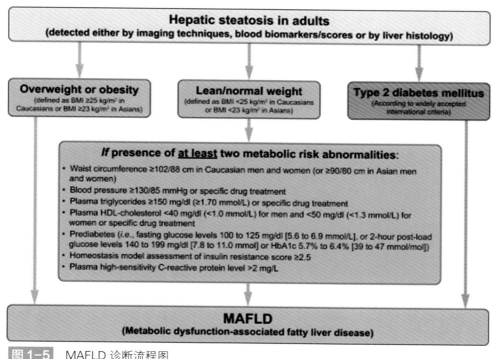

图1-5　MAFLD 诊断流程图

血清 AMAs 是诊断 PBC 的特异性标志物，尤其是 AMA-M2 亚型，诊断本病的敏感度和特异度高达 90%～95%[8]。AMAs 是 PBC 的早期特征之一，可能早于生化及组织学表现数年出现，并在整个疾病发展过程中持续存在。但是，国内外研究均表明，单凭 AMA 阳性并不足以诊断 PBC，各种肝内外疾病患者，如自身免疫性肝炎（AIH）、慢性丙型病毒性肝炎、各种原因所致的急性肝衰竭、慢性细菌感染、系统性红斑狼疮患者，甚至健康人群都可能出现 AMAs 阳性。一项来自法国的前瞻性、多中心队列研究发现 [9]，每 6 例 AMA 阳性且 ALP 正常的患者中仅有 1 例在 5 年内发生 PBC。奥地利的一个单中心研究表明 [10]，122 例仅 AMAs 阳性者经过平均 5.8 年的随访，仅 10.2% 进展为 PBC。因此，PBC 特异性线粒体表位的免疫耐受的破坏并不一定导致疾病出现。国内外指南 [8，11-12] 均建议对 AMA 阳性且 ALP、GGT 正常及无其他慢性肝损害证据的患者进行随访，每年监测一次肝脏生化指标变化。对于有慢性肝损害临床证据，IgM、GGT 升高者，可考虑行肝组织活检，明确是否存在 PBC。对于单纯 AMAs 阳性，但无生化或组织学 PBC 表现者，尚无充分临床证据推荐 UDCA 预防性治疗。

四、专家点评

这是一例比较典型的关于 NAFLD 的病例，诊治过程中有两个关键问题亟待解决：第一个是 NAFLD 规范化诊治流程的确立；第二个是如何鉴别混杂在 NAFLD 中的潜在的自身免疫性因素。其实，临床中反复肝功能异常的患者并不少见，更多的医生首先想到的可能是少见的病因，往往忽略了最常见的 NAFLD。NAFLD 的临床诊断并不困难，但一些患者确实走了很多弯路才得以诊断，原因可能是医生没有对最基本的人体学测量以及生活方式的调查产生足够的重视，而这恰恰是 NAFLD 诊断极为重要的因素。当然，NAFLD 也常与其他肝病同时存在，在临床上要注意鉴别。对于疑似 NASH 的患者，要尽早明确诊断，肝活检至今仍是 NASH 诊断的金标准。本例患者治疗前肝脏硬度值明显升高，而病理组织学检查证实纤维化程度仅为 Ia 期，考虑硬度值的升高并不是纤维化所致，而是与 NASH 所致肝细胞炎症损伤有关。经系统治疗后，患者肝脏硬度值逐渐下降至正常，这也从侧面证实了这一推断。NAFLD，尤其是 NASH，一经明确诊断，就要对患者进行全程、综合的管理，这也是脂肪肝中心建立的主要目的。这一过程看似容易，但要做到规范实则很难，需要消化科或肝病科牵头下的整个脂肪肝 MDT 团队的共同努力，才能够实现 NAFLD 患者的规范化诊治和管理。

本病例的另一个关键问题是关于 PBC 的诊断。该患者 AMA 阳性持续存在，肝功能酶学指标及 IgM 均不支持 PBC 的诊断，因此，肝活检对该病例 PBC 的诊断具有重要价值，尤其是对于考虑同时合并 NAFLD 等其他肝病的病例，更应考虑行肝活检以获得病理组织学证据 [12]。一项 2015 年阿拉巴马大学伯明翰分校的研究发现 [13]，607 例脂肪肝患者中有 4 例 AMA 阳性，其中 3 例行肝活检：2 例未出现任何胆管损伤，1 例仅有轻度的胆管损伤。该研究认为自身抗体的出现是一种偶发现象，它们的存在并不影响脂肪肝的临床表现和随访结果。值得关注的是，PBC 在男性中的预后较女性更差，而且男性是 PBC 患者发生 HCC 的独立危险因素 [14]，男性患者 PBC 的早期诊断更需引起我们的关注和重视。本病例患者为男性，至今已存在长达 6 年的 AMA 阳性，尽管目前 PBC 诊断依据不足，仍然需要密切随诊，一旦出现 PBC 生化或组织学证据，应及时予以 UDCA 治疗 [8]。

参考文献

[1] Berdichevski T, Cohen-Ezra O, Pappo O, et al. Positive antimitochondrial antibody but normal serum alkaline phosphatase levels: Could it be primary biliary cholangitis?[J]. Hepatol Res, 2017, 47（8）：742-746.

[2] 中华医学会肝病学分会脂肪肝和酒精性肝病学组，中国医师协会脂肪性肝病专家委员会 . 非酒精性脂肪性肝病防治指南（2018 更新版）[J]. 现代医药卫生，2018，34（5）：641-649.

[3] 中国研究型医院学会肝病专业委员会，中国医师协会脂肪性肝病专家委员会，中华医学会肝病学分会脂肪肝与酒精性肝病学组，中华医学会内分泌学分会肝病与代谢学组 . 脂肪性肝病诊疗规范化的专家建议（2019 年修订版）[J]. 临床肝胆病杂志 . 2019，35（11）：2426-2430.

[4] 中国肝炎防治基金会，中华医学会感染病学分会，中华医学会肝病学分会和中国研究型医院学会肝病专业委员会 . 瞬时弹性成像技术诊断肝纤维化专家共识（2018 年更新版）[J]. 中华肝脏病杂志 . 2019，27（3）：182-191.

[5] 中华医学会肝病学分会，中华医学会消化病学分会，中华医学会感染病学分会 . 肝纤维化诊断及治疗共识（2019）[J]. 临床肝胆病杂志 . 2019，35（10）：2163-2172.

[6] Zhang HJ, Pan LL, Ma ZM et al. Long-term effect of exercise on improving fatty liver and cardiovascular risk factors in obese adults: A 1-year follow-up study[J]. Diabetes Obes Metab, 2017, 19（2）：284-289.

[7] Eslam M, Newsome PN, Sarin SK, et al. A new definition for metabolic dysfunction-associated fatty liver disease: An international expert consensus statement[J]. Hepatology, 2020, 73（1）：202-209.

[8] 中华医学会肝病学分会 . 原发性胆汁性胆管炎的诊断和治疗指南（2021）[J]. 临床肝胆病杂志 . 2022, 38（1）：38-41.

[9] Dahlqvist G, Gaouar F, Carrat F, et al. Large-scale characterization study of patients with antimitochondrial antibodies but nonestablished primary biliary cholangitis[J]. Hepatology, 2017, 65（1）：152-163.

[10] Zandanell S, Strasser M, Feldman A, et al. Low rate of new-onset primary biliary cholangitis in a cohort of anti-mitochondrial antibody-positive subjects over six years of follow-up[J]. J Intern Med, 2020, 287（4）：395-404.

[11] European Association for the Study of the Liver. Electronic address: easloffice@easloffice.eu, European Association for the Study of the Liver. EASL Clinical Practice Guidelines: The diagnosis and management of patients with primary biliary cholangitis[J]. Hepatology, 2017, 67（1）：145-172.

[12] Hirschfield GM, Dyson JK, Alexander GJM, et al. The British Society of Gastroenterology/UK-PBC primary biliary cholangitis treatment and management guidelines[J]. Gut, 2018, 67（9）：1568-1594.

[13] Ravi S, Shoreibah M, Raff E, et al. Autoimmune Markers Do Not Impact Clinical Presentation or Natural History of Steatohepatitis-Related Liver Disease[J]. Dig Dis Sci, 2015, 60（12）：3788-3793.

[14] Natarajan Y, Tansel A, Patel P, et al. Incidence of Hepatocellular Carcinoma in Primary Biliary Cholangitis: A Systematic Review and Meta-Analysis[J]. Dig Dis Sci, 2021, 66（7）：2439-2451.

关琳　林旭勇　李雪丹　李异玲

◆病例 2. "司令部"的秘密

一、病例介绍

患者,男,42 岁,未婚,以"腹胀 1 个月余,加重 3 天"为主诉入院。

摘要:

患者 1 个多月前无明显诱因出现腹胀,无腹痛,无恶心、呕吐,3 天前因腹胀症状加重于当地医院就诊,行腹部 CT 检查,提示"肝硬化、脾大、门静脉高压、静脉曲张伴腹水",诊断为"肝硬化",经对症治疗未见明显好转,现为求进一步诊治收入笔者所在科室。患者病来无发热,无胸痛、胸闷,无心悸、气短,饮食欠佳,睡眠可,大便 1 次 /d、便不成形,小便正常,近期体重减轻约 10 kg。

患者 5 年前患糖尿病,口服二甲双胍,现血糖控制在正常水平。否认肝炎、结核病史,否认高血压、冠心病病史。吸烟史 10 年、20 支 /d,否认饮酒史。父母体健,无家族性遗传代谢性疾病、无肿瘤史。患者为足先露难产儿,自然分娩,出生时身高体重正常,Apgar 评分正常,无出生后口唇发绀,无新生儿异常黄疸。患者 18 岁时身高130 cm,20 岁时身高 140 cm,23 岁时身高 150 cm,此后身高均匀升高,25 岁时身高突增至 180 cm。

入院查体:T 36.5 ℃,P 88 次 /min,R 15 次 /min,BP 94/51 mmHg,身高 180 cm,BMI 21.6 kg/m²。指间距 184 cm,头至耻骨联合 84 cm,足长 27 cm。发育不佳,头颅相对小,无畸形,无肢端肥大,无胡须,无喉结。乳房发育,未触及乳核,无泌乳及分泌物。阴茎自然长 3 cm,无阴毛,睾丸小,几乎触及不到,阴囊无褶皱。营养中等,无贫血貌,神志清楚,皮肤干燥,周身皮肤黏膜及巩膜无黄染,双颊可见蜘蛛痣。双肺呼吸音清,未闻及干湿啰音。心律齐,各瓣膜听诊区未闻及病理性杂音。腹软,无压痛、反跳痛及肌紧张,脾脏肋下 10 cm,移动性浊音阴性。双下肢无水肿。

在院诊治经过:

▶初步诊断:

肝硬化(肝功能失代偿期 Child–Pugh A 级);胆囊结石;糖尿病;腺垂体功能减退?

入院后进一步完善相关化验及检查:血常规:WBC 3.19×10^9/L,RBC 3.76×10^9/L,

Hb 109 g/L，PLT 96×10^9/L。空腹血糖 5.5 mmol/L，血浆糖化血红蛋白 5.7%。肝功能：ALT 12 U/L，ALP 118 U/L，GGT 54 U/L，AST 39 U/L，ALB 38.7 g/L，TBIL 14.5 mmol/L。血脂：TG 0.81 mmol/L，TC 5.2 mmol/L，LDL-C 2.7 mmol/L。凝血：PT 16.7 s，PTA 64%，APTT 50.4 s，INR 1.34。促性腺激素系列：LH 0.16 mIU/mL，FSH 0.64 mIU/mL。雌性激系列：E2 < 73.3 pmol/L，UE3 < 0.24 nmol/L，PRG < 0.64 nmol/L。男性激素系列：TES < 0.69 nmol/L，AND < 1.05 nmol/L，DHS < 0.41 μmol/L，F-TEST 0.50 pmol/L，SHBG 136.00 nmol/L，PRL 379.00 mIU/L，IGF-1 < 25.00 μg/mL，GRH < 0.05 μg/L。ACTH（8：00）10.23 pg/mL，COR 260.50 nmol/L；ACTH（15：00）7.18 pg/mL，COR 196.40 nmol/L；ACTH（24：00）7.61 pg/mL，COR 190.40 nmol/L。甲功甲炎：FT4 9.69 pmol/L，FT3 3.04 pmol/L，TSH 2.3839 mIU/L，TPOAb 1.17 IU/mL，TGAb 3.40 IU/mL。免疫指标：自身免疫性肝病筛查、风湿抗体系列、免疫球蛋白未见异常，免疫固定电泳未见单克隆带。遗传代谢指标：血清铁、铜蓝蛋白正常。感染指标：甲肝、乙肝、丙肝、戊肝、CMV、EBV、梅毒、HIV 均未见异常。余生化，尿、便常规等未见明显异常。

肝胆脾超声：肝脏形态大小正常，肝被膜不光滑，肝边缘钝，肝实质回声粗糙，肝内可见散在多发高回声小结节，直径约 0.3 cm；肝静脉变细，管壁不光滑，门静脉主干内径 1.81 cm。门静脉右支内径 1.13 cm，门静脉左支内径 1.05 cm，脾静脉 1.19 cm；胆囊大小 6.1 cm × 3.1 cm，胆囊腔内清晰，肝内外胆管无扩张；脾长径约为 19.1 cm，脾厚约 6.5 cm，脾脏回声均匀；肝脏硬度值 20.9 kPa。超声提示：肝硬化，脾大，门静脉系统扩张，肝脏硬度值明显增高。

全腹增强 CT（图 2-1）：肝硬化，脾大，食管胃底静脉曲张，门静脉主干直径 15 mm（图 2-1A）。双侧阴囊内未见睾丸（图 2-1B）。

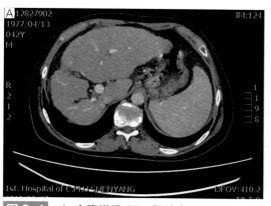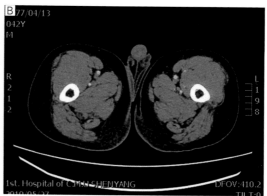

图 2-1 A. 全腹增强 CT：肝脏表面不光滑，左叶尾状叶增大，右叶缩小，门静脉主干直径 15 mm，脾大，前后径 14.5 cm，食管胃底静脉曲张。B. 双侧阴囊内未见睾丸

肺部增强 CT：双肺未见异常。

鞍区 MRI 平扫检查（图 2-2）：蝶鞍无明显扩大，正常垂体明显变薄，漏斗部见点状短 T1 信号，垂体柄未见显示，视交叉未见异常。诊断意见：垂体柄阻断综合征？请结合临床。

骨密度：腰椎骨质疏松。

胸椎 DR 正侧位片、腰椎 DR 正侧位片、双侧膝关节 DR 正侧位片、双手 DR 正位片均未见异常。

肝穿刺病理（图 2-3）：光镜所见为肝实质被宽窄不一的纤维间隔分割成结节状，间隔内中度淋巴细胞浸润，肝腺泡 3 区可见极少量肝细胞大泡状脂肪变性，脂肪变性范围约 5%。大部分纤维间隔旁肝细胞水样变性，少数呈气球样变，结节内伴轻度慢性炎细胞浸润。免疫组化结果为：CK7（+）、CD3（T 细胞 +）、CD68（散在 +）、MUM1（浆细胞 +）、IgG4（-）、HBsAg（-）、HBcAg（-）、CD34（血

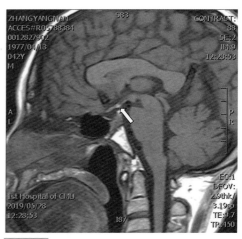

图 2-2 鞍区 MRI 平扫检查：垂体柄阙如，垂体前叶发育不良，垂体后叶异位（箭头）

管 +）；特殊染色结果：PAS（+）、D-PAS（汇管区 Kupffer+）、Masson（纤维组织 +）、网状纤维（+）、铁染色（-）、铜染色（-）；分子病理结果：EBV（-）；结论：结节性肝硬化。

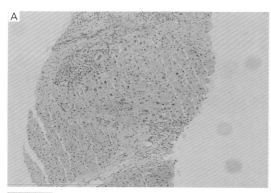
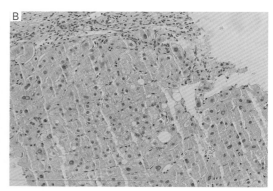

图 2-3 肝穿刺病理：A. 肝小叶破坏，可见硬化结节形成。B. 结节内少许肝细胞脂肪变性

▶ 确定诊断：

肝硬化（肝功能失代偿期，Child-Pugh A 级）；胆囊结石；糖尿病；垂体病变；继发性垂体功能减退；继发性性腺功能减退；生长激素缺乏；骨质疏松症。

▶ **治疗方案：**

生活方式干预；药物干预：水飞蓟宾 70 mg 每日 3 次口服，十一酸睾酮 40 mg 每日 1 次口服。

二、临床诊疗思维及体会

临床上常见的引起肝硬化的病因包括病毒性肝炎、慢性酒精性肝病、代谢相关脂肪性肝病、长期胆汁淤积、药物与毒物、肝脏血液循环障碍、遗传与代谢性疾病、免疫系统紊乱、寄生虫病等。该患者为中年男性，以腹胀症状为主，查体可见脸颊蜘蛛痣，脾大。结合入院后检查基本排除病毒、酒精、药物、遗传代谢、免疫、寄生虫等因素所致的肝硬化，考虑代谢相关脂肪性肝病导致肝硬化的可能。追问病史发现患者为足先露难产儿，青春期生长发育迟缓，第二性征不明显，考虑患者存在内分泌激素异常，结合实验室化验发现生长激素及性腺激素缺乏，泌乳素升高，垂体增强磁共振成像提示垂体病变，内分泌科会诊考虑垂体病变，继发性垂体功能减退，继发性性腺功能减退，生长激素缺乏，骨质疏松症。代谢性脂肪性肝病在垂体功能减退的患者中非常常见，垂体功能减退是代谢性脂肪性肝病发生的独立危险因素之一[1]，结合肝活检提示肝实质被宽窄不一的纤维间隔分割成结节状，间隔内中度淋巴细胞浸润，肝腺泡 3 区可见极少量肝细胞小泡状脂肪变性，脂肪变性范围约 1%。大部分纤维间隔旁肝细胞水样变性，少数呈气球样变，结节内伴轻度慢性炎细胞浸润，因此考虑由于代谢相关脂肪性肝病引起的肝硬化。

结合以上病史、实验室检查、影像学表现及肝穿病理，确定诊断：肝硬化，肝功能失代偿期，Child-Pugh A 级，胆囊结石，糖尿病，垂体病变，继发性垂体功能减退，继发性性腺功能减退，生长激素缺乏，骨质疏松症。

三、诊疗现状

本例患者为中年男性，以腹胀为首发症状，化验及影像学、病理检查提示肝硬化，结合患者为足先露难产儿，青春期生长发育迟缓，第二性征不明显，考虑患者的肝硬化与内分泌激素异常相关，结合实验室化验发现生长激素及性腺激素缺乏，泌乳素升高，垂体增强磁共振成像提示垂体病变，最终确定诊断，考虑是内分泌激素分泌异常导致的代谢相关性脂肪性肝病进展为肝硬化。

非酒精性脂肪性肝病（NAFLD）是全球最常见的肝脏疾病之一，是一种以肝实质细胞脂肪变性和脂肪蓄积为特征的临床病理综合征，主要包括单纯性脂肪肝、非酒精性脂肪性肝炎（NASH）、非酒精性脂肪性肝纤维化和肝硬化[1]。2020 年 2 月，NAFLD

正式更名为代谢相关脂肪性肝病（MAFLD），MAFLD 是一种多系统受累的代谢性疾病，其患病率变化与肥胖症、2 型糖尿病和代谢综合征的流行趋势相平行，与动脉硬化性心血管疾病和慢性肾脏疾病呈正相关，并且与结直肠肿瘤、乳腺癌、骨质疏松等慢性病的高发密切相关[2]。MAFLD 可以继发于内分泌疾病，多囊卵巢综合征、原发性甲状腺功能减退症、性腺功能减退症、生长激素缺乏症等都是 MAFLD 发生发展的最具特征的危险因素[3]。

腺垂体功能减退症是指各种病因损伤下丘脑、下丘脑 - 垂体通路、垂体而导致一种或多种腺垂体激素分泌不足所致的临床综合征，起病隐匿、症状多变，主要表现为靶腺（性腺、甲状腺、肾上腺）功能减退，一般生长激素（GH）和卵泡刺激素（FSH）、黄体生成素（LH）分泌不足最常见，其次为促甲状腺激素（TSH）、肾上腺皮质激素（ACTH）分泌不足[4]。腺垂体功能减退患者常伴有代谢综合征样的症状及体征，并且容易发展为高血糖、血脂异常以及 MAFLD，在合并有腺垂体功能减退的患者中，MAFLD 常常更为严重，肝活检的病例中约 60% 已经出现肝硬化，肝移植率和死亡率更高[5]，在一项纳入 50 例成人垂体功能低下患者的中国人群的回顾性研究中发现 54% 的患者患有 MAFLD，其中 87% 表现出 GH 缺乏[6]。本例患者存在垂体病变，表现出继发性垂体功能减退，继发性性腺功能减退，生长激素缺乏相关的症状和体征，而这些内分泌激素的紊乱可能导致了 MAFLD 的发生，并进展为肝硬化。

GH 主要受下丘脑 - 垂体 - 生长激素轴的调控，可以通过多种途径影响脂质代谢。GH 缺乏在儿童期表现为生长停滞，成人期表现为肌肉质量减少和力量减弱，耐力下降，中心性肥胖，注意力和记忆力受损，血脂异常，早发动脉硬化和骨质疏松，而代谢综合征样的表现与 MAFLD 密切相关[7]。研究表明，生长激素缺乏的患者发生 MAFLD 的风险较高，且 GH 水平与 MAFLD 的严重程度呈负相关[8-9]。有研究表明在体重控制良好的情况下，长期 GH 替代治疗能够改善 MAFLD 患者的肝功能[10]。下丘脑分泌的促性腺激素释放激素作用于腺垂体后，腺垂体释放黄体生成素（LH）以及卵泡刺激素（FSH），两种激素作用于性腺，刺激雄激素及雌激素的分泌。当垂体功能减退，性激素的分泌减少，女性可能出现月经紊乱、闭经、不孕和萎缩性阴道炎等，男性可能出现胡须稀少及阳痿等表现。性腺激素在调节全身脂肪及其区域分布，以及胰岛素敏感性和葡萄糖稳态方面发挥着关键作用。在男性患者中，横断面研究显示 NAFLD 患者血清睾酮水平降低，睾酮水平越低，NAFLD 发生的风险越高[11]。此外，激素替代治疗能够改善 NAFLD 和性腺功能低下男性代谢综合征的特征[12]。而在女性患者中，雌激素缺乏与转氨酶升高呈正相关，绝经后状态被认为是 MAFLD 发生发展的危险因素[13]。性腺功能减退的治疗原则根据性别进行区分，对男性患者主要选择睾酮进行替代治疗，提高血浆睾酮水平，同时降低雌二醇水平[14]；对女性患者主要通过多种策略选择有效的雌激素替代治疗[15]。

本例患者诊治体会：①肝硬化病因多种多样，要详细询问病史，全面查体，不要放过任何一个细节；②临床上，要重视多学科的会诊与合作；③对存有疑难的肝病病例，在无禁忌的情况下积极进行肝脏穿刺病理学检查有助于疾病的诊断及评估。

四、专家点评

MAFLD 是一种常见的肝脏疾病，发病率逐年升高，临床对 MAFLD 的认识也逐渐加深。MAFLD 可以继发于内分泌疾病，多囊卵巢综合征、原发性甲状腺功能减退症、性腺功能减退症和生长激素缺乏等也是 MAFLD 发生和发展的首要和最具特点的危险因素。MAFLD 是一种日渐流行的肝脏疾病，非常容易被内分泌专家所忽视，而肝脏病学专家可能又容易忽视 MAFLD 患者的内分泌紊乱，因此我们呼吁多学科协作，共同管理治疗 MAFLD，延缓疾病进展，改善患者预后。

参考文献

[1] Younossi Z, Anstee QM, Marietti M, et al. Global burden of NAFLD and NASH: trends, predictions, risk factors and prevention[J]. Nat Rev Gastroenterol Hepatol, 2018 Jan, 15 (1):11-20.

[2] Eslam M, Sanyal AJ, George J, International Consensus Panel. MAFLD: A Consensus-Driven Proposed Nomenclature for Metabolic Associated Fatty Liver Disease[J]. Gastroenterology, 2020 May, 158 (7):1999-2014.

[3] Lonardo A, Mantovani A, Lugari S, et al. NAFLD in Some Common Endocrine Diseases: Prevalence, Pathophysiology, and Principles of Diagnosis and Management[J]. Int J Mol Sci, 2019 Jun 11, 20 (11):2841.

[4] Higham CE, Johannsson G, Shalet SM. Hypopituitarism[J]. Lancet. 2016 Nov 12, 388 (10058):2403-2415.

[5] Adams LA, Feldstein A, Lindor KD, et al. Nonalcoholic fatty liver disease among patients with hypothalamic and pituitary dysfunction[J]. Hepatology, 2004 Apr, 39 (4):909-914.

[6] Yuan XX, Zhu HJ, Pan H, et al. Clinical characteristics of non-alcoholic fatty liver disease in Chinese adult hypopituitary patients[J]. World J Gastroenterol, 2019 Apr 14, 25 (14):1741-1752.

[7] Kim SH, Park MJ. Effects of growth hormone on glucose metabolism and insulin resistance in human[J].Ann. Pediatr. Endocrinol. Metab, 2017, 22:145-152.

[8] Sumida Y, Yonei Y, Tanaka S, et al. Lower levels of insulin-like growth factor-1 standard deviation score are associated with histological severity of non-alcoholic fatty liver disease[J].Hepatology Research, 2015, 45 (7):771-781.

[9] Chishima S, Kogiso T, Matsushita N, et al. The relationship between the growth hormone/insulin-like growth factor system and the histological features of nonalcoholic fatty liver disease[J].Internal Medicine, 2017, 56 (5):473-480.

[10] Matsumoto R, Fukuoka H, Iguchi G, et al. Long-term effects of growth hormone replacement therapy on liver function in adult patients with growth hormone deficiency[J]. Growth Horm IGF Res, 2014 Oct, 24 (5):174-179.

[11] Barbonetti A, Caterina Vassallo MR. Low testosterone and non-alcoholic fatty liver disease: Evidence for their independent association in men with chronic spinal cord injury[J]. J. Spinal Cord Med, 2016, 39:443-449.

[12] Gild P, Cole AP, Krasnova A, et al. Liver Disease in Men Undergoing Androgen Deprivation Therapy for Prostate Cancer[J]. J. Urol, 2018, 200:573-581.

[13] Lonardo A，Nascimbeni F，Ballestri S. Sex Differences in NAFLD: State of the Art and Identification of Research Gaps[J].Hepatology，2019.

[14] Khera M，Broderick GA，Carson CC，et al. Adult-Onset Hypogonadism[J]. Mayo Clin. Proc，2016，91:908-926.

[15] Klein KO，Rosenfield RL，Santen RJ，et al. Estrogen Replacement in Turner Syndrome: Literature Review and Practical Considerations[J]. J. Clin. Endocrinol. Metab, 2018，103:1790-1803.

陈莫耶　林旭勇　李雪丹　李异玲

◆病例 3. 脂肪肝与瘦人也有缘?

一、病例介绍

患者,男,37 岁,以"反复肝功能异常 5 年"为主诉入院。

摘要:

患者于 5 年前体检时发现肝功能异常,以 GGT 升高为主,未系统诊治,每年规律体检中发现 GGT 呈逐年升高趋势,波动于 158 ~ 322 U/L 之间,ALT、AST、ALP 以及胆红素均处于正常范围。2 年前肝胆脾超声曾提示轻度脂肪肝改变,并行肝穿刺活检,但是未能明确诊断,于门诊随访期间间断服用熊去氧胆酸、水飞蓟宾、双环醇等药物保肝,GGT 最低降至 104 U/L。现患者肝功能指标无明显诱因再次明显异常,ALT 86 U/L、ALP 206 U/L、GGT 346 U/L,遂就诊于笔者所在科室。发病以来无发热、乏力,无恶心、呕吐,无腹痛,无皮肤巩膜黄染,无关节疼痛及皮疹,饮食睡眠可,无便秘、腹泻,无尿频、尿急、尿痛,近期无明显体重下降。

患者 12 岁时曾患"急性黄疸型肝炎",未定型,保肝治疗后好转,此后复查肝功能正常,具体不详。否认结核病史,否认高血压、糖尿病病史。否认吸烟、饮酒史,睡眠时间一般在 0 点左右,运动不规律,喜食腌渍食物及油腻食物。否认药物、毒物接触史。父母体健,否认家族性遗传代谢性疾病史、肿瘤史、传染病史。无特殊用药史。

入院查体:T 36.5 ℃,P 80 次 /min,R 20 次 /min,BP 139/80 mmHg,BMI 20.68 kg/m²,腰臀比 0.84。神志清楚,发育正常,周身皮肤及巩膜无黄染,周身未见皮疹、出血点及瘀斑,无肝掌及蜘蛛痣。心肺查体未见异常。腹平软,无压痛,无反跳痛及肌紧张,Murphy 征阴性,肝脾肋下未触及。双下肢无水肿。

在院诊治经过:

▶ 初步诊断:

肝功能异常原因待查。

入院后给予保肝治疗,同时进一步完善相关化验及检查:

血常规:WBC 4.43×10^9/L,NE 66.3%,HGB 161 g/L,PLT 182×10^9/L。肝功能;ALT 86 U/L,AST 60 U/L,ALP 206 U/L,GGT 346 U/L,TBIL 13.2 μmol/L,DBIL 4.5 μmol/L。凝血:PT 12.7 s,PTA 100%,INR 1.0,APTT 34 s。空腹血糖 5.5 mmol/L,糖化血红蛋白 5.9%。血脂

TG 0.94 mmol/L，TC 4.58 mmol/L，HDL–C 1.6 mmol/L，LDL–C 2.63 mmol/L。肿瘤标志物：AFP 6.59 ng/mL、CEA 2.09 ng/mL、CA125 5.55 U/mL、CA153 4.62 U/mL、CA199 3.59 U/mL。免疫球蛋白：IgG 11.24 g/L，IgM 1.18 g/L，IgA 2.18 g/L，IgG4 < 0.065 g/L。血清蛋白电泳：γ 球蛋白 14.9%。自免肝抗原谱：AMA–M2（–）、抗 LKM–1（–）、抗 LC–1（–）、抗 SLA/LP（–）、Ro–52（–）、PML（–）、sp100（–）、gp210（–）、M2–3 E（–）。风湿抗体系列：ANA（–）、dsDNA（–）、U1RNP（–）、SM（–）、SSA（–）、SSB（–）、SCL–70（–）、PM–Scl、JO–1（–）、ANUA（–）、AHA（–）、PCNA（–）、CENP B（–）、ANCA（–）、AMA（–）、SMA（–）、HLA–B27（–）；C3 1.27 g/L、C4 0.31 g/L、T 细胞亚群无异常。乙肝：HbsAg（–）、HBsAb（+）、HbeAg（–）、HbeAb（–）、HBcAb（+）、HBV DNA < 1.00E2。EB 病毒：EA–IgG（–）、VCA–IgG（+）、EBNA–IgG（+）、EBV–IgM（–）、EBV DNA < 5.00E2。甲、丙、戊肝标志物阴性。病毒抗体系列、巨细胞病毒未见异常。铜蓝蛋白 272.0 mg/L、血清铁 20.8 μmol/L。肾功、离子、尿酸、甲功甲炎、血沉、尿便常规均无异常。

肝、胆、脾、胰、双肾超声未见异常。

Fibrotouch 检查提示肝脏硬度及脂肪衰减未见异常。

身体组成分析：骨骼肌减少，体脂百分数升高。

MRCP：未见明显异常。

胃镜：浅表性胃炎、胃底黄斑瘤、十二指肠乳头大小形态未见异常。

肠镜检查未见异常。

2019 年 11 月肝穿刺病理（图 3–1）：肝细胞散在混合性脂肪变性（占 6% ~ 8%），散在点状坏死，汇管区大小正常，见极少量炎性细胞。免疫组化结果：CK7（胆管 +），CD3（T 细胞 +），CD34（血管内皮 +），MUM1（极少量浆细胞 +），IgG4（–），CD163（Kupffer 细胞 +）。特染结果：网状纤维染色（+），D–PAS（kupffer 细胞 +），Masson 染色（汇管区 +），PAS（+）。

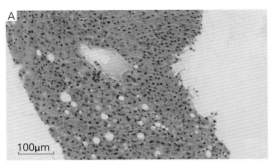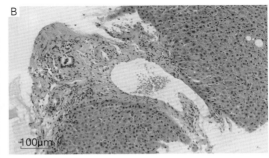

图 3–1　A、B. 散在细胞脂肪变性及点状坏死，汇管区散在炎性细胞浸润

2021 年 4 月肝穿刺病理（图 3–2）：送检肝组织小叶内肝细胞局灶气球样变，散在点状坏死，汇管区多数也未见明确病变，可见一个较大汇管区胆管周边纤维略增多，伴散在少量浆细胞及淋巴细胞。免疫组化结果：CK19（胆管 +），CD3（+），CD34（+），HBsAg

（–），HBcAg（–），IgG4（–），CD163（+），MUM1（+）。分子病理结果：EBV（–）。特染结果：网状纤维染色（+），铜染色（–），铁染色（–），D–PAS（–），PAS（+），Masson染色（+）。

基因检测：未检测到明确与临床表型相关的致病、疑似致病性变异。

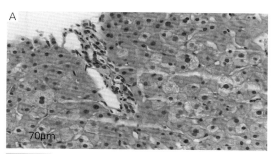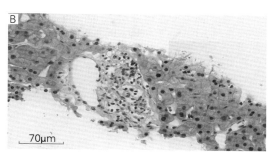

图 3-2　A、B.个别细胞气球样变，汇管区大小正常，散在炎性细胞浸润

▶ **确定诊断：**

瘦人脂肪肝。

▶ **治疗方案：**

生活方式干预：运动、减脂增肌、改变饮食习惯；药物干预：利胆保肝治疗，熊去氧胆酸 0.25g，3 次 /d，口服。

▶ **随防：**

患者自 2021 年 4 月 16 日开始进行生活方式干预以及药物干预治疗，4 个月后复查 GGT 降至 78 U/L（患者自发病以来肝功能指标变化见图 3-3）。

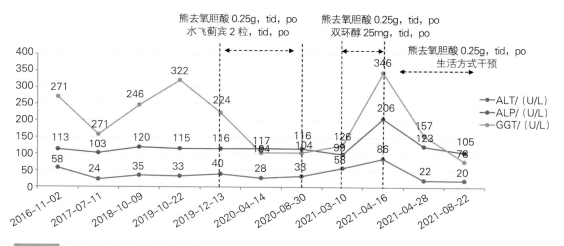

图 3-3　患者患病以来肝功能变化

二、临床诊疗思维及体会

患者是一名年轻男性，无明显症状及体征，仅以肝功能 GGT 单项中等程度升高为主要表现，5 年中 GGT 水平存在波动，最高时达上限 8 倍，最低时也达到上限 2 倍，患者在治疗期间以药物干预为主，但效果不佳。临床上常见的引起肝功能异常的因素包括病毒、酒精、肿瘤、遗传、药物、免疫、代谢等。结合实验室检查结果，不考虑病毒感染导致的肝损伤；患者无饮酒史，不考虑酒精性肝病；肿瘤标志物正常，且影像学没有恶性肿瘤的证据；患者没有明确用药史，排除药物性肝损伤的可能；免疫相关指标正常，病理学不支持自身免疫性肝病的诊断；遗传代谢相关指标正常；但是由于患者儿童时期曾经患"急性黄疸型肝炎"，未定型，因此我们曾怀疑患者是否存在比较隐匿的基因病，因此给患者进行了基因检测，但未发现明确与临床表型相关的致病、疑似致病性变异。因此，我们最终聚焦于代谢相关脂肪性肝病。首先，在患者 2019 年的一次腹部超声检查中发现存在轻度脂肪肝，同时肝活检提示肝组织中存在 6% ~ 8% 的混合脂肪变性，即影像学组织学上存在成人肝脂肪变性的证据。其次，患者身体组成成分中骨骼肌减少，体脂百分数升高，BMI 20.68 kg/m^2，也就是说患者虽然不存在超重 / 肥胖，但是体质成分存在一定的异常；另外患者血压波动于130 ~ 139 mmHg/80 ~ 89 mmHg，糖化血红蛋白 5.9%，即存在代谢异常的风险因素。综上，患者的 GGT 单项升高的原因可能是代谢相关脂肪性肝病，我们针对疾病给予有效的生活方式干预以及适当的药物干预后，患者 GGT 水平降至正常值的 2 倍以内。

三、诊疗现状

代谢相关脂肪性肝病（MAFLD），曾用名为非酒精性脂肪性肝病（NAFLD），是全球最常见的慢性肝病，普通成人患病率高达 25.2%，严重危害健康的同时造成了巨大的经济负担[1]。NAFLD 的明确诊断需要排除过量饮酒等其他原因所导致的慢性肝病，是一种排他性的诊断。随着人类对 NAFLD 发病机制的深入理解及其患病率的不断攀升，诊断该病亟需确定性的诊断，因此，2020 年初，由 22 个国家 30 位专家组成的国际专家小组发布了有关 MAFLD 新定义的国际专家共识意见，提出了全面可行的 MAFLD 诊断标准，NAFLD 正式更名为 MAFLD[2]。MAFLD 为多系统代谢功能紊乱累及肝脏的表现，其发病机制、临床表现、病理改变及自然转归均存在一定异质性，需要制订类似代谢综合征的多种工作定义来明确 MAFLD 的定义和诊断标准。指南推荐 MAFLD 的诊断标准是基于肝脏脂肪积聚（肝细胞脂肪变性）的组织学（肝活检）、影像学及血液生物标志物证据，同时合并以下 3 项条件之一：超重 / 肥胖、2 型糖尿病、代谢功能障碍。规定存在至少 2 项代谢异常风险因素的为代谢功能障碍[3]。

MAFLD 在亚洲人种中根据 BMI 的差异可以划分为 3 类：当 BMI ≥ 25 kg/m² 时，称为肥胖型脂肪肝；当 BMI < 25 kg/m² 时，称为非肥胖型脂肪肝；当 BMI < 23 kg/m² 时，称为瘦人脂肪肝。非肥胖型脂肪肝和瘦人脂肪肝在临床诊疗和评估中非常容易被忽视。一项荟萃分析[4]纳入了来自 24 个国家的 93 项研究，评估不同类型的 NAFLD 的流行病学特征，在世界范围非肥胖型脂肪肝在总人群中的发病率为 12.1%，在 NAFLD 患者中占比 40.8%；瘦人脂肪肝在总人群中的发病率为 5.1%，在 NAFLD 患者中占比 19.2%；在我国大陆地区，非肥胖型脂肪肝在总人群中的发病率为 9.0%，在 NAFLD 患者中占比 44.3%，可见非肥胖型及瘦人脂肪肝的发病率之高不容小觑。目前非肥胖型 / 瘦人脂肪肝与肥胖型脂肪肝的临床及病理表型差异仍然存在着争议，有研究认为，非肥胖型 / 瘦人脂肪肝代谢紊乱表型及组织病变较肥胖型脂肪肝轻，但是远期预后仍然不良。近期有一项纳入了 1000 例肝活检组织学证实的 MAFLD 研究显示，瘦人脂肪肝患者的肝组织学严重程度与肥胖型脂肪肝患者并无显著差异。同时还有研究发现，瘦人脂肪肝患者甚至可能比肥胖型脂肪肝患者患 2 型糖尿病、血脂异常、高血压、心血管疾病和全因死亡的风险更高，因此非肥胖型 / 瘦人脂肪肝也同样需要引起重视，早期诊断与医疗干预对于防止疾病进展与并发症的发生非常重要[5]。

非肥胖型 / 瘦人脂肪肝的发生除了与肥胖型脂肪肝相似的发病机制外，也具有自身独特的危险因素，比如内脏脂肪堆积、少肌症、代谢相关基因遗传易感性。内脏脂肪堆积可能是瘦人脂肪肝发生的核心机制，内脏脂肪合成和分解代谢更为活跃，在胰岛素抵抗状态下，内脏脂肪合成的产物含有各种促炎因子，分解的代谢产物含大量的游离脂肪酸和三酰甘油，均经门静脉直接进入肝脏诱发脂肪变性[6-7]。骨骼肌质量降低及功能减退可能是正常体重个体发生 NAFLD 的另一个原因。一项研究对 762 例经肝活检诊断的 NAFLD 患者进行评估，发现非肥胖患者的骨骼肌质量显著降低，肌肉质量的减少可能会导致葡萄糖代谢障碍，少肌症还会降低对运动的耐受性，进一步减少能量消耗，促进体重增加和胰岛素抵抗[8]，肌肉质量的减少和内脏脂肪的增加，共同促进脂肪变性的恶化和肝纤维化的进展[9]。遗传易感性在非肥胖型 / 瘦人脂肪肝的发生中也发挥着重要作用，例如 PNPLA3 rs738409 多态性与蛋白质水解功能的丧失有关，从而导致肝脏脂肪堆积和胰岛素抵抗，PNPLA3 rs738409 多态性对非肥胖型 / 瘦人脂肪肝的发生影响更大，是 NAFLD 独立于 BMI、T2DM 等的危险因素[10]；TM6SF2 在小肠、肝脏及肾脏表达，正常 VLDL 分泌需要 TM6SF2，若缺乏将导致 VLDL 分泌下降，导致肝内 TG 潴积和脂肪变性，在全表型关联研究及生物验证中证实，TM6SF2 rs58542926C > T（E167K）等位基因变异与 NAFLD 患者较低的 BMI 和外周脂肪有直接关系[11]；生活方式干预和药物治疗仍然是非肥胖型 / 瘦人脂肪肝治疗的重要手段。研究证明，通过改变生活方式来减肥是治疗非肥胖型 / 瘦人 NAFLD 的有效策略。在一项临床试验的长期跟踪研究中，在生活方式干预后，67% 的非肥胖者 NAFLD 得到了缓解，而且非肥胖者比肥胖者更有可能保持体重减轻和肝功能酶学指标正常[12]。另一项基于生物组织学的研究表明，通过改变生活方式减轻体重对肝脏组织学的改善在非肥胖型 NAFLD 和肥胖型 NAFLD 患者中相似[13]。关于饮食方法，临床实践指南推荐地中海饮食作为所有 NAFLD 患者的选择饮食，地中海饮食的主要方面是增加 Omega-3 多不饱和脂肪酸和单不饱和脂肪酸的摄入量，减少碳水化合物、精制碳水化合物和糖的摄入量。有研究表明，长期坚持这种饮食，即使体重没有显著减轻，其肝脏脂肪变性也会有所减轻，但是这种观点还缺少大量的临床实践的证明[14]。增加体力活动对 NAFLD 也有有益的影响，特别是有氧运动，似乎优先于内脏脂肪而不是皮下脂肪，并可能对非肥胖型脂肪肝有有益的影响[15]。一项针对亚洲人的大型研究（平均 BMI 23.7 kg/m^2）显示，不同类型的体力活动与 NAFLD 的患病率呈剂量依赖性的负相关[16]。

关于非肥胖型 / 瘦人脂肪肝的药物治疗，目前已有的文献表明，维生素 E、奥贝胆酸、PPAR-α/γ 激动剂、SGLT-2 抑制剂、GLP-1 受体激动剂以及甲状腺激素受体 β 类似物都是非常有前景的药物。

本例患者诊治体会：①脂肪肝并不是胖人的专利，临床工作中要警惕非肥胖 / 瘦人脂肪肝；②非肥胖型 / 瘦人脂肪肝与肥胖型脂肪肝同样具有代谢紊乱特征，远期危害不容忽视；③影像学检测肝脏脂肪变性不是万能的，组织病理学检查有助于轻度肝脏脂肪变性的判别以及与其他慢性肝病的鉴别；④瘦人脂肪肝可以以 GGT 单项升高为主要表现。

四、专家点评

非肥胖型 / 瘦人脂肪肝的发病率逐年升高，会导致代谢状况恶化，增加全因死亡率，但是在临床上常常被忽视。非肥胖型 / 瘦人脂肪肝的患者，尽管没有表现出 BMI 升高，但常常表现为内脏型肥胖以及少肌症，而这两者的协同作用共同促进肝脏脂肪变性的恶化和肝纤维化的进展，因此身体组成成分的评估有助于识别高危受试者。生活方式干预对于非肥胖型 / 瘦人脂肪肝患者至关重要，目的并不是单纯地减轻体重，而是减少脂肪堆积以及增加骨骼肌含量，以解决内脏脂肪增加和胰岛素抵抗的问题。

参考文献

[1] Younossi ZM, Koenig AB, Abdelatif D, et al. Global epidemiology of nonalcoholic fatty liver disease-Meta-analytic assessment of prevalence, incidence, and outcomes[J]. Hepatology, 2016, 64（1）: 73-84.

[2] Eslam M, Newsome PN, Sarin SK, et al. A new definition for metabolic dysfunction-associated fatty liver disease: An international expert consensus statement[J]. Hepatology, 2020 Jul, 73（1）: 202-209.

[3] 薛芮，范建高.代谢相关脂肪性肝病新定义的国际专家共识简介 [J]. 临床肝胆病杂志，2020，36（06）:1224-1227.

[4] Ye Q, Zou B, Yeo YH, et al. Global prevalence, incidence, and outcomes of non-obese or lean non-alcoholic fatty liver disease: a systematic review and meta-analysis[J]. Lancet Gastroenterol Hepatol, 2020 Aug, 5（8）:739-752.

[5] Kuchay MS, Martínez-Montoro JI, Choudhary NS, et al. Non-Alcoholic Fatty Liver Disease in Lean and Non-Obese Individuals: Current and Future Challenges[J]. Biomedicines, 2021 Sep 28, 9（10）:1346.

[6] Ha Y, Seo N, Shim JH, et al. Intimate association of visceral obesity with non-alcoholic fatty liver disease in healthy Asians: A case-control study[J]. Lancet Gastroenterol Hepatol, 2015 Nov, 30（11）:1666-1672.

[7] Nielsen S, Guo Z, Johnson CM, et al. Splanchnic lipolysis in human obesity[J]. J. Clin. Investig, 2004, 113, 1582-1588.

[8] Tobari M, Hashimoto E, Taniai, M.et al.Characteristics of Non Alcoholic Steatohepatitis among Lean Patients in Japan: Not Uncommon and Not Always Benign[J]. Lancet Gastroenterol Hepatol, 2019, 34: 1404-1410.

[9] Shida T, Oshida N, Oh S, et al. Progressive reduction in skeletal muscle mass to visceral fat area ratio is associated with a worsening of the hepatic conditions of non-alcoholic fatty liver disease[J]. Diabetes Metab. Syndr. Obesity T argets Ther, 2019, 12: 495-503.

[10] Zou ZY, Wong VW, S. et al. Epidemiology of Nonalcoholic Fatty Liver Disease in Non-Obese Populations: Meta-Analytic Assessment of Its Prevalence, Genetic, Metabolic, and Histological Profiles[J]. Dig Dis Sci, 2020, 21: 372-384.

[11] Chen VL, Chen Y, Du X. et al. Genetic Variants That Associate with Cirrhosis Have Pleiotropic Effects on Human Traits[J]. Liver Int. Off. J. Int. Assoc. Study Liver, 2020, 40: 405-415.

[12] Denkmayr L, Feldman A, Stechemesser L. et al. Lean Patients with Non-Alcoholic Fatty Liver Disease Have a Severe Histological Phenotype Similar to Obese Patients[J]. J. Clin. Med, 2018, 7: 562.

[13] Wong VWS, Wong GL H.et al. Beneficial Effects of Lifestyle Intervention in Non-Obese Patients with Non-Alcoholic Fatty Liver Disease[J]. Hepatology, 2018, 69: 1349-1356.

[14] Jin Y -J, Kim KM, Hwang S. et al. Exercise and Diet Modification in Non-Obese Non-Alcoholic Fatty Liver Disease: Analysis of Biopsies of Living Liver Donors. J. Gastroenterol[J]. Hepatology, 2012, 27: 1341-1347.

[15] Thoma C, Day CP, Trenell MI. Lifestyle Interventions for the Treatment of Non-Alcoholic Fatty Liver Disease in Adults: A Systematic Review[J]. Hepatology, 2012, 56: 255-266.

[16] Li Y, He F, He Y, et al. Dose-Response Association between Physical Activity and Non-Alcoholic Fatty Liver Disease: A Case-Control Study in a Chinese Population[J]. BMJ Open, 2019, 9: e026854.

陈莫耶　林旭勇　李异玲

◆病例 4．脂肪肝真的不是"病"吗？

一、病例介绍

患者，女，57 岁，以"体检发现脂肪肝 10 年，发现肝功能异常 3 年"为主诉入院。

摘要：

患者 10 年前体检时发现"脂肪肝"，未在意。3 年前体检时发现肝功能异常（报告单提示"阙如"），外院先后予熊去氧胆酸、双环醇等药物保肝治疗，肝功能好转后停药。2 个月前再次复查肝功能，AST 86 U/L，GGT 67 U/L，予"双环醇"保肝治疗，现为进一步明确肝功能异常原因收入病房。病来一般精神状态可，偶有乏力，无发热，无新发皮疹，无关节肿痛，饮食及睡眠可，二便如常，病来体重下降 1.5 kg。1 个月前发现"缺血性脑血管病""糖耐量异常"。否认高血压、冠心病病史，否认中药及保健品服用史，否认疫区、疫水接触史，否认吸烟、饮酒史，否认家族性遗传、代谢疾病及肿瘤病史。

婚育史：22 岁结婚，G1P1，月经初潮 13 岁，每月行经 5～7 天，月经周期 25～30 天，末次月经 2012 年 8 月 16 日，绝经年龄 49 岁。

生活方式调查：患者三餐较规律，喜食甜食，晚餐进食较多，无运动习惯。

入院查体：T 36.3 ℃，P 86 次/min，R 18 次/min，BP 125/80 mmHg，身高 160 cm，体重 66 kg，腰围 92 cm，臀围 100 cm，BMI 25.78 kg/m^2，WHR 0.92。神志清楚，周身皮肤黏膜及巩膜无黄染。心肺查体无阳性体征。腹软，无压痛、反跳痛及肌紧张，肝脾肋下未触及。双下肢无水肿，双侧足背动脉搏动良好。

在院诊治经过：

▶初步诊断：

肝功能异常原因待查，代谢相关脂肪性肝病。

入院后给予保肝对症治疗，进一步完善相关化验及检查：血常规：WBC 4.95×10^9/L，RBC 4.74×10^{12}/L，Hb 143 g/L，PLT 85×10^9/L。肝功能：ALT 35 U/L，AST 66 U/L，GGT 41 U/L，ALP 93 U/L，TBIL 15.8 μmol/L，ALB 42.4 g/L，TBA 15 μmol/L。血脂：TG 1.15 mmol/L，LDL-C 4.05 mmol/L，HDL-C 0.98 mmol/L，TC 5.49 mmol/L。空腹血糖 6.97 mmol/L，OGTT（120 min）9.82 mmol/L，糖化血红蛋白 6.8%。血尿酸：279 μmol/L。免疫球蛋白：

IgG 18.26 g/L，IgM 1.57 g/L，IgA 4.08 g/L。风湿免疫指标：ANA 1：100（+）（核颗粒型），AMA（−），AMA–M2（−），SMA（−），ANCA（−），sp100（−），gp210（−），LC（−），pANCA（−），cANCA（−）。血清铁、铜蓝蛋白、甲乙丙戊肝炎系列、病毒抗体系列、肿瘤标志物等均未见异常。

肝胆脾彩超：肝脏形态大小正常，肝被膜不光滑，肝边缘钝，肝实质回声增强粗糙，肝静脉变细，门静脉系统无扩张，管腔内清晰，血流充填完整。胆囊大小约9.0 cm×4.0 cm，壁厚<0.3 cm，胆囊腔内清晰，胆总管内径约0.40 cm，肝内外胆管无扩张，脾长径约12.6 cm、厚径约4.3 cm，脾脏回声均匀。胰腺形态、大小正常，回声均匀，胰管无扩张。超声诊断：肝硬化不除外、脾大。

Fibrotouch 检查（图 4-1）：中度脂肪肝（脂肪衰减值 288 dB/m），肝脏硬度值显著升高（硬度值 19.9 kPa）。

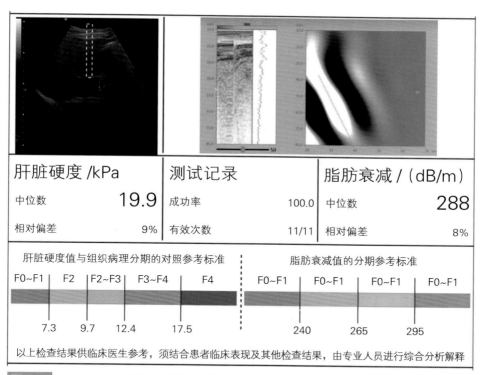

图 4-1　Fibrotouch 检查：重度脂肪肝，肝脏硬度值升高

肝穿刺病理（图 4-2）：肝脏约 20% 肝细胞脂肪变并伴显著气球样变（图 4-2A、图 4-2B），小叶破坏伴显著纤维间隔形成（图 4-2C），符合非酒精性（代谢性）脂肪性肝炎，早期肝硬化改变。免疫组化结果：CD163（+），CK7（+），CK8/18（+）（图 4-2D），HBsAg（−），MUM1（+）（图 4-2E），IgG4（−），CD34（+），CD20（+），CD3（+），CD4（+），

CK19（+），CD8（+），HBcAg（－），CMV（－）。分子病理结果：EBV（－）。特染结果：D-PAS（+），Masson 染色（+），PAS（+），PAS-AB（+），铁染色（局灶+），网状纤维染色（+）（图 4-2F），铜染色（－）。

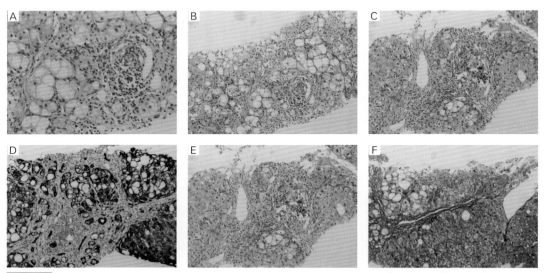

图 4-2 A ~ F.肝穿刺病理诊断：符合非酒精性（代谢性）脂肪性肝炎，早期肝硬化改变

▶ **确定诊断：**

代谢相关脂肪性肝炎；肝硬化（肝功能代偿期，Child-Pugh A 级）；血脂异常（高低密度脂蛋白胆固醇血症）；糖耐量异常。

▶ **治疗方案：**

①改变生活方式：饮食管理、规律运动；②保肝药物治疗：多烯磷脂酰胆碱 456 mg，3 次 /d，口服；③抗纤维化药物治疗：安络化纤丸 6 g，2 次 /d，口服；④定期复查肝功能＋直胆、凝血系列、空腹血糖、餐后 2 h 血糖、糖化血红蛋白、空腹胰岛素水平，定期复查肝脏影像学检查。

▶ **随访：**

患者出院后继续生活方式的改善，遵医嘱口服保肝、抗纤维化药物，定期进行人体学测量（表 4-1），分别于半年（图 4-3-A）、1 年（图 4-3-B）复查 Fibrotouch 检查，定期复查肝功能（图 4-4）及代谢相关指标。患者依从性较好，半年后 BMI 降至正常范围，血糖、血脂及肝功能酶学指标恢复正常，肝脏脂肪含量降低。遗憾的是，患者肝脏硬度值较前无明显改善，考虑脂肪肝进展至肝硬化阶段，经治疗肝脏组织学改变已不可逆。

表 4-1　随访——人体学测量指标

项目	治疗前	治疗 3 个月	治疗 6 个月	治疗 1 年
身高 /cm	160	160	160	160
体重 /kg	66	62	60	58
BMI/（kg/m²）	25.78	24.21	23.43	22.66

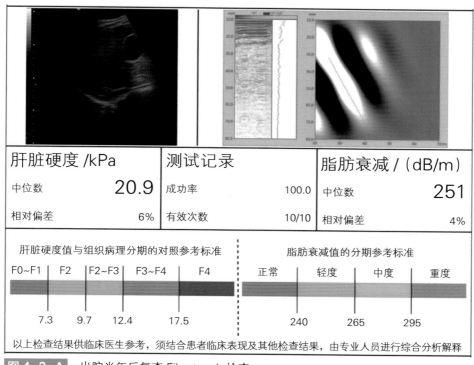

图 4-3-A　出院半年后复查 Fibrotouch 检查

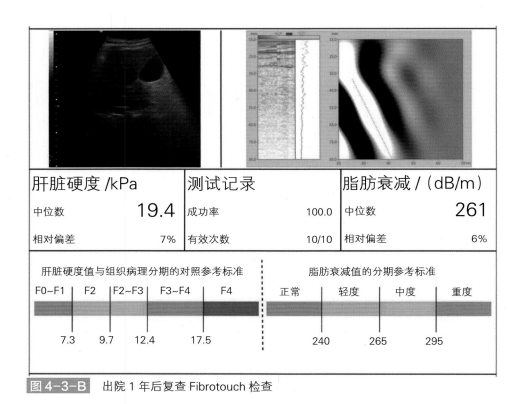

肝脏硬度 /kPa		测试记录		脂肪衰减 /（dB/m）	
中位数	**19.4**	成功率	100.0	中位数	**261**
相对偏差	7%	有效次数	10/10	相对偏差	6%

肝脏硬度值与组织病理分期的对照参考标准	脂肪衰减值的分期参考标准
F0~F1　F2　F2~F3　F3~F4　F4	正常　　轻度　　中度　　重度
7.3　9.7　12.4　17.5	240　265　295

图 4-3-B　出院 1 年后复查 Fibrotouch 检查

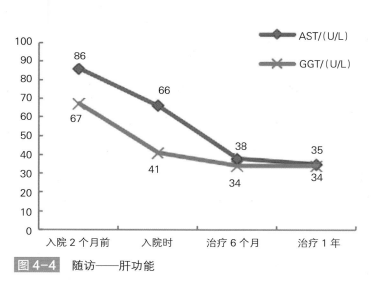

图 4-4　随访——肝功能

二、临床诊疗思维及体会

　　本病例的诊断主要围绕着两个问题展开思考。第一个问题：代谢相关脂肪性肝病（MAFLD）的诊断是否成立？该患者为中年女性，脂肪肝病史 10 年，平素饮食结构不合理，缺乏运动，体格检查提示超重和腹型肥胖，且同时存在血脂异常和糖耐量异常等其他代谢风险因素，MAFLD 的诊断是成立的。第二个问题：该患者的 MAFLD 已经发展到了何种阶段？是否同时存在其他能够引起肝损伤的病因？该患者近 3 年发现肝功能异常，AST、GGT 轻度升高，Fibrotouch 检查提示中度脂肪肝，肝脏硬度值明显升高，彩超提示早期肝硬化改变，结合病史及入院后进行实验室检查，基本上可以排除病毒、酒精、药物、循环障碍等病因所致肝损伤，且未获得自身免疫性肝病、遗传代谢疾病诊断的相关证据，为了进一步明确患者肝病发展程度及可能的病因，行超声引导下经皮肝活检，病理证实符合代谢性脂肪性肝炎及早期肝硬化改变。

本例患者诊治体会：①强调 MAFLD 的早期诊断与治疗，MAFLD 早期如不能得到及时的控制，可能进展为脂肪性肝炎、肝纤维化、肝硬化，甚至是肝癌，一旦发展到肝硬化阶段，往往肝病的组织学改变难以逆转；②该患者肝病已经进展至肝硬化阶段，由于同时存在脂肪性肝炎，且存在代谢相关风险，为阻止肝病进展及防治其他代谢相关疾病，生活方式的调整和保肝抗炎抗纤维化药物的综合治疗仍需规范进行。

三、诊疗现状

鉴于代谢因素在非酒精性脂肪性肝病（NAFLD）发生、发展中的重要作用，2020年 NAFLD 正式更名为 MAFLD。由于更名至今仅 3 年的时间，国内外对于 MAFLD 的相关研究较少且局限，因此，本部分内容仍然使用 NAFLD 这一名称。

NAFLD 起病隐匿且肝病进展缓慢，NASH 患者肝纤维化平均 7 ~ 10 年进展一个等级，间隔纤维化和肝硬化是 NAFLD 患者肝病不良结局的独立预测因素，NASH 患者 10 ~ 15 年内肝硬化发生率高达 15% ~ 25%[1]。根据亚洲肠道与肥胖工作组的研究结果显示[2]，在 1008 例经活检证实的 NAFLD 患者中，NASH 和晚期纤维化的比例分别为 62.9% 和 17.2%，严重肥胖、2 型糖尿病、血脂异常和转氨酶升高（ALT ≥ 88 U/L 或 AST ≥ 38 U/L）是 NASH 的独立危险因素，年龄 ≥ 55 岁、2 型糖尿病、血小板计数 < 150×10^9/L 是晚期纤维化的独立危险因素。NASH 可以不经过肝硬化阶段直接发展为肝癌，越来越多的证据表明，NASH 肝硬化正成为导致亚洲人群中原发性肝细胞癌（HCC）的常见原因[3]。

早期识别 NASH 和肝纤维化对于 NAFLD 患者的预后具有重要意义。MetS、血清 ALT 和细胞角蛋白 -18 水平持续增高，提示 NAFLD 患者可能存在 NASH，肝活检至今仍然是 NASH 诊断的金标准[1]。目前尚缺乏准确性高的肝纤维化血液学诊断指标，NFS、APRI、FIB-4 等预测模型对诊断有一定的帮助，可减少 30% ~ 40% 的肝活检需要[4]。瞬时弹性成像（Transient elastography，TE）是目前国内外应用较为普遍的一种无创性诊断肝纤维化技术，国内常用的是 Fibroscan 检查和 Fibrotouch 检查。TE 技术通过检测肝脏硬度值（Liver stiffness measurement，LSM）评估肝纤维化程度，它对肝纤维化的诊断效能优于预测模型。不同病因的肝病，LSM 的参考值不同。我国指南[4]建议：成人非酒精性脂肪性肝病中，LSM ≥ 15.0 kPa 考虑肝硬化，LSM ≥ 11.0 kPa 考虑进展期肝纤维化，LSM < 10.0 kPa 考虑排除肝硬化，LSM < 8.0 kPa 考虑排除进展期纤维化；LSM 介于 8.0 ~ 11.0 kPa 的患者需接受肝活检以明确肝纤维化状态。一项 Meta 分析研究显示，TE 诊断 NAFLD 性肝硬化的敏感性和特异性分别为 96.2% 和 92.2%[5]。MRE 是目前对肝纤维化分期诊断效能较高的无创性评估方法，其总体诊断效能优于 TE，但尚未建立统一的不同病因肝纤维化 MRE 肝脏硬度值参考值，且费用相对较高，在临床目前尚未广泛开展。肝组织活检是诊断与评价不同病因致早期肝硬化及肝硬化炎症活动程度的"金标准"，肝穿组织长度应 ≥ 1.6 cm，宽度 1.2 ~ 1.8 mm，含有 8 ~ 10 个完整的汇管区，方能反映肝脏全貌[6]。具有 NASH 的主要特征，如脂肪变性、气球样变和 Mallory 小体，是诊断 NAFLD 肝硬化的重要组织学特征。

NASH 的治疗方案在前面的病例中已有阐述，本病例中不再赘述。肝硬化诊断明确后，应尽早开始综合治疗。重视病因治疗，必要时抗炎、抗肝纤维化，积极防治并发症，随访中应动态评估病情[6]。研究表明[7-8]，致肝硬化病因被清除或抑制，炎症病变消退，部分肝硬化在组织学上可呈现一定程度的逆转。鉴于 NAFLD 是肥胖和 MetS 累及肝脏的表现，因此，减肥和改善 IR 是 NAFLD 相关肝硬化病因治疗的关键[1]。若充分进行病因治疗后肝脏炎症和（或）肝纤维化仍然存在或进展，可考虑给予抗炎、抗肝纤维化的治疗，常用的抗炎保肝药物有甘草酸制剂、双环醇、多烯磷脂酰胆碱、水飞蓟素类、腺苷蛋氨酸、还原型谷胱甘肽等。在抗肝纤维化治疗中，目前尚无抗纤维化西药经过临床有效验证[4]。有研究表明[9]，中医中药能够发挥抗纤维化的作用，如安络化纤丸等。国内外正在积极研发多个抗肝纤维化治疗的靶点和试验药物，如血管紧张素转换酶抑制剂或血管紧张素受体拮抗剂、趋化因子受体 CCR2 及 CCR5 双重拮抗剂、小分子泛半胱天冬酶抑制剂、瘦素的天然反向调节剂脂联素等[10-11]，目前这些药物研究尚处在临床前和临床试验阶段，研究结果备受期待。NASH 相关终末期肝病和 HCC 患者可以进行肝脏移植手术，肝脏移植总体生存率与其他病因肝脏移植相似，但特殊性主要表现为年老、肥胖和并存的代谢性疾病可能影响肝移植患者围术期或术后短期的预后，肝移植术后 NAFLD 复发率高达 50%，并且有较高的心血管并发症的发病风险[12]，肝移植术后仍须有效控制体重和防治糖脂代谢紊乱，从而最大限度降低肝移植术后并发症的发生率[1]。

四、专家点评

NAFLD 的发病率逐年升高，影响着世界上约 1/4 的成年人，对社会造成了严重的健康和经济负担[13-14]。NAFLD 是代谢性疾病在肝脏上的表现，它不仅能够从单纯性脂肪肝进展为脂肪性肝炎、肝纤维化、肝硬化，甚至是肝癌，也能够与其他代谢相关疾病互为因果、互相促进，并且与多种肝外肿瘤密切相关。因此，NAFLD 不仅是"病"，而且还是一种能够不断进展且后果严重的疾病。对 NAFLD 的管理方面，首先要提高公众对疾病的认识，积极培养科学、健康的生活方式，养成规律的运动习惯，定期体检，"健康中国 2030 计划"的有序推进和实施对 NAFLD/MAFLD 的防控具有重要意义。

NAFLD 患者往往临床症状隐匿，一旦发展到肝硬化阶段，疾病很难逆转。NASH 肝硬化患者代偿期病程可以很长，一旦肝脏功能失代偿或出现 HCC 等并发症，则病死率大大提高。因此，对于 NASH 肝硬化患者，在改善代谢相关风险的基础上，应根据病情进行抗炎保肝、抗纤维化治疗，同时要注意 HCC 的筛查。

NAFLD 更名为 MAFLD 对脂肪肝的诊治具有跨时代的意义，它更强调了代谢性因素在疾病发生发展过程中的作用，而且也不再是一种排他性的诊断，MAFLD 可以与其他病因的肝病同时合并存在。因此，临床工作中，对于 MAFLD 的患者，尤其是慢性病程的患者，一定要注意排查其他肝病病因，以免漏诊。

参考文献

[1] 中华医学会肝病学分会脂肪肝和酒精性肝病学组，中国医师协会脂肪性肝病专家委员会. 非酒精性脂肪性肝病防治指南（2018 更新版）[J]. 现代医药卫生，2018，34（5）：641-649.

[2] Chan WK, Treeprasertsuk S, Imajo K, et al. Clinical features and treatment of nonalcoholic fatty liver disease across the Asia Pacific region-the GO ASIA initiative [J]. Aliment Pharmacol Ther, 2018, 47（6）：816-25.

[3] Xue R, Yang RX, Fan JG. Epidemiological trends and clinical characteristic of NAFLD/MAFLD in Asia [J]. J Dig Dis Sci, 2022.

[4] 中华医学会肝病学分会，中华医学会消化病学分会，中华医学会感染病学分会. 肝纤维化诊断及治疗共识（2019）[J]. 临床肝胆病杂志. 2019, 35（10）:2163-2172.

[5] Hashemi SA, Alavian SM, Gholami FM. Assessment of transient elastography (FibroScan) for diagnosis of fibrosis in non-alcoholic fatty liver disease: A systematic review and meta-analysis [J]. Caspian J Intern Med, 2016, 7（4）：242-52.

[6] 中华医学会肝病学分会. 肝硬化诊治指南 [J]. 临床肝胆病杂志. 2019, 35（11）：2408-2425.

[7] Marcellin P, Gane E, Buti M, et al. Regression of cirrhosis during treatment with tenofovir disoproxil fumarate for chronic hepatitis B: a 5-year open-label follow-up study [J]. Lancet, 2013, 381（9865）：468-75.

[8] Campana L, Iredale JP. Regression of Liver Fibrosis [J]. Semin Liver Dis, 2017, 37（1）：1-10.

[9] Miao L, Yang WN, Dong XQ, et al. Combined anluohuaxianwan and entecavir treatment significantly improve the improvement rate of liver fibrosis in patients with chronic hepatitis B virus infection [J]. Zhonghua Gan Zang Bing Za Zhi, 2019, 27（7）：521-6.

[10] Ramachandran P, Henderson NC. Antifibrotics in chronic liver disease: tractable targets and translational challenges [J]. Lancet Gastroenterol Hepatol, 2016, 1（4）：328-40.

[11] Weiskirchen R. Hepatoprotective and Anti-fibrotic Agents: It's Time to Take the Next Step [J]. Front Pharmacol, 2015, 6: 303.

[12] Pais R, Barritt AS 4th, Calmus Y, et al. NAFLD and liver transplantation: Current burden and expected challenges [J]. Hepatology, 2016, 65（6）：1245-57.

[13] Younossi Z, Anstee QM, Marietti M, et al. Global burden of NAFLD and NASH: trends, predictions, risk factors and prevention [J]. Nat Rev Gastroenterol Hepatol, 2018, 15（1）：11-20.

[14] Eslam M, Sanyal AJ, George J, et al. MAFLD: A Consensus-Driven Proposed Nomenclature for Metabolic Associated Fatty Liver Disease [J]. Gastroenterology, 2020, 158（7）: 1999-2014.e1.

关琳　林旭勇　李异玲

◆病例 5. 女孩的烦恼你别猜

一、病例介绍

患者，女，36 岁，以"腹胀半年，加重 1 个月"为主诉入院。

摘要：

患者半年前无明显诱因出现腹胀，就诊于当地医院行肝胆脾超声提示"脂肪肝"，未系统诊治。1 个月前上述症状加重，伴腹围进行性增加，就诊于当地医院行全腹 CT 检查提示："肝硬化，腹水"。经对症治疗未见明显好转。今为求系统诊治入院，病来无发热，饮食、睡眠尚可，二便正常，近期体重未见明显下降。患者为足先露难产儿，母亲产后大出血。出生时身长、体重正常，Apgar 评分正常，无出生后口唇发绀，无新生儿异常黄疸，6 岁时体检发现脾大，自幼比同龄人个子矮。7 岁时因"个子矮"进行体检，发现"幼稚子宫"；此后身高生长匀速，无明显身高突增期，直至 20 岁左右长至 160 cm。乳腺于 10 余岁时有发育，后可触及乳腺组织；一直未有月经来潮。2018 年 8 月，患者外伤出现皮下出血点，就诊发现血小板低（48×10^9/L），骨穿诊断为"血小板减少症"，给予曲安西龙 32 mg/d，口服，此后用药不规律，2019 年 1 月 10 日自行停用曲安西龙。否认吸烟、饮酒史。无家族性遗传代谢性疾病、无肿瘤史。

入院查体：T 36.5 ℃，P 88 次/min，R 17 次/min，BP 118/80 mmHg，BMI 28.3 kg/m²。神志清楚，满月脸、水牛背，头发较为稀疏，发质细软，前额发际线略低（细软毛发为主），舌尖不明显，舌系带短，无阴毛（阴毛 Tanner 分期 I 期）、腋毛，无明显肘外翻、颈蹼，乳腺 Tanner 分期 IV 期，无泌乳，女性幼稚型外阴。抽血部位可见瘀斑，前胸散在蜘蛛痣，肝掌阳性，双侧腋窝、大腿根部可见斑片状深褐色色素沉着。双肺呼吸音清，未闻及干湿啰音。心律齐，各瓣膜听诊区未闻及病理性杂音。腹软，无压痛、反跳痛及肌紧张，肝肋下未触及，脾肋下 8 cm，III 度硬。双下肢无水肿。

在院诊治经过：

▶ **初步诊断：**

肝硬化（肝功能失代偿期）。

入院后给予生活方式干预，甘草酸苷、还原型谷胱甘肽保肝。进一步完善相关化验及检查：肝功能：AST 74 U/L，ALT 70 U/L，ALP 196 U/L，GGT 86 U/L，TBIL 62.2 μmol/L。血脂分析：TG 5.97 mmol/L，TC 6.68 mmol/L。血常规：白细胞 2.09×10^9/L，Hb 132 g/L，血小板 42×10^9/L。免疫相关指标：IgA 1.25 g/L，IgG 12.58 g/L，IgM 2.73 g/L，γ 球蛋白 26.1%，自身免疫性肝病筛查（9 项），风湿抗体系列等均正常。余生化、尿、便常规、凝血、血沉、肾功能、甲状腺功能、肿瘤标志物、肝炎病毒、血清铁、铜蓝蛋白、血铅、免疫固定电泳等未见异常。

促性激素：LH 0.14 nmol/L，FSH 0.56 nmol/L；性激素：AND < 0.15 nmol/L，DHS < 0.41 nmol/L，F-TEST 0.50 nmol/L，E2 < 73.4 nmol/L，UE3 < 0.24 nmol/L，PRG < 0.64 nmol/L，ACTH 节律见表 5-1。

表 5-1　ACTH 节律			
ACTH/（mmol/L）	1.0	1.06	1.0
COR/（mIU/L）	11.02	9.66	11.90

肝胆脾超声：肝硬化，脾大，门静脉系统扩张，肝脏硬度值增高（40 kPa）。

肝脏 CT（图 5-1）：肝硬化，脾大，食管胃底静脉，脐静脉侧支循环形成。脂肪肝。脾梗死。

胃镜（图 5-2）：食管静脉暴露，胃底静脉曲张，门静脉高压性胃病伴糜烂。

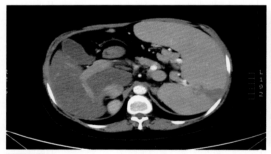 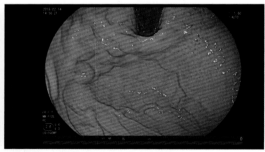

图 5-1　肝脏CT提示：脂肪肝，肝硬化，脾大，脾梗死　　图 5-2　胃底静脉曲张

肝穿刺病理（图 5-3）：切片内共见 21 个汇管区，可见气球样变及纤维组织条索增生，符合早期肝硬化改变。

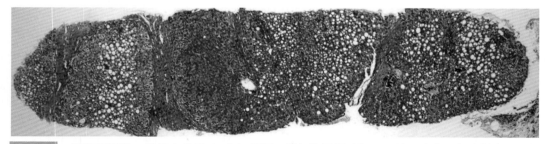

图 5-3　肝穿刺病理：切片内共见 21 个汇管区，肝细胞结果破坏，可见脂肪变、气球样变及纤维组织条索增生，符合早期肝硬化改变

乳腺彩超：双乳腺增生。

妇科超声：盆腔膀胱后方低回声，始基子宫不除外。

垂体MRI（图5-4）：蝶鞍形态不规整，垂体上缘凹陷，后部短 T1 信号辨别不清，垂体柄大部缺失，残端可见垂体后叶高信号，视交叉完好，双侧海绵窦对称。嗅球左右对称，密度均匀，周围嗅池未见异常信号影。结论：垂体柄截断，垂体后叶异位可能性大。

骨髓穿刺：血小板减少，白细胞减少。

染色体：46XX。

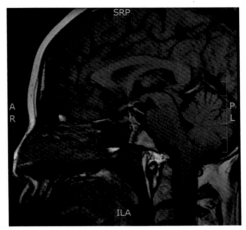

图5-4 垂体 MRI：垂体柄截断，垂体后叶异位可能性大

▶ **确定诊断：**

肝硬化（肝功能失代偿期，Child-Pugh B 级）；非酒精性脂肪性肝病；垂体柄中断综合征；腺垂体功能减退症（继发肾上腺功能减退症、继发性腺功能减退症）。

▶ **治疗方案：**

生活方式干预；药物干预：应用多烯磷脂酰胆碱保肝；针对垂体功能减退（垂体功能减退包含肾上腺低功或性腺低功）：

肾上腺低功能：氢化可的松 10 mg（8:00）、5 mg（15:00），口服。

性腺低功能：芬吗通（10 mg），1 次/d，口服。

生长激素缺乏：建议补充生长激素（患者拒绝）。

▶ **随访：**

患者出院后规律用药后，月经恢复，肝功能无明显变化，血小板较前好转。

二、临床诊疗思维及体会

（1）首先临床上引起肝损害的常见因素有病毒、酒精、药物与毒物、寄生物、脂肪性肝病、胆源性、免疫、肿瘤、遗传代谢、病因不明等，该患者为年轻女性，体形偏胖，否认饮酒及药物等病史，排除遗传代谢及免疫等因素，考虑非酒精性脂肪性肝病所致可能性大，肝穿刺活检亦证实其为脂肪性肝病所致肝硬化。

（2）患者幼时出现生长发育异常，入院后相关检查提示：垂体低功能表现。进一步发现垂体柄中断综合征。

（3）如何用一元论来论证肝硬化及垂体柄中断之间的关系？我们发现生长激素成为

它们之间的纽带。正是因为垂体柄中断综合征导致的生长激素的缺乏，从而导致脂肪肝的发生，进而最终导致肝硬化的发生。

三、诊疗现状

垂体柄中断综合征（PSIS）是一种以垂体柄变细或者消失、垂体前叶发育不良、异位垂体后叶为特点的罕见先天异常。Fujisawa 等于 1987 年首先报道 PSIS 的病例[1]，其发病率未知，有研究发现非获得性 GH 缺乏人群中，6.8% 是由于 PSIS。该病以散发为主，只有 5% 的患者是家族性的，且男性多于女性，男女比例为 2.3 : 1。PSIS 的发病年龄差异较大，可以在新生儿时期发病，也可以在成人时才发病。其诊断主要依靠激素的缺乏以及 MRI 提示垂体的异常。PSIS 主要引起垂体激素的变化，可以表现为单发的 GH 缺乏，或者多种垂体激素同时缺乏，但也有激素可以出现升高的报道，如 PSIS 患者可以出现泌乳素缺乏，也可以出现高泌乳素血症。有研究发现，PSIS 患者可生长激素缺乏（100%）、促性腺激素缺乏（97.2%）、促肾上腺皮质激素缺乏（88.2%）、促甲状腺素缺乏（70.3%），并且 PSIS 患者中出现 3 种以上垂体激素缺乏的患者较多。垂体激素的改变对人体有重要影响，GH 缺乏的患者肥胖、高脂血症的发生率更高。此外，有研究发现垂体低功患者 NAFLD、肝硬化发生率更高，并且 GH 缺乏的严重程度与 NAFLD 肝脏脂肪变性的严重程度呈正相关。有意思的是，下丘脑功能失调、垂体低功的患者，NAFLD 的发展较快。提示垂体功能的异常是 NAFLD 的病因之一。

PSIS 的病因目前还未明确，围生期的不良事件及基因因素可能均在 PSIS 的发生发展过程中发挥着作用。有大量的研究表明，PSIS 患者的围生期不良事件较多，如臀产位、新生儿窘迫、难产等。29.6% 的患者有创伤性生产或者围生期并发症。另一项研究发现，一半的患者为臀产位生产、剖宫产、新生儿低氧血症[2]。Han-Wook Yoo 报道的 3 例 PSIS 患者均有 breech delivery 的病史[3]，Wang 等研究了 59 例儿童 PSIS 患者，其中 54 例有臀产位史[4]，我国一个病例报告了两个基因型一样的兄弟，弟弟为臀位生产出现 PSIS，哥哥为正常顺产无 PSIS[5]，这些都提示臀产位是 PSIS 的高危因素。

但是也有研究提出，臀产位、新生儿低氧血症等可能是垂体异常的结果而非原因，而 PSIS 更可能是基因突变引起的，罕见的常染色体隐性遗传的血液系统疾病 Fanconi 贫血可以合并 PSIS，提示基因突变在 PSIS 发病中可能起着一定作用，此外，48% 的 PSIS 患者合并垂体外畸形，也提示 PSIS 发病的基因突变背景。多个基因在垂体发育过程中起着重要作用，在垂体发育早期表达的基因有 GLI2、SOX2、SOX3、HESX1、LHX3、LHX4，在发育晚期表达的基因有 PROP1、POU1 F1。这些基因中目前被报道较多的与 PSIS 相关的突变基因包括 HESX1、OTX2、SOX3、LHX4、PROP、PROKR2、CDON、与全前脑畸形相关的 TGIF、GPR161、ROBO1。但单个基因的突变可能并不能解释 PSIS

的基因背景，有研究发现 PSIS 患者大多同时存在多基因的突变[6]，McCormack 等也报道了 1 例存在双基因 *PROKR2* 和 *WDR11* 突变的 PSIS，而这两个基因分别遗传自母亲和父亲，且父母均正常。PSIS 的基因突变在散发性和家族性的病例中可能并不相同。我国汉族人群散发的 PSIS 中 92% 存在杂合子突变，与 Notch、Shh、Wnt 信号通路有关，80% 有 1 个以上突变。染色体的异常也有报道，18P 缺失、2p25 复制、2q37 缺失、17q21.31 微缺失在 PSIS 患者中也有报道。

总的来说，PSIS 是一个发病机制较为复杂的疾病，多个基因可能与其相关，且围生期的不良事件可能也在其发病中起到促进作用，垂体功能不全会带来严重的后果，因此对于有围生期不良事件如异常产位、新生儿缺氧等高危因素的新生儿，要警惕 PSIS 发生的可能。

PSIS 的首发表现多样，并且可以由单一生长激素缺乏，进展至多种激素缺乏，引起多系统症状。PSIS 患者来诊的主诉有生长延迟、低血糖、畸形，生长延迟是最主要的主诉，因此 PSIS 应该列入儿童生长过缓、青春期延迟的鉴别诊断中。

PSIS 患者可以出现垂体外畸形，如透明隔缺失，中枢神经系统、颅面畸形。除此之外，垂体激素缺乏引起的肝脏改变需要引起重视，正如我们病例中的患者，肝脏病变十分严重并且进展迅速，因此不明原因肝脏病变要考虑到垂体激素的缺乏。我们将 PSIS 的高危因素和临床表现总结在表 5-2 中。

表 5-2　PSIS 的高危因素和临床表现

高危因素	围生期不良事件：臀位产、新生儿窘迫、难产、剖宫产等
临床表现	新生儿黄疸延迟、反复发作低血糖、反复低钠血症、生长延迟、男性儿童阴茎短小或隐睾、畸形、单中切牙、肝脏脂肪变性、肝硬化等
辅助检查	MRI、激素检测

NAFLD 是一个疾病谱，包括单纯脂肪堆积（脂肪肝）、NASH、纤维化、肝硬化。全球 NAFLD 的发病率估计是 24%。基因、胰岛素抵抗、脂肪组织分泌的激素、肠道菌群等均在 NAFLD 的发病中扮演着一定角色。目前有很多研究报道，垂体功能减退与 NAFLD 有关。日本有研究报道，与年龄、BMI、性别相匹配的健康对照组相比，垂体低功的患者 NAFLD 的发生率更高（77%）。NAFLD 进展的速度较其他肝病慢，从 NAFLD 或者 NASH 进展至肝硬化或者肝癌的分别为 57 年、28 年，并且 NASH 进展为肝硬化或者肝癌的占 NASH 患者的 2.5%。因此，对于垂体功能减退的患者应该关注肝脏的改变。肝细胞巨细胞化伴胆管发育不全，没有或少量炎细胞浸润是垂体低功能引起胆汁淤积的特点，但肝细胞的巨细胞化是可逆的，补充激素治疗后可以逆转。这更提示尽早地识别垂体功能减退患者存在的肝脏改变是可以逆转的。在目前的文献报道中，生

长激素、甲状腺激素、性腺激素等都与 NAFLD 之间存在关系，激素缺乏引起 NAFLD 的机制如图 5-5 所示。

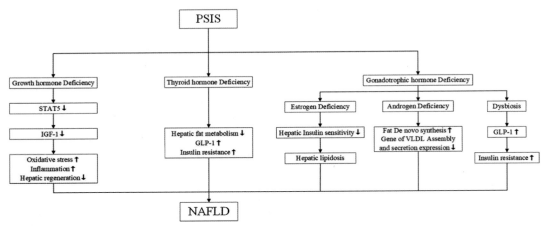

图 5-5 激素缺乏引起 NAFLD 的机制

1. 生长激素

生长激素（Growth hormone，GH）与肝脏之间的关系已经有较多报道。Xu 等报道 GH 减少，NFALD 的发生率增加[7]，GH 的水平下降可以独立地预测 NAFLD 的发生[8]。并且有报道指出，GH 抵抗对肝硬化的发展有促进作用，GH 替代治疗可以显著改善成人 GH 缺乏引起的 NASH。因此，GH 缺乏可能是发生肝脏脂肪变性和非酒精性脂肪性肝炎（NASH）的高危因素。

有研究发现，GH 缺乏无法激活 STAT5，引起肝细胞脂肪摄取增多，并导致 STAT1 和 STAT3 磷酸化增加[9]，而 STAT1 和 STAT3 的激活可以促进 NAFLD 的发展[10]，并且 STAT1 增加可以引起肝脏再生能力减弱[11]。

GH 缺乏引起的 IGF-1 缺乏在 NAFLD 发生发展中也起着重要作用。GF-1 减少会引起肝脏、肌肉、脂肪组织对胰岛素不敏感。IGF-1 可以改善线粒体功能，减少氧化应激，IGF-1 的减少可能会使氧化应激增多。NAFLD 患者 GH、IGF-1 水平下降，并且 GH、IGF-1 水平会随着 NAFLD 的进展而进一步下降。因此 GH 缺乏引起肝脏改变后会进一步降低 GH、IGF-1 水平，这可能也是垂体功能减退患者肝脏病变进展快的原因之一。

2. 甲状腺激素

有研究报道，PSIS 患者中中枢性甲状腺功能减退的发生率为 79.8%，但该研究发现仅 5.6% 甲状腺功能减退的 PSIS 患者 TSH 水平是下降的，因此 PSIS 患者的 TSH 生物学活性可能是下降的。甲状腺功能在 NFALD 的发展过程中起着重要的作用。Demir 等进行组织学研究发现，甲状腺功能减退的大鼠肝脏存在轻度的脂肪变性。Meta 分析发现，甲状腺功能减退患者患 NAFLD 的风险更高。

体外、体内实验均证实，TH 可以通过脂肪自噬促进肝脏脂肪转化，防止肝脏脂肪变性，T3 还可以通过肝脏脂肪自噬促进脂肪酸（Fatty acid，FA）代谢。因此，甲状腺功能减退可以引起肝脏脂肪代谢的紊乱，从而引起 NAFLD。此外，一项在高脂喂养的小鼠中进行的实验发现，甲状腺切除诱发甲状腺功能减退后，小鼠血液中的胰高血糖素样多肽 1（GLP-1）增多，引起 NAFLD。人体内也同样发现 GLP-1 浓度与亚临床甲状腺功能减退之间的关系，亚临床甲减患者血液中 GLP-1 浓度增高。最后，甲状腺功能减退患者 LDL 增多、肝脏三酰甘油沉积增多，并且甲状腺功能减退对胰岛素抵抗可能也有促进作用，这些都对 NAFLD 的发生、发展起着促进的作用。

3. 性腺激素

雌激素在肝脏脂代谢中有重要作用，研究发现，绝经期妇女的代谢综合征和 NAFLD 的发生率增高。动物实验也发现，卵巢切除的小鼠会出现肝脏脂肪变性，而雌激素可以改善卵巢切除的小鼠的肝脏胰岛素敏感性，减少肝脏脂肪沉积。另一种性腺激素睾酮对 NAFLD 的发生也有影响，睾酮水平下降容易引起 NAFLD。其机制可能如下：一方面，睾酮水平降低可以通过增加脂肪的从头合成促进肝脏脂肪变性的发生、发展[12]。另一方面，有研究在高脂喂养的睾丸切除的小鼠模型中（ORX/HFD）发现，睾酮下降会引起与肝脏组装和分泌 VLDL 相关的基因表达发生改变，引起肝脏脂肪变性。

4. 催乳素

Zhang 等发现低水平的 PRL 是 NAFLD 发生发展的高危因素，PRL 可以通过 PRLR 介导的对脂肪酸转位酶（Fatty acid translocase，FAT）/CD36 的抑制改善肝脏脂肪变性。CD36 的增加促进肝脏脂肪变性的发展。因此，PRL 的改变对 PSIS 患者 NAFLD 的发生、发展也有一定作用。

综上所述，每种激素单独缺乏时均可以引起肝脏代谢变化，出现 NAFLD，多种激素同时缺乏引起的情况可能更为严重，发展更为迅速。

PSIS 主要引起各种垂体激素的缺乏，因此，PSIS 的主要治疗是激素替代治疗，对于 PSIS 来说，更为重要的是早期诊断及监测。有研究发现，患者基线身高越矮，对 GH 治疗反应越好。因此对于 PSIS 来说，不管是婴幼儿时期确诊，还是成人时期确诊，激素替代治疗都应该及时启动。

四、专家点评

PSIS 可以引起垂体激素改变，而垂体激素的改变除了引起生长发育的异常外，还可以引起人体代谢发生改变，进而引起 NAFLD，而且垂体激素缺乏引起的 NAFLD 进展较快，对于晚期发病的患者而言，其发病时可能已经存在肝脏病变，因此在 PSIS 的临床诊疗过程中，除了早期识别 PSIS、及时进行激素替代治疗、监测相关激素水平外，需常规评估肝脏情况。PSIS 目前病因仍未明确，基因、孕期和围生期不良事件可能同时参与了发病，新生儿早期筛查相关 PSIS 基因，并且对于出现以下情况的新生儿一定要警惕 PSIS 的发生，排除垂体的异常：非正常产位，特别是臀产位、发生过低氧血症、难产、反复低血糖发作、黄疸期延长等。值得注意的是，无论患者处于哪一年龄阶段，对 PSIS 患者积极进行补充激素治疗都是十分必要的。

参考文献

[1] Fujisawa I，Kikuchi K，Nishimura K，et al. Transection of the pituitary stalk: development of an ectopic posterior lobe assessed with MR imaging[J]. Radiology, 1987, 165（2）:487–489.

[2] Pinto G，Netchine I，Sobrier ML，et al.Pituitary Stalk Interruption Syndrome: A Clinical–Biological–Genetic Assessment of Its Pathogenesis[J]. J Clin Endocrinol Metab, 1997, 82（10）:3450–3454.

[3] Fukuta K，Hidaka T，Ono Y，et al.Case of pituitary stalk transection syndrome ascertained after breech delivery[J]. J Obstet Gynaecol Res, 2016, 42（2）:202–205.

[4] Wang Q，Hu Y，Li G，et al.Pituitary stalk interruption syndrome in 59 children: the value of MRI in assessment of pituitary functions[J]. Eur J Pediatr, 2014, 173（5）:589–595.

[5] Wang D，Zhang M，Guan H，et al.Osteogenesis Imperfecta Due to Combined Heterozygous Mutations in Both COL1A1 and COL1A2，Coexisting With Pituitary Stalk Interruption Syndrome[J]. Front Endocrinol（Lausanne），2019, 10:193.

[6] Zwaveling–Soonawala N，Alders M，Jongejan A，et al.Clues for Polygenic Inheritance of Pituitary Stalk Interruption Syndrome From Exome Sequencing in 20 Patients[J]. J Clin Endocrinol Metab, 2018, 103（2）:415–428.

[7] Xu L，Xu C，Yu C，et al.Association between Serum Growth Hormone Levels and Nonalcoholic Fatty Liver Disease: A Cross–Sectional Study[J]. PLoS One, 2012, 7（8）:e44136.

[8] Lonardo A，Loria P，Leonardi F，et al.Growth Hormone Plasma Levels in Nonalcoholic Fatty Liver Disease[J]. Am J Gastroenterol, 2002, 97（4）:1071–1072.

[9] Barclay JL，Nelson CN，Ishikawa M，et al.GH–Dependent STAT5 Signaling Plays an Important Role in Hepatic Lipid Metabolism[J]. Endocrinology, 2011, 152（1）:181–192.

[10] Grohmann M，Wiede F，Dodd GT，et al. Obesity Drives STAT–1–Dependent NASH and STAT–3–Dependent HCC[J]. Cell, 2018, 175（5）:1289–1306.e20.

[11] Cui Y，Hosui A，Sun R，et al.Loss of Signal Transducer and Activator of Transcription 5 Leads to Hepatosteatosis and Impaired Liver Regeneration[J]. Hepatology, 2007, 46（2）:504–513.

[12] Lin HY，Yu IC，Wang RS，et al. Increased hepatic steatosis and insulin resistance in mice lacking hepatic androgen receptor[J]. Hepatology, 2008, 47（6）:1924–1935.

常冰　夏俊林　李雪丹　林旭勇　李异玲

第二章 药物性肝损伤

◆病例 6. 蒲公英的恶作剧

一、病例介绍

患者，男，55 岁，以"肝脓肿引流术后 4 个月，皮肤巩膜黄染 10 天"为主诉入院。

摘要：

患者 4 个月前因发热、皮肤巩膜黄染就诊于笔者所在医院感染科，诊断为肝脓肿，行抗炎及穿刺引流术后好转。1 个月前患者自述间断口服野生蒲公英 20 天。10 天前患者出现皮肤巩膜黄染，伴尿色加深，皮肤瘙痒，无大便发白现象。无恶心、厌食、乏力，无明显腹痛、腹泻、腹胀、呕吐等不适症状。今为求系统诊治入院，病来无发热，饮食、睡眠尚可，二便正常，近期体重未见明显下降。40 年前因车祸左下肢截肢，术中输血 800 mL。否认高血压，冠心病，糖尿病病史。否认吸烟、饮酒史。无家族性遗传代谢性疾病、无肿瘤史。

入院查体：T 36.6 ℃，P 95 次 /min，R 18 次 /min，BP 120/76 mmHg，BMI 24.6 kg/m^2。神志清楚，皮肤巩膜黄染，周身皮肤黏膜可见少量抓痕及出血点。双肺呼吸音清，未闻及干湿啰音。心律齐，各瓣膜听诊区未闻及病理性杂音。腹软，无压痛、反跳痛及肌紧张，肝脾肋下未触及。左下肢阙如，右下肢无水肿。

辅助检查：腹部 CT（图 6-1）：肝内多发肝脓肿。胆囊多发结石。胆囊炎。

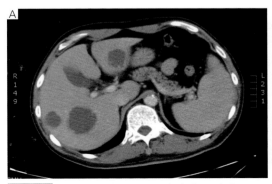
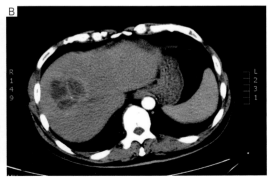

图 6-1　A、B. 腹部 CT：肝内多发肝脓肿

41

在院诊治经过：

▶ 初步诊断：

急性肝损害，药物性肝损伤可能性大。

入院后给予生活方式干预，给予甘草酸苷、还原型谷胱甘肽保肝、DPMAS、甲泼尼龙等治疗，进一步完善相关化验及检查：肝功能：AST 42 U/L，ALT 53 U/L，ALP 261 U/L，GGT 28 U/L，TBA 229 μmol/L，TBIL 304.3 μmol/L。血脂：TG 2.53 mmol/L，TC 3.52 mmol/L。血常规：白细胞 5.51×10^9/L，Hb 104 g/L，血小板 185×10^9/L。免疫相关指标：IgA 2.68 g/L，IgG 17.13 g/L，IgM 1.26 g/L，γ 球蛋白 25.2%，补体 C3 0.38 g/L，补体 C4 0.10 g/L，自身免疫性肝病筛查（9 项），风湿抗体系列等均正常。余生化、尿、便常规、凝血、血沉、肾功、甲状腺功能、肿瘤标志物、肝炎病毒、血清铁、铜蓝蛋白、血铅、免疫固定电泳等未见异常。

肝胆脾超声：肝实质回声不均匀，肝内稍低回声，注意炎症性病变可能。胆囊结石，脾大，肝脏硬度值增高（12.5 kPa）。

肝脏 CT（图 6-2）：肝内多发低密度灶，与 2019-05-21 CT 结果对比明显缩小。轻度脂肪肝，胆囊多发结石，胆囊炎。

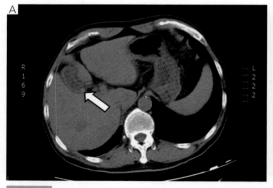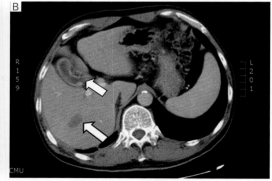

图 6-2 A、B. 肝脏 CT：肝内多发低密度灶，与 2019-05-21 CT 结果对比明显缩小。轻度脂肪肝，胆囊多发结石，胆囊炎

MRCP（图 6-3）：胆囊结石伴胆囊炎。

超声内镜（EUS）（图 6-4）：胆囊泥沙样结石，胆囊炎、胆管炎，肝内外胆管纤细，无扩张，管壁增厚明显，管腔观察不清。

胃镜（图 6-5）：反流性食管炎，浅表性胃炎，十二指肠球炎，十二指肠乳头大小形态未见明显异常。

肝穿刺病理（图 6-6）：切片内共见 21 个汇管区，部分汇管区周围纤维化伴透明变性，具有"斑块状"纤维瘢痕趋势，肝实质小胆管内见大量胆汁栓形成，肝细胞内明显淤胆，局部肝窦扩张出血；肝小叶中央静脉附近肝细胞变性、脱失明显，可见桥接样坏死及碎片状坏死，可见蜡质样细胞灶状聚集，肝实质内散在灶状中性粒细胞浸润。病理诊断：胆汁淤积性肝炎，结合临床，符合药物性肝损伤。免疫组化结果：CK7（胆

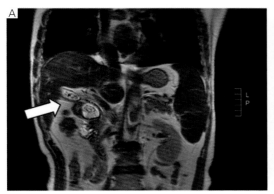 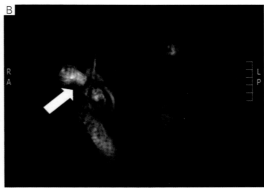

图6-3 A、B. MRCP：胆囊结石伴胆囊炎

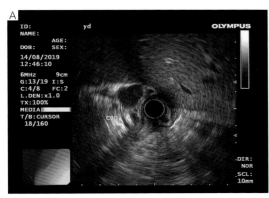 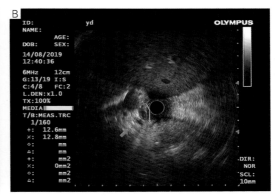

图6-4 A、B. 超声内镜：胆囊泥沙样结石，胆囊炎、胆管炎，肝内外胆管纤细，无扩张，管壁增厚明显，管腔观察不清

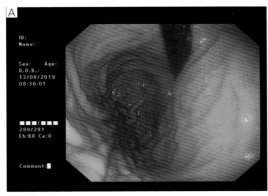 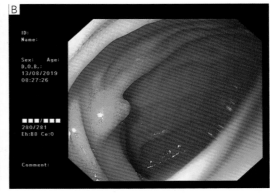

图6-5 A、B. 胃镜：反流性食管炎，浅表性胃炎，十二指肠球炎，十二指肠乳头大小形态未见明显异常

43

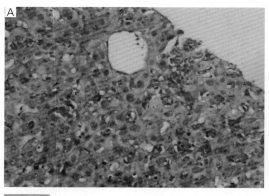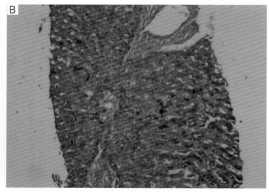

图 6-6　A、B.肝穿刺病理诊断：胆汁淤积肝炎，结合临床，符合药物性肝损伤

管及胆汁淤积），CK8/18（+），CK19（胆管+），CD3（T细胞+），CD34（血管内皮+），MUM1（浆细胞散在+），HBsAg（−），HBcAg（−），CD163（Kupffer细胞+），IgG4（−），HbcAg（−），HbsAg（NS）。特染结果：D–PAS（Kupffer细胞+），Masson染色（+），PAS（部分+），网状纤维染色（+），铁染色（−），铜染色（−）。

　　基因检测（图6-7）：暂未发现与目前临床症状相关的基因存在病理性变异（重点分析的基因包括"胆汁淤积相关基因""黄疸相关疾病基因""肝功能异常相关基因""肝胆系统疾病基因""遗传代谢病基因""遗传性综合征疾病基因"等）。

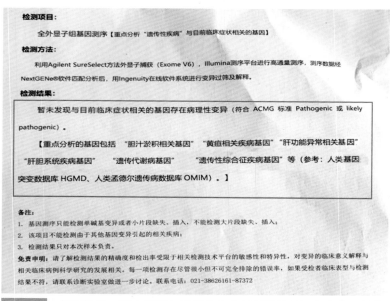

图 6-7　基因检测：暂未发现与目前临床症状相关的基因存在病理性变异

▶ 确定诊断：

　　急性肝损伤；胆汁淤积性肝病，持续性肝细胞分泌障碍（PHSF）。

▶ **治疗方案：**

生活方式干预；药物干预：甘草酸苷 75 mg，3 次 /d，熊去氧胆酸 0.25 g，3 次 /d，口服，利福平 150 mg，2 次 /d，口服，患者出院后规律服用利福平，定期复查肝功能，肝功能有所好转后，于 2019 年 9 月 20 日减药至利福平 150 mg，1 次 /d，口服，待肝功能继续好转后于 2019 年 10 月 20 日停药。

二、临床诊疗思维及体会

（1）首先临床上引起肝损害的常见因素有病毒、酒精、药物与毒物、寄生物、脂肪性肝病、胆源性、免疫、肿瘤、遗传代谢、病因不明等，该患者为中年男性，存在皮肤巩膜黄染现象，肝功能异常以 TBIL 及 DBIL 明显升高为主，ALT 及 GGT 均处于正常水平。既往有肝脓肿病史，曾行肝脓肿引流术，有野生蒲公英服用史，激素治疗无效，结合实验室检查基本排除病毒、酒精、寄生物、免疫、肿瘤、遗传代谢因素所致肝损伤，因此考虑导致急性肝损害的病因为药物性病因或病因不明性病因，其中药物性肝损害可能性大。但由于患者肝脏 CT 及 MRCP 提示胆囊多发结石及胆囊炎，因此胆源性肝损害亦不能除外。

（2）围绕以上猜想进一步完善超声内镜，可见肝内外胆管纤细，无扩张。同时完善肝穿刺活检，肝穿刺病理提示符合单纯性胆汁淤积表现，肝细胞及胆管损伤不明显，考虑胆汁淤积性肝病。胆汁淤积性肝病可分为肝内胆汁淤积和肝外胆汁淤积[1]，其诊断标准为"ALP 超过正常上限的 1.5 倍，且 GGT 超过正常上限的 3 倍"[2]，但在一些特殊胆汁淤积性肝病如进行性家族性肝内胆汁淤积（PFIC）Ⅰ型和Ⅱ型、良性复发性肝内胆汁淤积（BRIC）、持续性肝细胞分泌障碍（PHSF）等疾病患者中，GGT 可不高[3]。为进一步明确患者具体病因，完善基因检测，结果提示未发现与临床症状相关的基因存在病理性变异。

结合以上病史、实验室检查、影像学表现、肝穿刺病理及基因检测，确定诊断：①急性肝损害；②胆汁淤积性肝病，持续性肝细胞分泌障碍（PHSF）。

三、诊疗现状

本例患者为中年男性，皮肤巩膜黄染且存在皮肤瘙痒症状，有药物服用史。肝功能异常以 TBIL 及 DBIL 明显升高为主，ALT 及 GGT 处于正常水平。影像学表现虽可见胆囊多发结石及胆囊炎，但 EUS 显示肝内外胆管纤细无扩张。同时肝穿刺病理提示符合单纯性胆汁淤积表现，基因检测未发现相关基因病理性变异，可排除 PFIC Ⅰ型和Ⅱ型、BRIC 等疾病。结合以上特点确定诊断胆汁淤积性肝病，PHSF。

　　持续性肝细胞分泌障碍（PHSF）可在药物、毒素或一过性胆道梗阻后出现，并伴有黄疸和皮肤瘙痒等临床表现，是一种罕见但可引起机体不同程度损害的并发症。大多数患者在祛除上述致病因素后，肝细胞分泌可在几天或几周内恢复，少数患者肝细胞分泌障碍可持续数月，严重者甚至需要行肝脏移植术或死亡。目前我国尚未对持续性肝细胞分泌障碍的诊断及治疗提供指南，但有国外文献将符合以下 4 个条件者定义为 PHSF 患者：①血清胆红素＞ 255 μmol/L（＞ 15 mg/dL）；②祛除致病因素后，血清胆红素水平仍持续或升高＞ 1 周；③排除其他梗阻性胆汁淤积性肝病；④在暴露于致病因素之前无慢性肝病的证据[4]。据此定义，本例患者可确诊为 PHSF。

　　胆汁淤积性肝病的治疗除有针对性的病因治疗外，还包括症状治疗，如应用熊去氧胆酸（UDCA）、糖皮质激素和其他免疫抑制剂、S- 腺苷 -L- 蛋氨酸、ERCP 和内镜下治疗、肝移植和血液净化治疗等，不同的疾病或同种疾病的不同阶段的治疗应该个体化[5]。然而有研究指出，在各种胆汁淤积性疾病中均具有明显抗胆汁淤积特性的 UDCA，在血清胆红素超过 170 μmol/L（10 mg/dL）时无效[4]。换言之，UDCA 可能对 PHSF 无效，这在本患者身上也得到了印证，患者服用熊去氧胆酸后肝功能并未出现明显好转迹象。同时，在治疗药物诱导的急性肝衰竭中常被使用到的皮质类固醇[6]对该患者的治疗也无明显作用。因此，降低血清胆红素，恢复肝功能，避免肝脏的进一步损害是该患者治疗及用药的关键。有研究指出利福平作为欧美指南推荐的治疗严重胆汁淤积性瘙痒的二线药物[2]，可通过配体激活的核受体 PXR 调节与胆盐或其他内外源生物消除相关基因的表达，从而可能对 PHSF、良性复发性肝内胆汁淤积（BRIC）等胆汁淤积性肝病的治疗起到有利作用[7]。有病例报道显示 9 例药物或毒素引起的 PHSF 患者在使用利福平后血清胆红素出现明显好转，4 例短暂胆道梗阻诱发 PHSF 患者在使用利福平后也出现了同样的好转现象[4]。本例患者使用利福平后肝功能出现明显下降。

　　目前 PHSF 的发病机制尚不十分清楚，但近年来研究表明基因突变可能是导致该病的其中一个因素，在 PHSF 患者基因组发现了 ATP8B1 的突变和 ABCB11 的突变，它们分别在 BRIC 和 PFIC Ⅱ型中较为常见[8-9]。此外，在 ABCB4 缺乏症患者中也观察到了 PHSF 的表现[10]。因此基因检测或许可以为未来 PHSF 的诊断和治疗靶点的研究做出一定的贡献。

　　本例患者诊治体会：①针对黄疸及肝功能异常的患者要详细询问病史，不要放过任何一个"疑点"；②实验室检查、影像检查和病理检查是重要的诊断手段；③对存有疑难的肝病病例，在无禁忌证的情况下积极进行肝脏穿刺病理学检查有助于疾病的诊断及评估，仍无法明确诊断者可进行基因检测；④利福平可作为 PHSF、BRIC 及其相关瘙痒的治疗药物。

四、专家点评

　　PHSF 作为一种罕见但可能引起机体严重损害的疾病，其发病机制仍未能明确，

PHSF 的诊断、治疗仍存在较大困难。本例患者的肝功能异常仅以 TBIL 及 DBIL 明显升高为主,ALT 及 GGT 仍维持在正常水平,影像学检查排除胆源性或肿瘤等常见导致急性肝损害的病因,肝穿刺病理符合药物诱导的胆汁淤积性疾病的表现,但经过常规经验性用药如 UDCA 及激素治疗后,患者无明显好转。利福平作为 PXR 激动剂,可能通过 CYP3A4、UGT1A1、MRP2 和 OSTβ 等多种途径参与对 PHSF 的抗胆汁淤积作用[4]。既往病例中利福平对 PHSF 的治疗起到了有益作用,且研究显示由利福平治疗导致肝脏事件恶化的病例十分稀少,其对淤胆性黄疸的治疗相对安全[11],因此考虑将利福平作为 PHSF 的治疗药物。本例患者对利福平治疗同样有效,用药后肝功能明显好转。患者出院后及时对肝功能进行随访,适时调整用药剂量,待患者肝功能基本恢复后停药。

同时,对于原因不明的胆汁淤积性肝病的诊断除常规实验室检查、影像检查和病理检查外,肝脏穿刺活检及基因检测也是极其重要的手段。诊断明确后,根据疾病的具体病因、进展以及肝脏的病理变化,结合药物的不同作用途径可制订个性化治疗方案[12]。

参考文献

[1] 洪佳,吴晓宁,尤红.胆汁淤积性肝病的规范化诊断 [J].实用肝脏病杂志,2019,22(05):758-760.

[2] EASL Clinical Practice Guidelines: management of cholestatic liver diseases[J]. Hepatology,2009,51(2):237-267.

[3] 胆汁淤积性肝病诊断和治疗共识 (2015) [J].实用肝脏病杂志,2016,19(06):2-12.

[4] van Dijk R,Kremer AE,Smit W,et al. Characterization and treatment of persistent hepatocellular secretory failure[J]. LIVER INT,2015,35(4):1478-1488.

[5] 赵红,谢雯.2013 胆汁淤积性肝病诊断治疗专家共识解读 [J].中国医学前沿杂志(电子版),2013,5(07):29-33.

[6] EASL Clinical Practice Guidelines: Drug-induced liver injury[J]. Hepatology,2019,70(6):1222-1261.

[7] Goldstein J,Levy C. Novel and emerging therapies for cholestatic liver diseases[J]. LIVER INT,2018,38(9):1520-1535.

[8] Chen HL,Wu SH,Hsu SH,et al. Jaundice revisited: recent advances in the diagnosis and treatment of inherited cholestatic liver diseases[J]. J BIOMED SCI,2018,25(1):75.

[9] Yokoda RT,Rodriguez EA. Review: Pathogenesis of cholestatic liver diseases[J]. World J Hepatology,2020,12(8):423-435.

[10] de Vries E,Mazzetti M,Takkenberg B,et al. Carriers of ABCB4 gene variants show a mild clinical course,but impaired quality of life and limited risk for cholangiocarcinoma[J]. LIVER INT,2020,40(12):3042-3050.

[11] Webb GJ,Rahman SR,Levy C,et al. Low risk of hepatotoxicity from rifampicin when used for cholestatic pruritus: a cross-disease cohort study[J]. Aliment Pharmacol Ther,2018,47(8):1213-1219.

[12] Wagner M,Fickert P. Drug Therapies for Chronic Cholestatic Liver Diseases[J]. Annu Rev Pharmacol Toxicol,2020,60:503-527.

常冰 雷越 林旭勇 李雪丹 李异玲

◆病例 7. "美丽"的代价

一、病例介绍

患者，女，68岁，以"周身皮肤瘙痒半个月，皮肤巩膜黄染10余天"为主诉入院。

摘要：

患者半个月前无明显诱因出现周身皮肤瘙痒，伴乏力，食欲减退，于当地医院皮肤科就诊，未予明确诊断。10余天前出现周身皮肤及巩膜黄染，伴尿色发黄，于当地医院化验肝功能，ALT 113 U/L，AST 170 U/L，GGT 466 U/L，TBIL 124.3 μmol/L，DBIL 77.8 μmol/L，血常规 Hb 94 g/L，给予保肝、降黄治疗效果不佳。这期间出现腹部红色皮疹，给予抗过敏治疗后好转，今为系统诊治入笔者所在医院。病来食欲差、乏力，无发热，无腹痛、腹胀，无陶土色便，尿色发黄，近期体重未见明显下降。

高血压病史6年，血压最高160/90 mmHg，自服三秦卢汀降压治疗，近2天未口服降压药。

追问病史2个月前更换染发剂，成分包含羟基-1，4-萘醌（俗称指甲花醌）、单宁、类黄酮及增亮剂等相关辅料。

既往史：贫血病史多年（原因不明），发现甲状腺腺瘤病史40年，否认冠心病、糖尿病病史。

个人史：否认吸烟、饮酒史。

家族史：父亲及姐姐贫血病史多年（原因不明），无明确的家族性遗传代谢性疾病，无肿瘤家族史。

入院查体：T 36.7 ℃，P 78次/min，R 16次/min，BP 120/70 mmHg。神志清楚，睑结膜苍白，周身皮肤黏膜及巩膜黄染。双肺呼吸音清，未闻及干湿啰音。心律齐，各瓣膜听诊区未闻及病理性杂音。腹软，无压痛、反跳痛及肌紧张，肝脾肋下未触及。双下肢无水肿。

在院诊治经过：

▶ 初步诊断：

黄疸原因待查。

入院后给予保肝、降黄治疗，进一步完善相关化验及检查：肝功能：ALT 113 U/L，

AST 170 U/L，GGT 466 U/L，TBIL 124.3 μmol/L，DBIL 77.8 μmol/L。血免疫球蛋白 IgA、IgM、IgG、IgG4 正常，血清蛋白电泳、免疫固定电泳、补体 C3、C4 正常，pANCA、ANA、AMA、AMA-M2、ASMA、SS-A、SS-B、dsDNA、LKM、LC-1、SLA/LP、Ro-52、Scl-70 等免疫指标未见异常，凝血正常。铜蓝蛋白、甲状腺功能正常。尿胆红素（3+），尿胆原（2+）。血常规：Hb 79 g/L，MCV 60.3 fL，MCH 20.6 pg，网织红细胞计数 99×10^9/L，网织红细胞比例 2.42%，血清铁测定 36.8 μmol/L。外周血异性红细胞形态：红细胞大小不等，中央染色过浅，可见嗜碱性点彩红细胞，靶形红细胞 5%。溶血项：红细胞脆性试验（初溶）3.2（L），红细胞脆性试验（全溶）2（L）。红细胞形态：靶形红细胞约占 24.9%，破碎红细胞约占 1.3%，可见点彩红细胞，中央淡染区扩大。骨穿（骨髓穿刺术提示）：红细胞系统增生活跃，以中幼红细胞为主，增生性贫血，靶形红细胞增多。

血红蛋白电泳检测：HbA 97.1%（参考值 95.0%~97.9%），HbF 0.0（参考值 0%~2.1%），HbA2 2.9%（参考值 2.0%~3.5%）。

地中海贫血基因检测（图 7-1）：$\beta^{CD41-42}/\beta^N$ 基因突变，提示"轻型 β 地中海贫血"。

检测内容：地中海贫血(α/β 型)基因检测

检测方法：PCR-流式荧光杂交法

检测仪器：Luminex

检测结果：

检测项目	检测结果	临床表现型（仅供参考）
α-地中海贫血基因缺失	未见缺失	
α-地中海贫血基因突变	未见突变	
β-地中海贫血基因突变	$\beta^{CD41-42}/\beta^N$	轻型
阴性质控品	阴性	注：具体临床表现型需结合患者临床
阳性质控品	阳性	症状体征及其他检测指标综合判断。

图 7-1 地中海贫血基因检测提示 $\beta^{CD41-42}/\beta^N$ 基因突变

高胆红素血症基因检测（图 7-2）：检测到 UGT1A1 基因存在变异：位于 Exon 1 的插入变异使（TA）6TAA 变异到（TA）7TAA，即由野生型的 UGT1A1*1 变异到 UGT1A1*28。位于 Exon 1 的错义变异，c.211G > A，即 UGT1A1*6 杂合。两个变异均与葡萄糖醛酸转移酶的活性降低有关。

肝胆脾超声：肝实质回声略粗糙，胆囊壁厚 0.3 cm，肝脏硬度值为 7.1 kPa。

肺 CT：双肺散在微小结节。双肺局限性小气肿。双肺陈旧病变。

全腹增强 CT（图 7-3）：肝脏大小形态正常，密度均匀，肝内外胆管无扩张。胆囊不大，胆囊壁略增厚、壁均匀强化。脾脏未见异常。

胆道 MRCP（图 7-4）：肝内外胆管未见明显扩张，胆总管内信号均匀。

检测内容	UGT1A1 基因上游苯巴妥反应增强元件(PBREM)，第1~5外显子			
检测方法	PCR、基因测序			
	基因	**外显子**	**突变类型**	**突变位点**
检测结果	UGT1A1 (NM_000463)	PBREM	无	无
		Exon 1	插入变异	UGT1A1*28 杂合
		Exon 1	错义变异	UGT1A1*6 杂合
		Exon 2	无	无
		Exon 3	无	无
		Exon 4	无	无
		Exon 5	无	无

结果提示：

检测到 UGT1A1 基因存在变异：位于 Exon1 的插入变异使（TA）6TAA 变异到（TA）7TAA，即由野生型的 UGT1A1*1 变异到 UGT1A1*28。位于 Exon1 的错义变异，c.211G>A，即 UGT1A1*6 杂合。两个变异均与葡萄糖醛酸转移酶的活性降低有关。

图 7-2 高胆红素血症基因检测

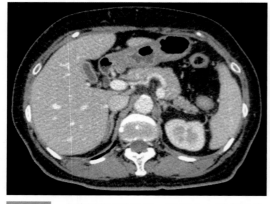

图 7-3 全腹增强 CT 提示：肝脏大小形态正常，肝内外胆管无扩张。胆囊不大，胆囊壁略增厚、壁均匀强化。脾脏未见异常

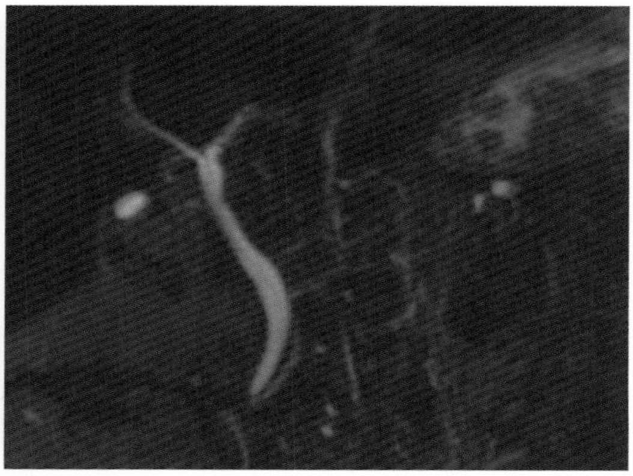

图 7-4 胆道 MRCP：肝内外胆管未见明显扩张，胆总管内信号均匀

肝穿刺病理（图 7-5）：肝穿组织共见 10 个中小汇管区，小叶结构清晰可辨（图 7-5A，Masson）。主要病变为小叶内肝细胞淤胆，毛细胆管胆栓及 Kupffer 细胞淤胆（图 7-5B，HE），累及全腺泡，小叶内少数肝细胞大泡性脂变，范围＜5%，偶见点灶状坏死。病理诊断：胆管消失综合征，G2 S2。汇管区均无明确扩大，未见明显炎性细胞浸润或仅见轻度炎性细胞浸润，未见界面炎（图 7-5C，HE）；小胆管可辨。胆管上皮排列尚整，汇管区周边未见细胆管反应；汇管区间质无纤维组织增生（图 7-5D，Masson），门静脉支可辨。铜染色阴性。病理诊断：单纯性淤胆，考虑与药物毒物中毒有关。

▶**确定诊断：**

药物性肝损伤［急性，胆汁淤积型，RUCAM 评分 6 分（很可能）严重程度 3 级］；

β 型地中海贫血；吉尔伯特（Gilbert）综合征。

▶ **治疗方案：**

常规给予保肝、降黄治疗：应用熊去氧胆酸、丁二磺酸腺苷蛋氨酸、还原型谷胱甘肽。这期间先后给予糖皮质激素、苯巴比妥、利福平、人工肝治疗，具体治疗见图 7-6。

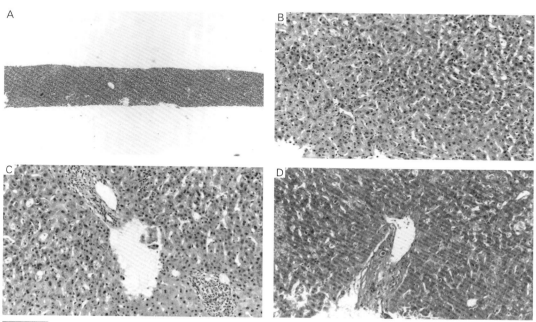

图 7-5 A ~ D. 肝穿刺病理诊断：药物性肝损伤，病变主要表现为单纯性淤胆，汇管区及小叶内仅见少量炎性细胞，部分汇管区伴胆管消失

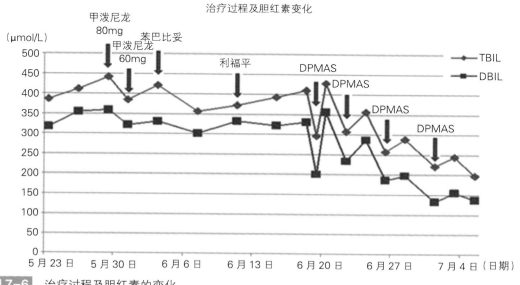

图 7-6 治疗过程及胆红素的变化

▶ 随防：

患者出院后规律口服熊去氧胆酸和还原型谷胱甘肽，定期复查肝功能及血常规，此后肝功能有好转，血红蛋白逐渐升高。

二、临床诊治思维及体会

（1）患者存在胆红素升高、血清铁升高、小细胞低色素性贫血、溶血项提示红细胞脆性降低，且患者父亲、姐姐及患者本人存在多年贫血病史。由此我们进行了地中海贫血的基因检测，发现 $\beta^{CD41-42}/\beta^N$ 基因突变，提示轻型 β 地中海贫血，通过该病例也明确了整个家族贫血的原因，该家族一直在辽宁地区定居生活，非地贫的高发地区，属于散发性病例。

（2）肝损害的常见病因有病毒性肝炎、酒精性肝病、自身免疫性肝病、药物性肝损伤、代谢相关脂肪性肝病、循环障碍、胆汁淤积、寄生物、遗传等。本例患者为中老年女性，无烟酒不良嗜好，排除了肝炎病毒感染，自身免疫相关指标未见明显异常，入院检查无脂肪肝、胆道梗阻及肝脏瘀血等影像学证据。同时我们进行了肝穿刺活检术和高胆红素血症的基因检测，肝穿刺病理提示为单纯性淤胆，基因检测提示其为吉尔伯特综合征。为寻找患者发病的诱因，追问病史了解到患者有多年染发史，2 个月前更换过染发剂，其成分包括增色剂和固定颜色的成分，均属于一种化学原料，渗入皮肤，在体内堆积，可引起肝脏及肾脏的损伤。通过排他性诊断，且结合其肝病理学改变符合药物性肝损伤，最终确诊患者为药物性肝损伤（胆汁淤积型，急性，RUCAM 5 分，严重程度 3 级）。

本例患者为中老年女性，以皮肤巩膜黄染来诊，以 ALP、GGT 升高为主要的肝功能异常。通过排他性诊断，最后考虑为药物性肝损伤。对于本例胆汁淤积型患者，我们应用了熊去氧胆酸、腺苷蛋氨酸及激素治疗，因效果不佳，后采用人工肝辅助治疗，取得了显著的疗效，且缩短病程。另患者存在吉尔伯特综合征，葡萄糖醛酸转移酶活性降低，治疗期间曾先后应用苯巴比妥诱导葡萄糖醛酸酶活性，应用利福平增加葡萄糖醛酸化，改善胆汁酸代谢，改善胆管细胞功能治疗。

诊治体会：①针对急性发病的肝损伤患者，要仔细询问用药史及特殊物质接触史，染发剂引起的肝损伤需要引起重视；②药物性肝损伤是一种排他性诊断，对于明确排除其他病因的肝损伤患者，应首先考虑药物性损伤的可能；③对于不明原因高胆红素血症的患者，肝病相关的基因检测有助于明确诊断指导治疗；④对于肝功能异常原因不明的患者，病情允许，肝穿刺活检的组织学检查至关重要。

三、诊疗现状

药物性肝损伤（Drug-induced liver injury，DILI）是一种由多种处方药或非处方药引起的肝损伤，包括化学药及其代谢产物、生物制剂、中药、天然药物、保健品、膳食补充剂乃至辅料等，是最常见和最严重的药物不良反应之一[1]。一般以急性肝损伤为主，近年来，对慢性药物性肝损伤的认识也越来越多，其严重程度不同，病程可以从轻度血清转氨酶异常迅速上升到急性肝衰竭甚至死亡，其发病率呈逐年上升趋势。药物性肝损伤至今仍然是一种排除性诊断，引起药物性肝损伤的因素可以是宿主因素、药物因素和环境因素。不同的人在接触不同的具有肝毒性的药物时会有不同的反应，其肝损伤的性质和程度也不相同。有研究提出，DILI危险因素包括用药剂量、时间、基础疾病及环境因素[2]。本例患者同时存在宿主因素和药物因素，其本身具有影响药物代谢的相关基因突变，同时有化学药物接触史。

对于一例药物性肝损伤的患者，我们要从肝损伤类型、发病缓急、与药物相关性及严重程度等方面全面评估患者病情。药物性肝损伤根据损伤靶细胞的类型可分为肝细胞型、淤胆型、混合型和血管损伤型，可以通过肝功能转氨酶的异常程度分型，其中血管性肝损伤少见，包括肝窦综合征和特发性门静脉高压等，该患者有病理证实的单纯性淤胆，为胆汁淤积型。其在入院前半个月发病，在发病后3个月内经过治疗肝功能逐渐恢复，为急性发病，考虑为急性药物性肝损伤。一般通过RUCAM评分来评估患者发病与疑似致病药物的相关性[3]。

药物性肝损伤的治疗中最重要的是停用致肝损伤的药物，根据其损伤靶细胞类型的不同，其治疗方案存在差异。

此药物性肝损伤病例同时存在吉尔伯特综合征，吉尔伯特综合征患者多为青少年期发病，肝功能反复轻度异常，而无明显的症状及体征，长期以来被认为是一种良性疾病。显然，吉尔伯特综合征无法解释该患者的高胆红素血症及肝组织病理学改变。那么吉尔伯特综合征与药物性肝损伤有关吗？最近的数据表明，吉尔伯特综合征患者在接受某些药物和生物治疗后，可能更容易产生药物性肝损伤[4-5]。UGT1A1酶负责胆红素的葡萄糖醛酸化过程，使其代谢产物更容易通过尿、胆道排出体外[6]。吉尔伯特综合征患者的UGT1A1酶表达及活性降低，从而可能影响到胆红素及药物的代谢，增加患者对药物的暴露时间，使吉尔伯特综合征患者更易发生药物性肝损伤[4]。

四、专家点评

在我国，DILI的发病率逐年上升，许多中西药都有引起肝损伤的可能，染发剂作为一种特殊的化学物质，因其成分比较复杂，其导致的肝损伤很难归咎于某一特定成分，临床上容易被医生和患者忽视。作为一种排除性诊断，DILI 的确诊依赖于对其他病因的排除，需要详细地了解患者的病史，需要详细的实验室检查及物理检查，必要时，肝穿刺活检通常能对药物性肝损伤的确诊起到重要作用[7]，当多种肝损因素并存时，需要综合分析不同因素之间的叠加效应。

参考文献

[1] Takano M, Sugiyama T. UGT1A1 polymorphisms in cancer: impact on irinotecan treatment[J]. Pharmgenoics Pers Med, 2017, 28（10）: 61-68.

[2] Raúl J Andrade，Mercedes Robles, Eugenia Ulzurrun, et al. Drug-induced liverinjury: insights from genetic studies[J]. Pharmacogenomics, 2009 Sep, 10（9）: 1467-1487.

[3] Danan G, Teschke R. RUCAM in drug and herb induced liver injury: the update[J]. Int J Mol Sci, 2015 Dec 24, 17（1）: 14.

[4] Roberta Zilles Hahn, Marina Venzon Antunes, Simone Gasparin Verza, et al. Pharmacokinetic and Pharmacogenetic Markers of Irinotecan Toxicity[J]. Curr Med Chem, 2019, 26（12）: 2085-2107.

[5] Ursula Ehmer, Sandra Kalthoff, Bastian Fakundiny, et al. Gilbert syndrome redefined: a complex genetic haplotype influences the regulation of glucuronidation[J]. Hepatology, 2012 Jun, 55（6）: 1912-1921.

[6] Ryoichi Fujiwara, Mathias Haag, Elke Schaeffeler, et al. Systemic regulation of bilirubin homeostasis: Potential benefits of hyperbilirubinemia[J]. Hepatology, 2018 Apr, 67（4）: 1609-1619.

[7] 中华医学会肝病学分会. 药物性肝损伤诊治指南（2015 版）[J]，临床肝胆病杂志，2015，31（11）: 1752-1768.

佟静　林旭勇　李雪丹　李异玲

◆病例 8. 由肝损伤引起的"一地鸡毛"

一、病例介绍

患者，男，58 岁，以"手部瘙痒红肿 45 天，皮肤黄染 20 天"为主诉入院。

摘要：

患者 45 天前接触化工原料后出现手部瘙痒，继而出现接触部位水肿，对症给予开瑞坦等药物后好转。20 天前皮肤黄染，伴周身皮肤瘙痒，尿频，尿色加深。当地医院化验显示，TBIL 294 μmol/L，DBIL 221 μmol/L，经保肝对症治疗未见好转。否认高血压、冠心病、糖尿病病史。否认吸烟、饮酒史，3 个月前家里装修，装修 1 个月后入住。无家族性遗传代谢性疾病、无肿瘤史。

入院查体：T 36.5 ℃，P 67 次 /min，R 18 次 /min，BP 115/76 mmHg。神志清楚，周身皮肤黏膜及巩膜黄染。双肺呼吸音清，未闻及干湿啰音。心律齐，各瓣膜听诊区未闻及病理性杂音。腹软，无压痛、反跳痛及肌紧张，肝脾肋下未触及。双下肢无水肿。

在院诊治经过：

▶初步诊断：

肝功能异常，药物性肝损伤可能性大。

入院后完善相关检验及检查：血常规：白细胞 12.2×10^9/L，粒细胞比例 77.3%，血小板 694×10^9/L，血红蛋白 127 g/L。肝功能：ALT 36 U/L，AST 35 U/L，ALP 186 U/L，ALB 31.7 g/L，TBIL 447.5 μmol/L，DBIL 381.2 μmol/L。凝血：PT 12.4 s，PTA 102%，INR 0.99，APTT 37.6 s。免疫相关指标：自身免疫性肝病筛查（AMA-M2、LKM-1、LC-1、SLA/LP、Ro-52、PML、sp100，gp210、M2-3 E）以及风湿抗体系列等均正常。IgG4、血清蛋白电泳、免疫球蛋白及补体等均正常。余生化指标、免疫固定电泳、尿常规、铜蓝蛋白均未见异常。

超声：肝脏形态饱满，注意急性肝损伤，胆囊壁增厚，脾大。

全腹增强 CT：肝脏大小形态未见明显异常。

MRCP：未见异常。

肝穿刺病理（图 8-1）：肝小叶内可见胆汁淤积，部分肝细胞羽毛样变性，肝窦内散在少量炎细胞，汇管区未见明显变大，仅见少量炎性细胞浸润，符合胆汁淤积伴轻度炎症改变，符合药物或毒物性肝损伤。

▶ **确定诊断：**

药物性肝损伤［急性，混合型，RUCAM评分 6 分（很可能），严重程度 3 级］。

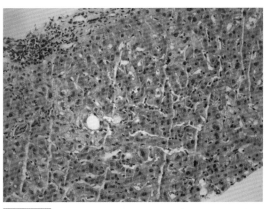

图 8-1 肝穿刺活检病理：符合胆汁淤积伴轻度炎症改变，符合药物或毒物性肝损伤

▶ **治疗方案：**

应用还原型谷胱甘肽、腺苷蛋氨酸、甘草酸苷保肝治疗。1 周后黄疸下降不明显，给予激素冲击治疗。患者应用激素治疗效果欠佳，故激素应用 7 天后，减量同时，给予人工肝治疗（DPMAS）。患者治疗过程中出现发热，肺 CT（图 8-2）及肺泡灌洗考虑 PCP 肺炎。给药抗炎保肝同时，给予新诺明 3 片，3 次 /d，口服。此后患者无发热，肺内感染明显好转，肝功能逐渐好转。

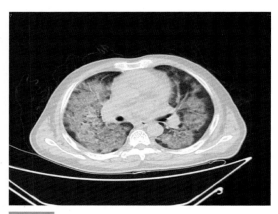

图 8-2 肺 CT：双肺弥漫对称斑片影

二、临床诊疗思维及体会

随着近年各类新药的不断上市以及中草药、保健品、膳食补充剂的出现，DILI 及药物性肝衰竭的发病率逐年增高。目前，在我国引起肝损伤的主要药物为中草药和膳食补充剂（26.81%），且多以胆汁淤积型为主。但由于 DILI 缺乏特异性诊断标志物，病理形态学表现多样，如果不及时治疗，病情进展迅速，并发症多，病死率极高。ALSS 是一种基本的血液净化治疗方法，包括血液透析滤过、血浆置换、胆红素吸附、分子吸附循环系统等，通过体外机械、化学或生物装置暂时取代肝脏功能来治疗肝病。ALSS 在重症 DILI 患者治疗中具有重要价值，可创造一系列内环境条件，促进肝细胞再生、肝功能恢复，帮助患者度过危险期，提高生存率。糖皮质激素治疗重症 DILI 的主要机制为稳定溶酶体膜，减轻门静脉区和毛细胆管的非特异性炎症，利于胆汁的排泌，改善全

身毒性反应，阻止抗原抗体复合物产生，减少肝细胞免疫损伤。欧洲肝病学会（EASL）指南中指出在药物诱导胆汁淤积性肝病的治疗中可考虑使用糖皮质激素，尤其是有免疫高敏感性证据者，要密切关注其相关不良反应。

糖皮质激素副作用，如：诱发或加剧胃、十二指肠溃疡，甚至造成消化道出血或穿孔；长期应用可引起或加重感染；引起医源性肾上腺皮质功能亢进，造成满月脸、水肿等；还会造成骨质疏松、糖尿病、高血压等。许多患者因惧怕其副作用而停止用药或拒绝用药，但很多疾病除激素治疗外没有其他好的办法，如何权衡糖皮质激素在治疗疾病中利与弊，是当代医家面临的挑战。

肺孢子菌肺炎（PCP）是由卡氏肺孢子菌引起的肺部机会感染性疾病，是人类免疫缺陷病毒（Human immunodeficiency virus，HIV）感染患者最易合并的肺部感染，容易引起呼吸衰竭，是 HIV 感染患者的主要死亡原因之一。随着肿瘤患者生存期的延长、器官移植的突破和发展、HIV 感染的出现和流行以及糖皮质激素的普遍应用，免疫功能低下的患者逐渐增多，非 HIV 相关的 PCP 的发病率逐年升高。报道显示，非 HIV 相关的 PCP 患者较 HIV 相关患者的病情进展更快，更易出现急性呼吸窘迫综合征，死亡率更高，达 30%～60%。因此，早期诊断 PCP，并及时启动针对性治疗是改善预后的关键。

本例患者通过观察体温的变化，及时复查肺 CT，通过肺泡灌洗的方法及早做出了 PCP 肺炎的诊断，为患者的治疗及预后打下坚实的基础。

人工肝支持系统既能清除患者体内有毒物质，还能改善体内环境，为肝功能恢复与肝细胞再生提供有利条件，对提升临床疗效具有积极作用。人工肝支持系统治疗重症肝炎临床效果更为明显，一方面可以保证患者的治疗效果，另一方面可以减少不良反应，提升 ALT 复常率，值得推广。

因此本例患者早期发现 PCP 肺炎，及时停用激素，并积极转换治疗，这是患者最终病情好转至关重要的一环。

三、诊疗现状

药物性肝损伤（Drug-induced liver injury，DILI）是指由各类处方或非处方的化学药物、生物制剂、传统中药（TCM）、天然药（NM）、保健品（HP）、膳食补充剂（DS）及其代谢产物乃至辅料等所诱发的肝损伤[1-4]。TCM 是指在我国中医等传统民族医药学理论指导下生产和使用的各种草药和非草药类的中药材、饮片和复方中成药，NM 是指应用现代医药理论和技术制备的天然药用物质及其制剂。DILI 是最常见和最严重的药物不良反应（ADR）之一[1, 5]，重者可致急性肝衰竭（ALF）甚至死亡[6]。迄今为止，仍缺乏简便、客观、特异的诊断指标和特效治疗手段。

DILI 的基本治疗原则是 [7]：①及时停用可疑肝损伤药物，尽量避免再次使用可疑或同类药物；②应充分权衡停药引起原发病进展和继续用药导致肝损伤加重的风险；③根据 DILI 的临床类型选用适当的药物治疗；④急性肝衰竭 / 亚急性肝衰竭等重症患者，必要时可考虑紧急肝移植。

1. 停药

及时停用可疑的肝损伤药物是最为重要的治疗措施。怀疑 DILI 诊断后立即停药，约 95% 患者可自行改善甚至痊愈，少数发展为慢性，极少数进展为 ALF/SALF。有报道，肝细胞损伤型恢复时间为 (3.3 ± 3.1) 周，胆汁淤积型为 (6.6 ± 4.2) 周[6]。

美国 FDA 于 2013 年制定了药物临床试验中出现 DILI 的停药原则。出现下列情况之一应考虑停用肝损伤药物：①血清 ALT 或 AST > 8ULN；② ALT 或 AST > 5ULN，持续 2 周；③ ALT 或 AST > 3ULN，且 TBIL > 2ULN 或 INR > 1.5；④ ALT 或 AST > 3ULN，伴逐渐加重的疲劳、恶心、呕吐、右上腹疼痛或压痛、发热、皮疹和 / 或嗜酸性粒细胞增多（> 5%）。上述原则适用对象为药物临床试验受试者，且有待前瞻性系统评估，因此在临床实践中仅供参考。

2. 药物治疗

重型患者可选用 N- 乙酰半胱氨酸（NAC）。NAC 可清除多种自由基[8-11]，临床越早应用效果越好。

糖皮质激素对 DILI 的疗效尚缺乏随机对照研究，应严格掌握治疗适应证，宜用于超敏或自身免疫征象明显且停用肝损伤药物后生化指标改善不明显甚或继续恶化的患者，并应充分权衡治疗收益和可能的不良反应。

有经验表明，轻 - 中度肝细胞损伤型和混合型 DILI，炎症较重者可试用双环醇[12-13]和甘草酸制剂[14]，炎症较轻者可试用水飞蓟素[15]。胆汁淤积型 DILI，可选用熊去氧胆酸（UDCA）[16-17]。

3. 肝移植

对出现肝性脑病和严重凝血功能障碍的急性肝衰竭 / 亚急性肝衰竭，以及失代偿性肝硬化，可考虑肝移植[18]。

四、专家点评

我国人口基数庞大，临床药物种类繁多，人群不规范用药较为普遍，应用 TCM、NM、HP、DS 等较为随意，医务人员和公众对药物安全性问题和 DILI 的认知尚不够，因此 DILI 发病率有逐年升高趋势[6]。又由于各地药物种类、用药习惯（剂量和疗程）、ADR 报告制度执行力的差异，以及不同地区、不同种族及不同人群药物代谢酶的基因多态性等[19]，使得 DILI 的种类和发病率也可能存在地区差异。

　　DILI 治疗原则是停用和防止再使用导致肝损伤的相关药物，早期清除和排泄体内的药物，尽可能避免使用药理作用或化学结构相同、相似的药物，然后对已有的肝损伤或肝衰竭患者进行对症支持治疗[20]。在治疗同时一定要警惕药物带来的相关副作用，尤其警惕激素所带来的感染等相关副作用，早期发现，早期治疗，及时转换治疗是我们治疗疾病的原则。

参考文献

[1] Bjornsson ES, Bergmann OM, Bjornsson HK, et al. Incidence, presentation, and outcomes in patients with drug–induced liverinjury in the general population of Iceland[J]. Gastroenterology, 2013, 144（7）:1419–1425.

[2] Fontana RJ, Watkins PB, Bonkovsky HL, et al. Drug– Induced Liver Injury Network（DILIN）prospective study:rationale, design and conduct[J]. Drug Saf, 2009, 32（1）:55– 68.

[3] Chalasani NP, Hayashi PH, Bonkovsky HL, et al. ACG Clinical Guideline:the diagnosis and management of idiosyncratic drug– induced liver injury[J]. Am J Gastroenterol, 2014, 109（7）:950– 966.

[4] Devarbhavi H. An Update on Drug– induced Liver Injury[J]. J Clin Exp Hepatol, 2012, 2（3）:247– 259.

[5] Miguel A, Azevedo LF, Araújo M, Pereira AC. Frequency of adverse drug reactions in hospitalized patients:a systematic review and meta– analysis[J]. Pharmacoepidemiol Drug Saf, 2012, 21（11）:1139– 1154.

[6] Li L, Jiang W, Wang JY. Clinical analysis of 275 cases of acute drug– induced liver disease[J]. Front Med China, 2007, 1（1）:58– 61.

[7] Navarro VJ, Senior JR. Drug– related hepatotoxicity[J]. N Engl J Med, 2006, 354（7）:731– 739.

[8] Heard KJ. Acetylcysteine for acetaminophen poisoning[J]. N Engl J Med, 2008, 359（3）:285– 292.

[9] Masubuchi Y, Nakayama J, Sadakata Y. Protective effects of exogenous glutathione and related thiol compounds against drug– induced liver injury[J]. Biol Pharm Bull, 2011, 34（3）:366– 370.

[10] Berk M1, Malhi GS, Gray LJ, et al. The promise of N– acetylcysteine in neuropsychiatry[J]. Trends Pharmacol Sci, 2013, 34（3）:167– 177.

[11] Zwingmann C, Bilodeau M. Metabolic insights into the hepato–protective role of N– acetylcysteine in mouse liver[J]. Hepatology, 2006, 43（3）:454– 463.

[12] Li X, Zhou J, Chen S, et al. Role of bicyclol in preventing chemotherapeutic agent– induced liver injury in patients over 60 years of age with cancer[J]. J Int Med Res, 2014, 42（4）:906– 914.

[13] Chu NH, Li L, Zhang X, et al. Role of bicyclol in preventing drug– induced liver injury in tuberculosis patients with liver disease[J]. Int J Tuberc Lung Dis, 2015, 19（4）:475– 480.

[14] 张琼华，施光峰，李谦. 甘草酸二胺肠溶胶囊治疗慢性肝炎 2396 例 [J]. 中华传染病杂志，2007，25（3）:175– 176.

[15] Abenavoli L, Capasso R, Milic N, et al. Milk thistle in liver diseases:past, present, future[J]. Phytother Res, 2010, 24（10）:1423– 1432.

[16] Nathwani RA, Kaplowitz N. Drug hepatotoxicity[J]. Clin Liver Dis, 2006, 10（2）:207– 217.

[17] 倪鎏达，谢青，李捍卫，等. 熊去氧胆酸治疗药物性肝损伤开放对照临床试验 [J]. 肝脏，2009，14（4）:278– 280.

[18] Reuben A, Koch DG, Lee WM. Drug– induced acute liver failure: results of a U.S. multicenter，prospective study[J]. Hepatology, 2010, 52（6）:2065– 2076.

[19] Larrey D. Epidemiology and individual susceptibility to adverse drug reactions affecting the liver[J]. Semin Liver Dis, 2002, 22（2）:145– 155.

[20] 中华医学会肝病学分会. 药物性肝损伤诊治指南（2015 版）[J]，临床肝胆病杂志，2015，31（11）: 1752–1768.

常冰　李博文　林旭勇　李雪丹　李异玲

◆病例 9. 一例容易被忽视的药物性肝损伤

一、病例介绍

患者，女，63 岁，以"双下肢麻木 2 月，尿色加深伴乏力 20 天"为主诉入院。

摘要：

患者 2 个月前无明显诱因突发左下肢麻木，后逐渐加重，为双下肢至肋缘下水平麻木，伴腰部束带感。双下肢紧缩感、感觉减退，四肢乏力，伴眼部磨砂感，视力下降。1 周后逐渐出现大便费力、步态不稳症状，就诊于脑科医院诊断为"视神经脊髓炎"，对症给予甲泼尼龙冲击及丙球治疗后好转不明显，后改为泼尼松龙片口服，这期间监测血糖时发现患者血糖升高，应用二甲双胍治疗 3 天后，化验肝功能提示转氨酶升高，遂暂停二甲双胍，改为拜糖平控制血糖，加用易善复口服治疗 1 周后，复查肝功能转氨酶恢复正常后出院。出院后继续口服激素、易善复、钙剂等药物。20 天前患者出现尿色加深，伴食欲下降，皮肤瘙痒，眼部磨砂感加重，视力下降明显，复查时发现肝功能转氨酶再次升高。1 周前患者出现皮肤巩膜黄染，伴陶土色便，就诊于当地医院，给予甘草酸制剂、还原型谷胱甘肽及腺苷蛋氨酸等保肝降黄治疗，6 天后未见好转，肝功能转氨酶及胆红素进行性升高。今为求进一步诊治遂入笔者所在医院，患者病来无头晕、头痛，无恶心呕吐，无腹胀腹泻，睡眠饮食欠佳，精神状态差，小便色黄，大便白陶土色，1 次 /2 d，近期体重未见明显下降。

既往史：高血压 6 年，最高血压为 170/90 mmHg，自服降压药治疗，血压可控制在 130/90 mmHg 左右。否认吸烟、饮酒史，无家族性遗传代谢性疾病、肿瘤史。

入院查体：T 36.6 ℃，P 86 次 /min，R 16 次 /min，BP 122/80 mmHg。神志清楚，周身皮肤黏膜及巩膜黄染。双肺呼吸音清，未闻及干湿啰音。心律齐，各瓣膜听诊区未闻及病理性杂音。腹软，无压痛、反跳痛及肌紧张，肝脾肋下未触及。双下肢无水肿。

在院诊治经过：

▶ 初步诊断：

肝功能异常；视神经脊髓炎；高血压 2 级（很高危）。

入院后给予保肝治疗，进一步完善相关化验及检查：肝功能：ALT 1152 U/L，ALP 994 U/L，GGT 1166 U/L，TBA 373 μmol/L，TBIL 353.6 μmol/L，AST 620 U/L，DBIL 269.6 μmol/L。血常规：粒细胞比例83.4%，血小板计数353×10^9/L。细胞因子检测：IL-2 9.68 pg/mL，IL-6 31.52 pg/mL，IL-10 10.36 pg/mL，IFN-γ 10.47 pg/mL，IFN-α 6.36 pg/mL。AFP 9.64 ng/mL。血脂分析：TG 6.69 mmol/L，TC 19.83 mmol/L，LDL-C 3.65 mmol/L。CRP 11.7 mg/L，PCT 0.331 ng/mL。铜蓝蛋白1170 mg/L。凝血、肾功能、肝炎病毒标志物等未见异常。血免疫球蛋白IgA、IgM、IgG、IgG4正常，血清蛋白电泳、免疫固定电泳、补体C3、补体C4、血清铁正常，ANCA、ANA、AMA、AMA-M2、ASMA、SS-A、SS-B、dsDNA、LKM、LC-1、SLA/LP、Ro-52、Scl-70等自身免疫性肝病相关抗体均阴性。

肝胆脾超声：肝实质回声粗糙，胆囊壁增厚，肝囊肿。肝脏硬度值为8.0 kPa。

肝脏增强MRI+MRCP：肝囊肿。胆囊壁略增厚。

肝穿刺病理（图9-1）：切片内共见7个汇管区，肝细胞内见胆汁淤积，可见灶状肝细胞坏死，汇管区轻度炎症，以淋巴细胞为主，未见明确浆细胞，汇管区周围纤维化伴纤维间隔形成（S2），可见少许蜡质样细胞。免疫组化结果：CK7（胆管+）、CK19（胆管+）、CD34（血管+）、MUM1（-）、CD3（淋巴细胞+）、CD163（Kupffer细胞+）、HBcAg（-）、HBsAg（-）、CMV（-）。特染结果：D-PAS（+）、PAS（+）、网状纤维染色（+）、铁染色（-）、铜染色（-）、Masson染色（+）。病理诊断：胆汁淤积性肝炎，符合药物性肝损伤。

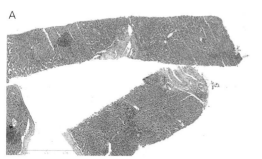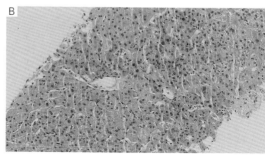

图 9-1 A、B.肝穿刺病理诊断：胆汁淤积伴轻度炎症，符合药物性肝损伤

▶ **确定诊断：**

药物性肝损伤；视神经脊髓炎；高血压2级（很高危）。

再次追问病史，患者在发现肝功能异常前口服灵芝孢子胶囊1个月。

▶ **治疗方案：**

给予丁二磺酸腺苷蛋氨酸、还原型谷胱甘肽及甘草酸制剂保肝降酶、降黄治疗。甲泼尼龙激素治疗［80mg，1 次 /d，静脉点滴（4 天）；60mg，1 次 /d，静脉点滴（15 天）；40mg，1 次 /d，静脉点滴（3 天）］。同时辅助人工肝治疗（DPMAS）。从治疗曲线（图9-2）上看，当我们给予胆红素吸附滤过的时候，胆红素会有暂时的下降很快又反弹，当联合激素治疗以后，胆红素升高的幅度更高，由此我们考虑会不会是激素引起的淤胆，遂改变了治疗策略，停用激素，单纯给予保肝利胆治疗，患者胆红素逐渐恢复正常。

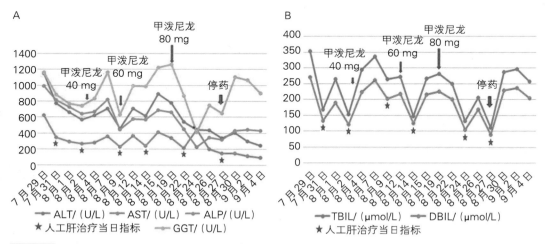

图 9-2 A、B. 治疗期间肝功能转氨酶及胆红素指标变化

▶ **随访：**

停用激素治疗，给予保肝、降黄治疗后，肝功能转氨酶及胆红素逐渐恢复。

二、临床诊疗思维及体会

（1）药物性肝损伤（Drug-induced liver injury，DILI）缺乏特异性生物指标，诊断主要依靠排除法[1]。临床上引起肝功能异常的常见因素有病毒、酒精、药物、免疫、肿瘤、遗传代谢等。患者否认饮酒史。通过肝炎系列、肝脏相关免疫指标、铜蓝蛋白、血清铁、甲状腺功能、肝脏增强 MRI 及胆道 MRCP 等相关检查，排除病毒、饮酒、免疫、肿瘤、胆汁性、遗传代谢等因素引起的肝损伤。临床上还是考虑存在 DILI 的可能性。

（2）药物性肝损伤的治疗首先是停用肝损伤药物，并且尽量避免再次应用可疑药物，同时应用抗炎、保肝药物治疗，大多数药物性肝损伤是可以治愈的。通过详细地追问病史，寻找可以引起肝损伤的可疑药物。患者出现反复肝功能异常期间，一直应用的药物是糖皮质激素（甲泼尼龙），且应用甲泼尼龙与肝功能损伤之间存在因果关系。甲泼尼龙可罕见引起肝毒性，其导致肝损伤的机制尚不清楚，与个体的易感性有关。有学者推测其 2 种反应为：①免疫过敏反应，呈剂量依赖性，潜伏期短；②代谢反应，其与剂量无关，存在不定的潜伏期[2]。国外文献报道，高剂量静脉糖皮质激素冲击疗法，常与急性肝损伤有关，少数情况下可致命[3-4]。Rotondo E 等报道 1 例 16 岁多发性硬化患者，应用甲泼尼龙后出现急性肝损伤[5]。

（3）患者肝穿刺病理证实符合药物性肝损伤。药物性肝损伤因为损伤的靶点不同，其病理特点也是多样性的。因此很难单纯根据肝脏病理来诊断 DILI。该患者肝脏病理提示肝细胞内见胆汁淤积，可见灶状肝细胞坏死。汇管区轻度炎症，未见明确浆细胞。此病理主要表现为肝细胞和毛细单管胆汁淤积，而炎症坏死轻微，符合药物性肝损伤单纯性淤胆的特点。部分淤胆型肝炎可出现慢性过程，组织学可见纤维增多，细胆管出现增生反应，伴有不同程度的胆管损伤，此时则需要与原发性胆汁性胆管炎相鉴别。在临床诊治中通过临床表现、生化指标，重点是需要与肝脏病理特点密切结合最终明确诊断。

本例患者诊治体会：①药物性肝损伤的诊断主要靠排除法，但肝穿刺病理是帮助诊断的重要手段；②对于药物性肝损伤需及时寻找可疑肝损伤药物，及时停药，并要进行详细的病史采集，了解肝功能异常与可疑肝损伤药物之间的因果关系；③糖皮质激素是把双刃剑，故要把握好激素的适应证，同时关注激素引起肝损伤的停用时机。

三、诊疗现状

药物性肝损伤是指由各类处方或非处方的化学药物、传统中药、生物制剂、天然药、保健品、替代补充剂及其代谢产物，甚至一些辅料等所引起的肝损伤。目前已知可引起肝损伤的药物种类繁多，与亚太地区有关的主要是普遍使用的抗结核药物、传统中草药及膳食补充剂。目前中国的 DILI 患病率约为 24/100 000。这些常见的肝损伤药物已经让临床医生提高了警惕。但是针对一些不常见的药物如糖皮质激素则对药物性肝损伤的诊断带来极大的困难。目前糖皮质激素在药物性肝损伤治疗中的应用仍存在争议。在中国药物性肝损伤诊疗指南中指出，其适用于存在超敏反应或自身免疫现象严重的 DILI。但在临床角度观察，仍有少数糖皮质激素引起急性肝损伤的病例。在动物实验中，也观察到内源性糖皮质激素的升高可加重小鼠肝内胆汁淤积[6]。外源性糖皮质激素可通过糖皮质激素受体与 FXR 相互作用，可降低 FXR 的转录活性，从而加重小鼠肝内胆汁淤积[7]。

正是因为缺乏具体的特异性客观诊断方法，目前药物性肝损伤的诊断仍然是采用排除法。需要详细地采集病史，以获得完整的药物摄入史，同时连续监测肝功能指标的变化。评估肝功能异常与一切可疑药物之间是否存在因果关系。因果关系的评估方法主要有 RUCAM 因果关系评估法、结构性专家意见程序、临床诊断量表（CDS）、日本标准等方法。指南推荐，首选 RUCAM 因果关系评估法来对疑似药物性肝损伤患者进行评估。除此以外，要合理选择血生化项目、肝脏影像学检测、肝活检病理，甚至包括基因检测等，排除其他引起肝损伤的原因。目前，肝活检病理检查和基因检测已经成为疑难肝病精准诊断的重要手段。

肝组织学病理检查在疑难肝病的诊断过程中占有重要地位。首先，肝组织病理学检查可以帮助明确诊断。无明确肝毒性药物史或者仅有安全性高的药物服用史的患者，容易被医生和患者忽略，此时组织病理学结果可提供重要诊断依据。对于药物与其他病因同时发病，或者在慢性肝病基础上的 DILI，比如自身免疫性肝炎基础上的 DILI，此时组织病理学检查将提供重要的诊断线索。对于慢性 DILI 多具有特定的病理类型，组织学检查更有助于明确诊断。其次，肝组织病理学检查可以明确 DILI 的预后和帮助调整临床治疗策略。病理中表现为胆管消失、纤维组织增生、闭塞性门静脉炎、小泡脂肪变性等，多与预后不良有关。

药物性肝损伤诊断后应立即停药，避免重复使用，大约有 95% 的患者可自行改善甚至痊愈，少数会发展为慢性，极少数会进展为急性肝衰竭[8]。针对药物诱导的急性肝功能衰竭患者，肝移植还是作为首选。而对于不适宜或不能耐受肝移植手术的患者，静脉应用 NAC 可提高药物诱导的急性肝衰竭患者的生存期。另外，进行大容量血浆置换术也可延长生存期，成为未能进行肝移植术患者的一种治疗选择，或为这类患者等待肝移植争取时间。

四、专家点评

药物性肝损伤诊断若不及时，反复应用肝损伤药物，则将导致药物性肝损伤慢性化，甚至出现肝硬化、肝衰竭等。鉴于目前尚无筛选模型或特异性客观指标来预测特异性肝毒性，所以提醒医师在使用药物时，要考虑到诱导药物性肝损伤的可能性，定期检测肝功能。目前激素应用越来越广泛，但其引起急性肝损伤还是很少见的。国外文献报道 4 例应用甲基强的松龙累积剂量达到 8 g 者出现致命的肝功能衰竭，所以静脉应用激素治疗期间需要合理的肝功能监测，推荐肝功能监测直至治疗结束后 6 个月[9]。临床上我们要重视糖皮质激素引起的肝功能异常，一旦确诊，应逐渐减量至停药，及时保肝，加强管理与随访。

参考文献

[1] Yu YC, Mao YM, Chen CW, et al. CSH guideline for the diagnosis and treatment of drug−induced liver injury[J]. Hepatol Int, 2017, 11（3）: 221− 241.

[2] Gutkowski K, Chwist A, Hartleb M. Liver injury induced by highdose methylprednisolone therapy: a case report and brief review of the literature[J]. Hepat Mon, 2011, 11（8）: 656−661.

[3] Eleonora Sisti，Barbara Coco, Francesca Menconi, et al. Age and Dose Are Major Risk Factors for Liver Damage Associated with Intravenous Glucocorticoid Pulse Therapy for Graves' Orbitopathy[J]. Thyroid, 2015 Jul, 25（7）: 846-850.

[4] Monteserín L, Jiménez M, Linares P, et al. Acute hepatitis secondary to high-dose intravenous methylprednisolone[J]. Gastroenterol Hepatol, 2018 Oct, 41（8）: 508-509.

[5] Rotondo E, Graziosi A, Di Stefano V, et al. Methylprednisolone-induced hepatotoxicity in a 16-year-old girl with multiple sclerosis[J]. BMJ Case Rep, 2018 Dec 7, 11（1）: e226687.

[6] van der Geest R, Ouweneel AB, van der Sluis RJ, et al. Endogenous glucocorticoids exacerbate cholestasis-associated liver injury and hypercholesterolemia in mice[J]. Toxicol Appl Pharmacol, 2016, 306: 1-7.

[7] Lu Y，Zhang Z, Xiong X, et al. Glucocorticoids promote hepatic cholestasis in mice by inhibiting the transcriptional activity of the farnesoid X receptor[J]. Gastroenterology, 2012, 143（6）:1630-1640.

[8] 于乐成，茅益民，陈成伟. 药物性肝损伤诊治指南 [J]. 实用肝脏病杂志 , 2017, 20（2）: 257- 274.

[9] Moleti M，Giuffrida G, Sturniolo G, et al. Acute liver damage following intravenous glucocorticoid treatment for Graves' ophthalmopathy[J]. Endocrine, 2016 Oct, 54（1）: 259-268.

佟静　林旭勇　李异玲

第三章　自身免疫性肝病

◆病例 10. 消化道出血觅"真凶"

一、病例介绍

患者，女，28 岁，以"发现肝功能异常 3 年，间断呕血、黑便 2 个月"为主诉入院。

摘要：

患者 3 年前体检时发现肝功能异常，无腹胀、恶心等不适症状，自服保肝药物（具体不详），未定期复查，此后每年体检均发现肝功能异常，未在意（图 10-1）。2 个月前进食海鲜后突发呕血，色鲜红，量约 250 mL，于外院行腹部增强 CT 提示肝硬化、脾大、食管胃底静脉曲张、少量腹水，予药物止血对症治疗后出血停止。此后患者间断出现黑便，无呕血，常伴头晕、恶心、未吐，伴腹胀，无腹痛、腹泻，为求进一步诊治入笔者所在科室。病来无发热，无关节肿痛，无皮疹，无眼干、口干，无反复口腔溃疡。饮食及睡眠欠佳，小便正常，近期体重无明显变化。否认高血压、冠心病、糖尿病病史，否认肝炎、结核病史，否认药物及保健品口服史，否认疫区、疫水接触史，否认长期大量吸烟、饮酒史，否认家族性遗传、代谢疾病及肿瘤病史。

	2016 年 11 月	2017 年 11 月	2018 年 11 月	2019 年 2 月	2019 年 4 月
ALT/（U/L）	155	210	160	91	195
AST/（U/L）	162	219	175	116	198
ALP/（U/L）	—	—	—	394	478
GGT/（U/L）	—	—	—	154	186
TBIL/（μmol/L）	—	—	—	29.3	24.9
ALB/（g/L）	—	—	—	30.6	32.3
脾脏大小 /cm	12.8 × 4.3	18.5 × 6.8	18.8 × 6.8	—	19.7 × 7.1

图 10-1　入院前肝功能结果及彩超（脾脏大小）结果汇总

入院查体：T 36.5 ℃，P 80 次 /min，R 20 次 /min，BP 110/64 mmHg。神志清楚，发育正常，面色晦暗，睑结膜苍白，巩膜无黄染，无肝掌及蜘蛛痣。双肺呼吸音清，未闻及干湿啰音。心率 80 次 /min，律齐，各瓣膜听诊区未闻及病理杂音。腹平坦，腹型对称，未见腹壁静脉曲张，腹软，无压痛，肝脏肋下未触及，脾脏Ⅲ度肿大，Ⅰ线 11 cm，Ⅱ线 15 cm，Ⅲ线 +2 cm，表面光滑，无压痛。肠鸣音 6 次 /min，移动性浊音阴性，双下肢无水肿。

在院诊治经过：

▶ **初步诊断：**

肝硬化（肝功能失代偿期）；上消化道出血。

入院后完善相关辅助检查：血常规：WBC 3.58×10^9/L，RBC 2.81×10^{12}/L，Hb 68 g/L，PLT 257×10^9/L。肝功能：ALT 195 IU/L，AST 198 IU/L，ALP 478 U/L，GGT 186 U/L，TBIL 24.9 μmol/L，ALB 32 g/L。血清蛋白电泳：γ 球蛋白 25.8%；免疫球蛋白：IgG 20.52 g/L，IgM 6.25 g/L，IgA 2.49 g/L。自身免疫性肝病筛查：ANA 1 : 320（+），pANCA（+），AMA（−），AMA−M2（−），sp100（−），gp210（−），LC（−）；甲、乙、丙、戊肝炎均为阴性，血清铁、铜蓝蛋白未见异常，空腹血糖、血脂正常。

胃镜（图 10-2）：食管距门齿 20 ~ 40 cm 见 4 条曲张静脉，迂曲扩张，呈结节状，最宽处直径约 1.5 cm，RC 征（+）（图 10-2A）；食管曲张静脉延续至胃体小弯侧及后壁，直径 0.6 ~ 1.0 cm，表面光滑，蓝色，RC 征（−）（图 10-2B）。

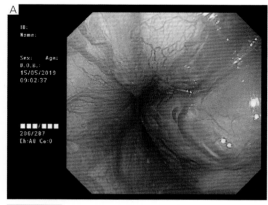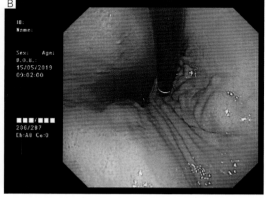

图 10-2 A. 胃镜：食管距门齿 20 ~ 40cm 见 4 条曲张静脉，RC 征（+）。B. 食管曲张静脉延续至胃体小弯侧及后壁，RC 征（−）

肠镜（图 10-3）：直肠下段可见一处曲张静脉，长约 5.0 cm，宽约 0.5 cm，表面光滑，蓝色，未见破溃。

肝胆脾彩超：肝脏形态大小正常，肝被膜不光滑，肝边缘钝，肝实质回声粗糙，肝静脉变细，管壁不光滑，门静脉主干内径 1.67 cm，流量 849 mL/min，门静脉右支内径 1.05 cm，门静脉左支内径 0.90 cm，脾静脉 0.96 cm，肠系膜上静脉 1.06 cm，门静脉为向肝血流；胆囊大小 6.6 cm×2.0 cm，壁厚约 0.36 cm，胆囊腔内清晰，肝内外胆管无扩张；脾长径约 19.7 cm，脾厚约 7.1 cm，脾脏回声均匀；肝脏硬度值 17.1 kPa。结论：肝硬化，脾大；门静脉系统扩张；胆囊壁增厚；肝脏硬度值增高。

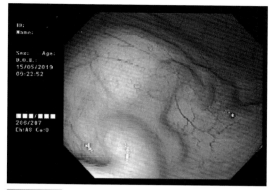

图 10-3　肠镜：直肠下段可见一处曲张静脉，长约 5.0cm，宽约 0.5cm

全腹增强 CT（图 10-4）：肝硬化，脾大；食管下段与胃底静脉、脾静脉曲张；少量腹水。

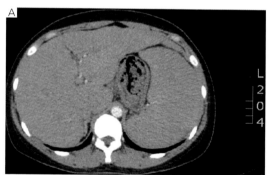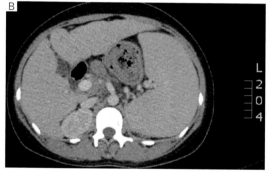

图 10-4　A、B. 全腹增强 CT：肝硬化，脾大，食管下段与胃底静脉、脾静脉曲张，少量腹水

肝、胆、脾、胰 CTAV（图 10-5）：食管下段与胃底静脉、脾静脉曲张；腹腔干、肝总动脉、肝固有动脉及肝脏左右动脉、脾动脉、双侧肾动脉、肠系膜上动脉显影良好，管腔通畅；门静脉及其分支、肠系膜上静脉及肝静脉管腔通畅。

骨髓形态学：骨髓有核细胞增生活跃，无核红细胞 / 有核细胞 =21.7/1，G 占 51.2%，E 占 34.0%，G/E=1.51/1。①粒细胞系增生活跃，除杆状核和分叶核比值减低外，余下各阶段细胞比值及形态正常；②红细胞系统增生明显活跃，以中、晚幼红细胞为主，细胞形态正常，成熟红细胞形态正常；③淋巴细胞比值减低，细胞形态正常；④视片一张见巨核细胞 390 只，血小板散在成簇易见。

免疫分型、染色体检查、骨髓增殖性疾病相关基因突变检测：未见明显异常。

浅表淋巴结彩超：双颈部 II 区淋巴结肿大，超声结构尚可；右颈部 IV 区、右锁骨

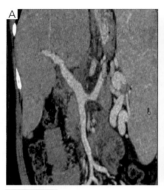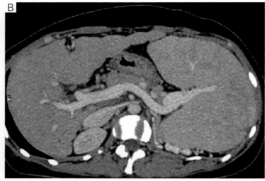

图 10-5　A、B. 肝胆脾胰 CTAV：食管下段与胃底静脉、脾静脉曲张

上窝淋巴结皮质增厚；左锁骨上窝、双腋窝、双侧腹股沟淋巴结显示腹腔腹后壁未见明显肿大淋巴结。

　　PET-CT（图 10-6）：脾脏外形增大，无代谢增高，视野内骨髓代谢弥漫性增高；肝硬化；肝门区及腹膜后淋巴结影，无代谢增高；腹腔多发增粗迂曲血管影，无代谢增高，多考虑良性改变；双侧颈部淋巴结影，代谢增高，建议定期复查，视野内余部未见异常。

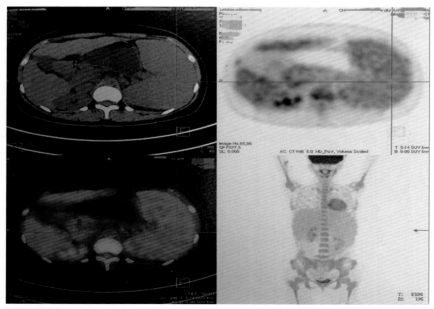

图 10-6　PET-CT：脾脏外形增大，无代谢增高，肝硬化；肝门区及腹膜后淋巴结影，无代谢增高

　　肝穿刺病理（图 10-7）：切片内见 2 个大汇管区的边缘带组织，间质内炎症轻，大胆管腺明显增生，腺腔轻度扩张，周边带小胆管上皮轻度不整，基底膜增厚或分层，

一侧并见淋巴细胞密集灶（D-PAS 染色）（图 10-7A）。另见 8 个中小汇管区，2 个周边带多数细胆管增生致汇管区明显扩大并相连破坏周围肝实质，其中 1 个可见小胆管周围轻度纤维增生（HE），其余 6 个汇管区大部未见小动脉伴行小胆管，周围肝细胞 CK7 染色（+）（图 10-7B），间质轻度单个核细胞浸润，时见淋巴细胞密集灶，少数细胆管增生，伴明显的界面炎，多数连及宽窄不一的桥接坏死带并分隔周围肝实质（HE）（图 10-7C ～ E）。坏死带内有的网架仍扩张，伴轻度单个核细胞浸润。其余肝实质内散见多数小坏死灶，突细胞轻度反应活跃。MUM1 免疫染色：见阳性细胞（浆细胞）沿汇管区界面成簇，少数散见于汇管区间质及小叶内（图 10-7F）。病理诊断：AMA 阴性 PBC 重叠 AIH。

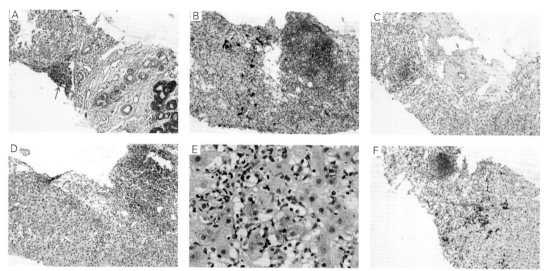

图 10-7　肝穿刺病理：AMA 阴性 PBC 重叠 AIH。A. D-PAS 染色。B. CK7 染色。C ～ E. HE 染色。F. MUM1 免疫染色

▶ **确定诊断：**

　　PBC-AIH 重叠综合征；门静脉高压症；上消化道出血。

▶ **治疗方案：**

　　一般治疗：软食；熊去氧胆酸 500 mg，2 次 /d，口服；卡维地洛 5 mg，1 次 /d，口服，监测心率、血压，1 周后改为 10 mg，1 次 /d，口服；内镜治疗：胃底组织栓塞术 + 食管硬化（图 10-8）；内镜治疗 1 个月后予甲泼尼龙（美卓乐）16 mg，1 次 /d，口服，辅以保护胃黏膜、补钙、补钾等治疗，甲泼尼龙逐渐减量；甲泼尼龙减量至 8 mg 时加用吗替麦考酚酯（骁悉）0.25 g，2 次 /d，口服，减量至 4 mg 时，吗替麦考酚酯改为 0.25 g，3 次 /d，口服，长期维持治疗。

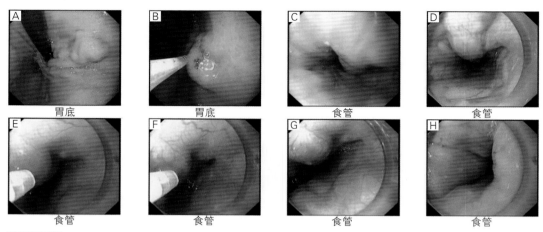

图10-8 A～H. 食管胃底静脉曲张内镜治疗

▶ **随访:**

患者经过系统治疗后肝功能酶学指标及 IgG 下降至正常水平，消化道出血未再发，肝脏硬度值由 17.1 kPa 下降至 15.4 kPa，随访相关指标变化见图 10-9～图 10-11。治疗 2 年后，由于患者出现高血压及严重的脱发症状，停用甲泼尼龙、吗替麦考酚酯及卡维地洛，予熊去氧胆酸 500 mg，2 次 /d，口服，水飞蓟素 140 mg，3 次 /d，口服，进行保肝治疗。

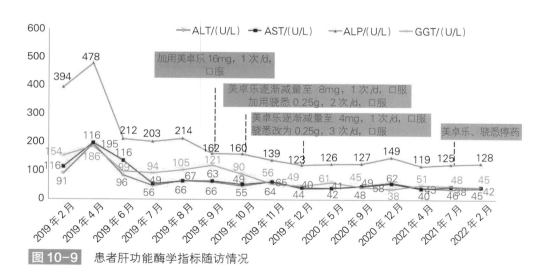

图10-9 患者肝功能酶学指标随访情况

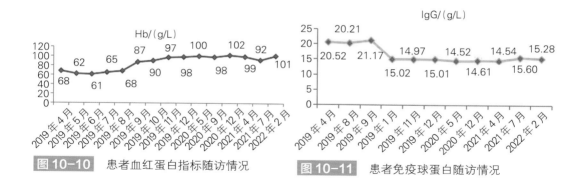

图 10-10　患者血红蛋白指标随访情况　　　图 10-11　患者免疫球蛋白随访情况

二、临床诊疗思维及体会

　　该患者为年轻女性，以"间断呕血、黑便 2 个月"来诊，通过反复追问病史及查阅既往体检报告，发现患者存在肝功能异常 3 年。结合这些疾病线索，本病例主要围绕3 个问题进行思考。第一个问题是上消化道出血的原因，结合胃肠镜及全腹 CT 检查结果，可以很容易地辨别出该患者为食管胃底静脉曲张破裂出血，"真凶"很可能是肝硬化所导致的门静脉高压。然而，通过查阅既往体检报告了解到 2 年前患者已经出现了巨脾，肝硬化引起的巨脾并不多见，那么亟待解决的第二个问题是找出该患者发生巨脾的原因。巨脾根据原发病的不同，病因分为感染性疾病和非感染性疾病两大类：感染性疾病包括慢性疟疾、慢性血吸虫病、黑热病等；非感染性疾病包括慢性粒细胞白血病、骨髓纤维化、淋巴瘤、结缔组织病、脾脏肿瘤等。该患者无发热、腹泻等相关症状，无疫区疫水接触史，可排除感染性疾病。患者为年轻女性，巨脾 2 年，影像学检查未见脾脏占位性病变，因此，非感染性疾病中血液系统疾病和结缔组织病是鉴别的重点。患者先后完善了骨穿、免疫分型、浅表淋巴结超声、PET-CT 等相关检查，没有获得任何血液系统疾病证据。患者无新发皮疹，无口干、眼干，无关节肿痛等结缔组织病常见症状及体征，免疫指标无特异性抗体阳性，因此，结缔组织病诊断依据不足。排查了巨脾的原因，关于本病例的第三个问题回归到了肝脏疾病本身——患者肝病的原因。通过对病史及辅助检查的了解，基本可以排除病毒性肝炎、酒精、药物、脂肪性肝病、循环障碍、遗传代谢、寄生物等因素所致肝损害，但自身免疫性肝病不能除外。支持点：中年女性，反复肝功能异常 3 年，以 ALT、AST、ALP、GGT 升高为主，γ 球蛋白、IgG、IgM 升高，ANA、pANCA 阳性。不支持点：SMA、LC-1、LKM-1、AMA、AMA-M2 等自身免疫性肝炎（AIH）、原发性胆汁性胆管炎（PBC）的特异性抗体均为阴性。为了进一步明确肝病原因为患者行肝组织活检，病理诊断：AMA 阴性 PBC 重叠 AIH。

　　诊断明确后，另一个难题接踵而至。患者在住院期间反复出现了两次消化道出血，门静脉高压该如何处理？对于消化道出血的患者，糖皮质激素是否能够应用？对于门静脉高压的治疗目前有 4 种方法：药物治疗、内镜治疗、介入治疗和肝移植。患者自出现消化道出血以来，对除药物外的其他治疗持拒绝态度。在反复向其说明利弊后，患者同意内镜治疗，仍拒绝进行介入和肝移植治疗。为预防再次出血，给予卡维地洛口服。在药物和内镜治疗的基础上，为进一步治疗肝脏原发病，予 UDCA 联合免疫抑制剂的治疗方案：在 UDCA 长期口服的基础上，予小剂量甲泼尼龙口服，甲泼尼龙减量过程中加用吗替麦考酚酯，长期维持治疗。该患者经过系统治疗后，肝功能得到了明显的好转，EGVB 未再发。

本例患者诊治体会：①对患者病情全面、系统地评估是明确诊治的基础；②肝活检是诊断不明原因肝损伤的重要手段，尤其对于 AMA 阴性的 PBC，肝活检是目前确诊的唯一手段；③门静脉高压并不是肝硬化的"专利"，PBC 在肝硬化出现之前也可能出现门静脉高压，NSBB 联合内镜治疗是门静脉高压预防再出血的首选方案，应用糖皮质激素前，需进行内镜治疗以减少出血风险；④ UDCA 联合免疫抑制剂治疗能够为 PBC-AIH 重叠综合征患者带来较确切的疗效。

三、诊疗现状

自身免疫性肝炎（AIH）和原发性胆汁性胆管炎（PBC）是两种免疫介导的慢性肝病，分别针对肝细胞和胆管上皮细胞。AIH 和 PBC 在 1 例患者中同时或先后出现，被国际指南称为具有 AIH 特征的 PBC 或者 PBC-AIH 重叠综合征（PBC-AIH overlap syndrome），对于该疾病，目前国际上仍缺乏统一的诊断标准，我国 2021 年 PBC 的诊治指南[1] 基于"巴黎标准"和国内临床研究[2]，推荐 PBC-AIH 重叠综合征的诊断应在满足 PBC 3 条诊断标准中 2 条的同时满足 AIH 3 条诊断标准中的 2 条，其中肝组织活检存在中 - 重度淋巴细胞、浆细胞性界面炎，是诊断 PBC-AIH 重叠综合征的必备条件。PBC 诊断标准包括：①反映胆汁淤积的生化异常如 ALP 和 GGT 升高，且影像学检查排除了肝外或肝内大胆管梗阻；②血清 AMA/AMA-M2 阳性，或其他 PBC 特异性自身抗体如抗 sp100 抗体、抗 gp210 抗体阳性；③肝活检有非化脓性破坏性胆管炎和小胆管破坏的组织学证据。AIH 诊断标准（满足 1+2 或 1+3）包括：①中 - 重度淋巴细胞、浆细胞性界面炎；②血清 AST 或 ALT ≥ 5×ULN；③血清 IgG ≥ 1.3×ULN 或者 ASMA 阳性。PBC-AIH 重叠综合征患者的预后要比单一的 PBC 或者 AIH 患者的预后更差，准确评估肝纤维化并启动抗纤维化干预对于一些疾病进展较快的 PBC-AIH 重叠综合征患者至关重要。研究表明[3]，TE LSM 是评估 PBC-AIH 重叠综合征患者肝纤维化的准确可靠的非侵入性方法，在检测严重纤维化方面明显优于 APRI、GPR 和 FIB-4 评分。一项基于美国数据库的研究表明[4]，与单独的 PBC 和 AIH 相比，PBC-AIH 重叠综合征与较低的克罗恩病发生率、较高的干燥综合征发生率、较高的肝硬化相关并发症发生率以及感染性休克风险显著增加有关。

目前国际上对于 PBC-AIH 重叠综合征的治疗仍无统一方案。有研究表明，糖皮质激素单药或联合硫唑嘌呤，或二线免疫抑制药物（如吗替麦考酚酯、他克莫司、环孢素 A）治疗可改善患者的生化应答及预后。一项多中心回顾性研究显示，重度界面炎是 PBC-AIH 重叠综合征患者对 UDCA 单药治疗应答不佳的独立危险因素，提示合并重度界面炎患者应首选 UDCA 联合免疫抑制剂治疗 [1]。

国内外的研究表明，门静脉高压可见于 PBC 早期，甚至在肝硬化发生之前就可以出现门静脉高压，其发病机制可能与门静脉末枝静脉闭塞消失所导致的结节再生性增生有关，对于门静脉高压症的处理同其他类型的肝硬化 [5-6]。对于食管、胃底静脉曲张破裂急性出血的患者，复苏维持血流动力学稳定，并采用生长抑素及其类似物、血管升压素等治疗降低门静脉压力，生长抑素、奥曲肽和特利加压素等 3 种药物之间减少出血的疗效无显著差异 [7]，如果生长抑素或奥曲肽控制出血失败，考虑联合使用特利加压素，但联合用药的疗效有待进一步验证。内镜治疗旨在预防或有效地控制食管、胃底静脉曲张破裂出血，并尽可能使静脉曲张消失或减轻以防止其再出血，内镜治疗包括应用 EVL、EIS 和组织黏合剂等。上述方法均为一线疗法，疗效可靠，与生长抑素及其类似物相近。食管、胃底静脉曲张破裂急性出血应首选药物和 EVL 治疗，二者联合应用则疗效更佳，并发症更少。药物治疗无效或者无法行有效内镜治疗的严重出血可采用三腔二囊管压迫止血，由于再出血率高、并发症多，仅作为处理内镜难以治疗的 EGVB 的临时过渡措施。TIPS 能通过迅速降低门静脉压力，有效止血率达 90% 以上，可以用于食管、胃底静脉曲张破裂大出血的治疗，适用于 HVPG > 20 mmHg 和肝功能为 Child-Pugh B、C 级高危再出血患者。约 20% 患者出血经上述治疗仍不能控制或出血一度停止后 24 h 内再度出血，该类患者经规范内科治疗无效且有手术适应证者，可考虑行手术治疗（断流术或分流术）[7-8]。

首次食管、胃底静脉曲张破裂出血停止后，1~2 年再次出血的发生率为 60%~70%，病死率高达 33%。因此，预防再次出血至关重要。预防出血建议使用 NBSS、EVL、EIS 或药物与内镜联合治疗。对于肝功能 Child-Pugh 评分 ≥ 9 分无外科手术指征的食管、胃底静脉曲张反复出血以及断流术后再出血的患者，亦可行介入 TIPS 治疗预防出血。TIPS 预防复发出血 6 个月内的有效率为 85%~90%，1 年内为 70%~85%，2 年内为 45%~70%，优于内镜治疗的效果，但 TIPS 术后肝性脑病发生率较高，总体存活率并未明显改善。对于 EBVL 不宜行内镜治疗或 TIPS，以及治疗无效的肝功能 Child-Pugh A、B 级患者，可采取外科手术治疗预防出血。对于 EGVB 的肝功能失代偿患者，可考虑肝移植，肝移植是治愈终末期肝硬化门静脉高压症的唯一方法 [8]。遗憾的是本例患者由于经济条件等原因，坚决拒绝 TIPS，以及肝移植，仅同意卡维地洛联合内镜治疗。

四、专家点评

以"上消化道出血"为首发表现的病例在临床上屡见不鲜，内镜以及腹部 CT 检查通常能够在第一时间为出血的原因指明方向，但是，疾病的诊断单靠影像学检查是远远不够的。对于本病例从巨脾以及肝病病因的分析入手，结合患者详细的病史材料，层层深入地揭晓了患者出血的"真凶"——PBC-AIH 重叠综合征，并为患者摘掉了"肝硬化"的"帽子"。当前我国已经迈入精准医疗时代，肝活检病理组织学是绝大部分疑难肝病诊断必不可少的技术，只有充分地运用肝病精准诊疗技术，才能真正地让肝病患者获益。在该患者治疗过程中遇到了临床中常见的矛盾体——激素与出血，这也是原发病与并发症间的博弈。对于本病例，结合国内外指南，以及临床经验，在征得患者及家属同意的情况下，在内镜治疗与药物二级预防的双重保驾下，给予小剂量的泼尼松龙诱导缓解，在减量过程中加用吗替麦考酚酯维持治疗，取得了良好的疗效。但是，对于一个青年女性，存在巨脾及显著的门静脉高压，该患者是否存在潜在的血液系统疾病或抗体阴性的其他自身免疫性疾病，仍需临床密切随访。

参考文献

[1] 中华医学会肝病学分会 . 原发性胆汁性胆管炎的诊断和治疗指南（2021）[J]. 临床肝胆病杂志，2022，38（11）：38-41.

[2] Wang Q, Selmi C, Zhou X, et al. Epigenetic considerations and the clinical reevaluation of the overlap syndrome between primary biliary cirrhosis and autoimmune hepatitis [J]. J Autoimmun, 2013, 41:140–145.

[3] Wu HM, Sheng L, Wang Q, et al. Performance of transient elastography in assessing liver fibrosis in patients with autoimmune hepatitis–primary biliary cholangitis overlap syndrome [J]. World J Gastroenterol, 2018, 24（6）：737–743.

[4] Jiang Y, Xu BH, Rodgers B, et al. Characteristics and Inpatient Outcomes of Primary Biliary Cholangitis and Autoimmune Hepatitis Overlap Syndrome [J]. J Clin Transl Hepatol, 2021, 9（3）：392–398.

[5] 中华医学会肝病学分会，中华医学会消化病学分会，中华医学会感染病学分会 . 原发性胆汁性肝硬化（又名原发性胆汁性胆管炎）诊断和治疗共识（2015）[J]. 临床肝胆病杂志，2015，31（12）：1980–1988.

[6] Ali AH, Sinakos E, Silveira MG, et al. Varices in early histological stage primary biliary cirrhosis. J Clin Gastroenterol, 2011 Aug; 45（7）：e66–71.

[7] 中国医师协会急诊医师分会，中华医学会急诊医学分会，全军急救医学专业委员会，中国急诊专科医联体，北京急诊医学学会 . 急诊上消化道出血急诊诊治流程专家共识 [J]. 中国急救医学，2021，41（1）：1–10.

[8] 中华医学会外科学分会脾及门静脉高压外科学组 . 肝硬化门静脉高压症食管、胃底静脉曲张破裂出血诊治专家共识（2019 版）. 中国实用外科杂志，2019，39（12）：1241–1247.

关琳　林旭勇　李雪丹　李异玲

◆病例 11. 保肝之路漫漫其修远兮

一、病例介绍

患者，男，31 岁，以"肝功能异常 9 年"为主诉入院。

摘要：

患者 2009 年 5 月前因胃部不适于当地医院化验肝功能，ALT 167 U/L，ALP 484 U/L，GGT 474 U/L，给予保肝治疗无明显好转，于 2009 年 7 月来笔者所在医院门诊化验，SMA 1：40+，IgG 19.2 g/L，考虑自身免疫性肝病（未定型），给予熊去氧胆酸 0.25 g，3 次 /d，口服，3 个月后（2009 年 10 月）于当地医院复查肝功能异常指标下降缓慢，加用强的松 3 片，3 次 /d，口服，逐渐减量，3 个月后（2010 年 1 月）复查肝功能正常，停用激素，继续熊去氧胆酸 0.25 g，3 次 /d，口服。半年后（2010 年 7 月）复查肝功能正常，患者自行将熊去氧胆酸减量至 0.25 g，1 次 /d，口服。此后患者间断复查肝功能，ALT、ALP、GGT 有轻度增高（均小于正常上限 2 倍），未在意，仍维持原治疗。2017 年 5 月患者因尿色加深于当地医院化验肝功能，ALT 80 U/L，ALP 283 U/L，GGT 20 U/L，TBIL 18.53 μmol/L，将熊去氧胆酸增至 0.25 g，2 次 /d，口服。2017 年 10 月于笔者所在医院门诊复查肝功能，ALT 99 U/L，ALP 252 U/L，GGT 200 U/L，TBIL 21.9 μmol/L，给予熊去氧胆酸 0.25 g，3 次 /d，口服，同时先后给予水飞蓟宾、双环醇等治疗，此后间断门诊复查肝功能，并根据肝功能情况调整用药，肝功能以 ALP、GGT 增高为主（具体化验结果见表 11-1）。2018 年 5 月，患者于笔者所在医院门诊复查时行肝胆脾超声提示：胆总管管壁略厚，管腔内不清晰。进一步完善 MRCP 提示肝内胆管轻度扩张，呈节段性狭窄扩张交替改变，肝总管胆总管未见扩张，管腔粗细不均匀（图 11-1），胆囊未见异常信号。今为系统诊治入院。病来无发热，无厌食、乏力，无腹痛、腹泻，饮食、睡眠尚可，二便正常，近期体重未见明显下降。否认高血压、冠心病、糖尿病病史，否认吸烟、饮酒史，无家族性遗传代谢性疾病、无肿瘤史。

表 11-1　入院前肝功能

就诊时间	ALT (9 ~ 50 U/L)	ALP (45 ~ 125 U/L)	GGT (10 ~ 60 U/L)	AST (15 ~ 40 U/L)	ALB (40 ~ 55 g/L)	TBIL (3.4 ~ 20.5 μmol/L)
2017-10-19	99	252	200	60	44	21.9
2018-4-8	57	252	327	57	43	19.4

续表

就诊时间	ALT (9 ~ 50 U/L)	ALP (45 ~ 125 U/L)	GGT (10 ~ 60 U/L)	AST (15 ~ 40 U/L)	ALB (40 ~ 55 g/L)	TBIL (3.4 ~ 20.5 μmol/L)
2018-5-24	91	286	383	65	47	18.2
2018-6-22	198	445	866	120	46.7	23.6
2018-7-26	29	216	352	52	45	18.5
2018-9-21	37	259	532	58	47.5	23.5

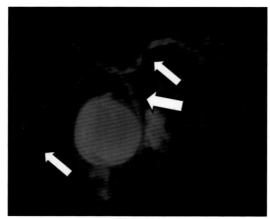

图 11-1 MRCP：肝内胆管不均匀扩张，肝内扩张胆管呈多节段性狭窄、扩张交替，胆总管未见扩张，管腔粗细略不均匀

入院查体：T 36.5 ℃，P 68 次 /min，R 16 次 /min，BP 110/70 mmHg，BMI 23.6 kg/m²。神志清楚，周身皮肤黏膜及巩膜无黄染。双肺呼吸音清，未闻及干湿啰音。心律齐，各瓣膜听诊区未闻及病理性杂音。腹软，无压痛、反跳痛及肌紧张，肝脾肋下未触及。双下肢无水肿。

在院诊治经过：

▶ **初步诊断：**

肝功能异常，自身免疫性肝病？胆道占位？

入院后给予保肝治疗，进一步完善相关化验及检查：肝功能：ALT 111 U/L，ALP 255 U/L，GGT 295 U/L，TBA 98 μmol/L，TBIL 27.2 μmol/L，AST 65 U/L，DBIL 15.3 μmol/L。血脂分析：TG 2.77 mmol/L，TC 5.99 mmol/L。血常规、凝血、肾功能、肿瘤标志物、肝炎病毒等未见异常。血免疫球蛋白 IgA、IgM、IgG、IgG4 正常，血清蛋白电泳、免疫固定电泳、补体 C3、补体 C4、血清铁及铜蓝蛋白正常，pANCA（+），ANA、AMA、

AMA-M2、ASMA、SS-A、SS-B、dsDNA、LKM、LC-1、SLA/LP、Ro-52、Scl-70 等自身免疫性肝病相关抗体阴性。

肝胆脾超声：肝实质回声增强，略粗糙，胆囊内胆汁淤积，胆总管管腔内充满低回声，肝脏硬度值为 11.7 kPa。

胆道 3D 增强 CT（图 11-2）：肝内胆管轻度扩张，肝门部胆管、肝总管及胆总管管壁轻度增厚，增强后明显强化，内壁不光滑。肝实质未见异常强化灶。胆囊胰腺脾脏未见异常。

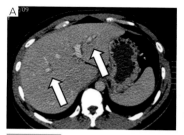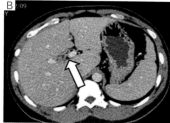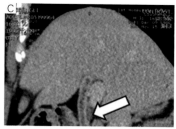

图 11-2 A～C. 胆道 3D 增强 CT：肝脏左外叶及右叶肝内胆管轻度扩张。肝门部胆管及胆总管管壁弥漫轻度增厚，增强后明显强化，内壁不光滑

MRCP（图 11-3）：肝内胆管轻度扩张，呈多节段性狭窄扩张交替，肝总管胆总管未见扩张，管腔粗细不均匀。胆囊管低位汇合。

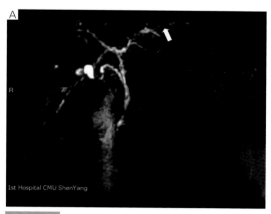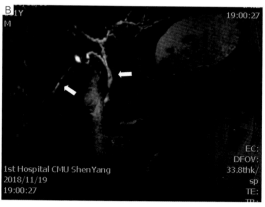

图 11-3 A、B. MRCP：肝内胆管轻度扩张，呈多节段性狭窄扩张交替，肝总管胆总管未见扩张，管腔粗细不均匀。胆囊管低位汇合

超声内镜 EUS（图 11-4）：胆总管管壁增厚，中段明显，狭窄部胆管壁均匀增厚，无胆管壁破坏像，无周围组织浸润像。

ERCP：胆总管狭窄，狭窄段细胞刷检未见典型瘤细胞。

肝穿刺病理（图 11-5A，HE）：切片内共见 24 个中小汇管区，部分汇管区间质

轻 – 中度纤维化，动脉壁增厚，网织染色可见两处桥接纤维化（图 11-5B，网织）；大部间质轻度淋巴细胞浸润，两个汇管区间质见淋巴细胞聚集，少数汇管区有轻度界面炎；间质内散见几个 MUM1 阳性细胞（浆细胞）。13 个汇管区间质内未见小动脉伴行小胆管，部分伴局灶轻度细胆管反应，其周围带大部肝细胞 CK7 染色呈阳性（提示胆盐淤积）（图 11-5C、D，CK7），余大部小胆管基底膜轻度增厚。另见一较大不完整的汇管区，其内未见与动脉伴行的相应口径的大胆管；可见多个基底膜增厚的小胆管，有上皮不整及上皮细胞缺失，少数胆管上皮细胞内有淋巴细胞侵入，部分小胆管周围纤维化（图 11-5E，Masson）；另见一处纤维瘢痕内小胆管上皮细胞消失后残存的基底膜（图 11-5F，D-PAS）。小叶内肝板尚整，局部肝窦扩张，部分汇管区周围带肝细胞水

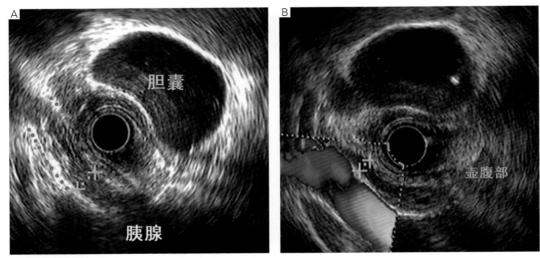

图 11-4　A、B. 超声内镜：胆总管管壁增厚，中段明显，狭窄部胆管壁均匀增厚，无胆管壁破坏像，无周围组织浸润像

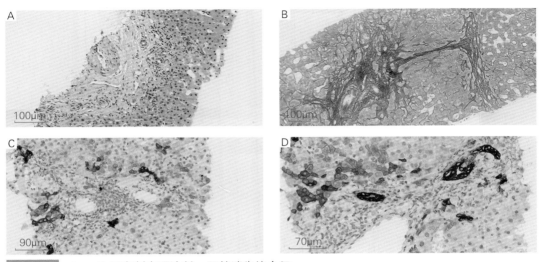

图 11-5　A ~ F. 肝穿刺病理诊断：胆管消失综合征

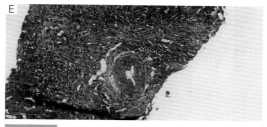
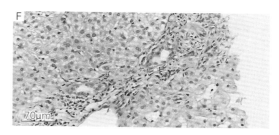

图 11-5 （续）

肿，少数点灶状坏死。IgG4（-），HBsAg（-），EBER（-）。病理诊断：胆管消失综合征。

结肠镜（图 11-6）：末端回肠可见针尖状糜烂，盲肠及升结肠可见斑状充血糜烂。诊断：末端回肠炎，结肠炎（盲肠、升结肠）。

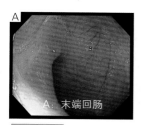
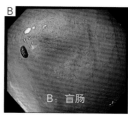
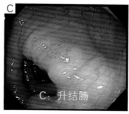
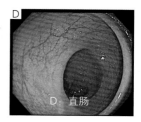

图 11-6　A ~ D.结肠镜：末端回肠炎，结肠炎（盲肠、升结肠）

肠镜病理（图 11-7）：末端回肠：黏膜轻度淋巴细胞质细胞浸润，腺体增生活跃伴轻度异型增生，可见隐窝炎及隐窝脓肿，未见肉芽肿形成。盲肠：黏膜轻度淋巴细胞质细胞浸润伴溃疡形成，腺体结构轻度变形，可见隐窝炎及隐窝脓肿，未见肉芽肿形成。

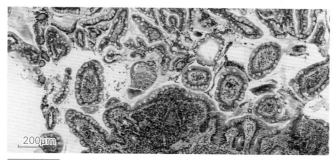

图 11-7　肠镜病理

▶ **确定诊断：**

原发性硬化性胆管炎（PSC Ⅲ期）；PSC-UC（右半结肠）。

▶ **治疗方案：**

熊去氧胆酸 0.5 g，2 次 /d，口服，美沙拉嗪 1.0 g，3 次 /d，口服，复方谷氨酰胺 2 粒，3 次 /d，口服，四联活菌 1.5 g，3 次 /d，口服。

▶ **随访：**

患者出院后规律口服熊去氧胆酸，定期复查肝功能（图 11-8），ALP、GGT 有波动，至 2019 年 7 月有进行性增高趋势，给予加用非诺贝特 0.2 g 片，1 次 /d，口服，利福昔明 0.2 g，3 次 /d，口服，此后肝功能有好转。

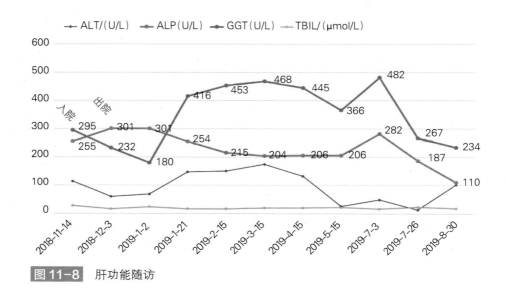

图 11-8 肝功能随访

二、临床诊疗思维及体会

（1）临床上引起肝功能异常的常见因素有病毒、酒精、药物、免疫、肿瘤、遗传代谢等，该患者为青年男性，反复肝功能异常 9 年，肝功能异常以胆酶 ALP、GGT 增高为主，既往有 SMA 阳性，曾应用熊去氧胆酸及激素有效，结合病史及此次入院时实验室化验基本除外病毒、酒精、药物、遗传代谢因素所致肝损伤，完善免疫指标可见 pANCA 阳性，因此首先要考虑自身免疫性肝病的可能。但由于患者入院前肝胆脾超声及 MRCP 提示胆总管管壁增厚，管腔有狭窄，因此胆道占位病变亦不能除外。

（2）围绕以上两个问题进一步完善胆道 3 D 增强 CT 及 MRCP 可见胆管管壁增厚，放射线科会诊考虑原发性硬化性胆管炎不除外，结合临床与化脓性胆管炎、IgG4 胆管炎相鉴别。而 EUS 联合 ERCP 术中刷检对胆管狭窄的病因鉴别有重要作用[1]，完善超声内镜及 ERCP 考虑胆管为炎性狭窄，狭窄部位刷检未见瘤细胞。同时完善肝穿刺活检，肝穿刺病理提示胆管消失综合征（VBDS），而 VBDS 不是一种独立性疾病，是由于多种因素引起的肝内部分胆管持续进行性破坏后出现的一种病理形态特征，病因包括先天性和遗传性疾病、缺血缺氧、肿瘤、感染、免疫紊乱、药物、特发性成人肝内胆管缺失症等因素 [2-3]，少数 PSC 可以累及小胆管表现胆管消失综合征或者小胆管 PSC，而且病理排除了 PBC、结节病、肿瘤等可以导致胆管消失综合征的疾病。

结合病史青年男性，ALP、GGT 反复增高，免疫指标 pANCA 阳性，影像学表现可见胆管管壁增厚，结合 EUS 及 ERCP 考虑胆管为炎性改变，肝穿刺病理提示 VBDS，肠镜可见右半结肠炎，结合以上特点确定诊断 PSC Ⅲ 期、PSC-UC（右半结肠）。

本例患者诊治体会：①针对反复肝功能异常的患者要详细询问病史，不要放过任何一个异常的指标；②临床上要重视多学科的会诊与合作；③对存有疑难的肝病病例，在无禁忌证的情况下积极进行肝脏穿刺病理学检查有助于疾病的诊断及评估，本病例如果能早期进行影像学及病理学检查，不会持续 9 年才被确诊；④严格的随访及管理对肝病的患者非常重要。

三、诊疗现状

原发性硬化性胆管炎（PSC）是一种以特发性肝内外胆管炎症和纤维化导致多灶性胆管狭窄为特征、慢性胆汁淤积病变为主要临床表现的自身免疫性肝病。PSC 发病年龄高峰约为 40 岁，且多数为男性患者，男女之比约为 2∶1，女性的诊断平均年龄约为 45 岁 [4]。PSC 发病隐匿，患者早期常无典型症状，病情进行性加重可导致反复胆道梗阻和胆管炎症，最终可发展为肝硬化和肝衰竭，故早期的诊断及处理对于患者的预后有重要的意义。PSC 的诊断主要基于肝功能慢性胆汁淤积指标（ALP）异常，伴有胆道造影显示肝内外胆管多灶性狭窄，累及肝内、肝外胆管或二者均受累。肝穿刺活组织检查病理的典型特征为"洋葱皮样"纤维化，但是较少出现。

PSC 与 IBD 间存在密切关系，尤其以 UC 为主，PSC 合并 UC 可高达 70%~80%。指南推荐意见：对于确诊 PSC 的患者，建议行结肠镜检查并组织活检评估肠炎情况伴发结肠炎者，建议每年复查 1 次，无结肠炎表现者每 3~5 年复查 1 次。该患者虽然无肠道相关症状，但按照指南推荐意见给患者行肠镜检查，肠镜可见右半结肠炎，病理可见隐窝炎及隐窝脓肿。而 PSC 合并 UC 的临床特征与常规的 UC 存在差异，PSC-UC 的患者多无症状或症状轻微，表现为全结肠炎或右半结肠炎多见，因回盲瓣功能障碍，末端回肠受累，而直肠少有累及；结肠癌发生风险高，多发生在右半结肠；1/3 PSC 患者肝移植后，UC 加重；PSC-UC 应是 IBD 的一种独特类型 [5]。PSC-IBD 发病机制可能包括遗传易感性、免疫调节过程、肠道微生物群的改变和胆汁酸代谢改变 [5]。两种疾病有共同的抗体，如 pANCA，有数据显示在 26% ~ 85% 的 PSC 患者和 68% 的 UC 患者中发现 pANCA 阳性 [6]，而本例患者的 pANCA 也是阳性。由于 PSC-UC 患者患肠癌的风险增加，因此积极治疗的同时需定期复查肠镜，有报道显示，对伴有不确定性异性增生的 PSC-UC 患者使用 5-ASA 可降低结肠肿瘤发生的风险 [7]。针对该患者我们给予加用 5- 氨基水杨酸及益生菌口服治疗。

PSC 的治疗包括药物治疗和内镜治疗。熊去氧胆酸（UDCA）作为经验性治疗被使用，但不建议给予大剂量［超过 28 mg/（kg·d）］UDCA 治疗 [8]。对于主胆管显著狭窄、伴有明显胆汁淤积和（或）以胆管炎为主要症状的 PSC 患者，可行 ERCP 球囊扩张治疗以缓解症状。但尚无被批准的药物或较为成熟的治疗方案。进展至终末期肝病时需要肝移植治疗。该患者出院后规律口服熊去氧胆酸，但肝功能酶学指标仍旧有反复。

目前 PSC 的发病机制尚不十分清楚，但近年来多项研究表明肠道生态失调、肠道细菌移位参与 PSC 的发生，尤其是 PSC-IBD [9-10]。口服抗生素利福昔明对多种肠道病原体具有杀菌活性，而且有研究报道，PSC 患者应用利福昔明治疗后症状明显改善，同时 C 反应蛋白值也改善 [11]。非诺贝特是具有抗胆汁淤积特性的 PPAR 激动剂，研究显示非诺贝特与 UDCA 联合治疗对 UDCA 反应不完全的 PSC 患者具有明显的生化改善和瘙痒减少作用 [12]。本例患者加用非诺贝特及利福昔明治后肝功能确有好转。

四、专家点评

PSC 目前在临床上越来越被认识，但 PSC 的发病机制仍未能明确，PSC 的诊断、治疗仍存在不少困难。本例患者的影像学表现仅是胆管管壁增厚，并未发展成典型的节段性狭窄，肝穿刺病理也未见典型的洋葱皮样改变，但该患者右半结肠炎的改变符合 PSC-UC 的表现，再结合病史及实验室检查该患者 PSC 诊断成立。关于 PSC 药物治疗方面，UDCA 是目前研究最广泛的 PSC 治疗药物，但是其疗效有待大规模临床试验及长期随访进一步验证，本例患者的治疗在 UDCA 治疗初期有效，但随访过程中肝功能有反弹，考虑与胆管消失或者自行减少药量有关。肠 - 肝轴是近年来研究的热点，多项研究表明肠道生态失调、肠道细菌移位参与 PSC 的发生，尤其是 PSC-IBD，肠道菌群可能成为治疗 PSC 的一个很有前途的靶点。

有报道称，非诺贝特、利福昔明 [13] 可以改善 PSC 患者肝功能，但缺少大样本的临床研究，与患者沟通知情同意后给予应用，加用非诺贝特及利福昔明后患者肝功能有好转，目前仍在随访中。PSC 患者更易患各种肝胆恶性肿瘤，其中以胆管癌为主，因此临床上我们要重视肝病患者的随访与管理。

参考文献

[1] Novikov A, Kowalski TE, Loren DE. Practical Management of Indeterminate Biliary Strictures[J]. GastrointestEndosc Clin N Am, 2019 Apr, 29（2）:205-214.

[2] Ludwig J, Wiesner RH, Batts KP, et al. The acute vanishing bile duct syndrome（acute irreversible rejection）after orthotopic liver transplantation[J]. Hepatology, 1987 May-Jun, 7（3）:476-483.

[3] Ludwig J, Wiesner RH, LaRusso NF. Idiopathic adulthood ductopenia. A cause of chronic cholestatic liver disease and biliary cirrhosis[J]. Hepatology, 1988 Oct, 7（2）:193-199.

[4] Bambha K, Kim WR, Talwalkar J, et al. Incidence, clinical spectrum, and outcomes of primary sclerosing cholangitis in a United States community[J]. Gastroenterology, 2003 Nov, 125（5）:1364-1369.

[5] Palmela C, Peerani F, Castaneda D, et al. Inflammatory Bowel Disease and Primary Sclerosing Cholangitis: A Review of the Phenotype and Associated Specific Features[J]. Gut Liver, 2018 Jan 15, 12（1）:17-29.

[6] Rossi RE, Conte D, Massironi S. Primary sclerosing cholangitis associated with inflammatory bowel disease: an update[J]. Eur J Gastroenterol Hepatology, 2016 Feb, 28（2）:123-131.

[7] Eaton JE, Smyrk TC, Imam M, et al. The fate of indefinite and low-grade dysplasia in ulcerative colitis and primary sclerosing cholangitis colitis before and after liver transplantation[J]. Aliment PharmacolTher, 2013 Oct, 38（8）:977-987.

[8] Olsson R, Boberg KM, de Muckadell OS, et al. High-dose ursodeoxycholic acid in primary sclerosing cholangitis: a 5-year multicenter, randomized, controlled study[J]. Gastroenterology, 2005 Nov, 129（5）:1464-1472.

[9] Kummen M, Hov JR. The gut microbial influence on cholestatic liver disease[J]. Liver Int, 2019, 39: 1186-1196.

[10] Nakamoto N, Sasaki N, Aoki R, et al. Gut pathobionts underlie intestinal barrier dysfunction and liver T helper 17 cell immune response in primary sclerosing cholangitis[J]. Nat Microbiol, 2019, 4: 492-503.

[11] Tabibian JH, Gossard A, El-Youssef M, et al. Prospective Clinical Trial of Rifaximin Therapy for Patients With Primary Sclerosing Cholangitis[J]. Am J Ther, 2017 Jan/Feb, 24（1）:e56-e63.

[12] Lemoinne S, Pares A, Reig A, et al. Primary sclerosing cholangitis response to the combination of fibrates with ursodeoxycholic acid: French-Spanish experience[J]. Clin Res Hepatol Gastroenterol, 2018 Dec, 42（6）:521-528.

[13] Ghonem NS, Auclair AM, Hemme CL, et al. Fenofibrate Improves Liver Function and Reduces the Toxicity of the Bile Acid Pool in Patients With Primary Biliary Cholangitis and Primary Sclerosing Cholangitis Who Are Partial Responders to Ursodiol[J]. Clin PharmacolTher, 2020 Dec, 108（6）:1213-1223.

王宁宁　林旭勇　李雪丹　李异玲

◆病例 12. 谁伤了她的"小心肝"？

一、病例介绍

患者，女，34 岁。以"发现肝功能异常 1 个多月，皮肤巩膜黄染 7 天"为主诉入院。

摘要：

患者于 1 个多月前体检时发现肝功能异常，ALT 445 U/L，AST 312 U/L，ALP 138 U/L，GGT 292 U/L，TBIL 20.1 μmol/L，DBIL 7.1 μmol/L，于当地医院给予"甘利欣"静脉点滴 10 天，剂量不详；7 天前无明显诱因出现皮肤巩膜黄染，复查肝功能，ALT 506 U/L，AST 493 U/L，ALP 135 U/L，GGT 277 U/L，TBIL 114.9 μmol/L，DBIL 84.9 μmol/L，当地医院继续给予"易善复""双环醇"保肝治疗，症状未见明显好转，于笔者所在医院门诊就诊。病来无发热、乏力，无恶心、呕吐，无腹痛、腹泻，无关节疼痛及皮疹，无皮肤瘙痒，饮食睡眠可，二便如常，近期无明显体重下降。

患者既往体健，否认肝炎结核病史，否认高血压、糖尿病病史。存在用药史，连续口服及外用减肥药物 2 年，药物成分复杂，具体剂量不详。否认吸烟、饮酒史。否认家族性遗传代谢性疾病、肿瘤史、传染病史。

入院查体：T 36.5 ℃，P 70 次 /min，R 16 次 /min，BP 108/73 mmHg，BMI 23.6 kg/m^2。神志清楚，周身皮肤黏膜及巩膜无黄染，周身未见皮疹、出血点及瘀斑。双肺呼吸音清，未闻及干湿啰音。心律齐，各瓣膜听诊区未闻及病理性杂音。腹软，无压痛、反跳痛及肌紧张，肝脾肋下未触及。双下肢无水肿。

在院诊治经过：

▶ 初步诊断：

肝功能异常，药物性肝损伤？

入院后给予保肝治疗，进一步完善相关化验及检查：肝功能：ALT 233 U/L，AST 172 U/L，ALP 108 U/L，GGT 203 U/L，TBIL 62.2 μmol/L，DBIL 43.6 μmol/L，ALB 30.1 g/L。凝血：PT 14.9 s，PTA 74%，INR 1.2，APTT 44.4 s。肿瘤标志物：AFP 414.4 ng/mL，CA199 26 U/mL，CA125 35.1 U/mL；免疫球蛋白：IgG 25.27 g/L，IgA 2.01 g/L，IgM 2.01 g/L。血清蛋白电泳：γ 球蛋白 40.5%。补体 C3、C4 正常；AMA-M2（+），其余抗 LKM-1、抗 LC-1、抗 SLA/LP、ANA、dsDNA、SSA、SSB、sp100、gp210、SMA、ANCA 等自身

免疫性肝病相关抗体（－）。IgG4 未见异常。甲肝标志物、乙肝标志物、丙肝标志物、戊肝标志物、CMV、EBV 等感染相关指标未见异常。铜蓝蛋白、血清铁、血铅等遗传代谢相关指标未见异常。血常规、肾功、离子、血糖、血脂、甲功甲炎、尿便常规未见异常。

肝脏 MRI 平扫 + 增强（图 12-1）：肝左、右叶多发斑片状长 T2 等或稍低 T1 信号，增强后可见渐进性强化，考虑肝内多发融合性纤维化。

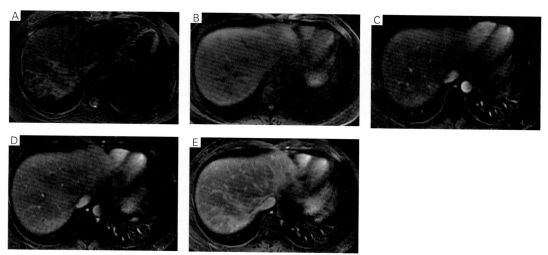

图 12-1 肝脏 MRI 平扫 + 增强：肝脏右叶后上段长 T2 等 T1 不规则斑片影，增强后动脉期可见强化，门静脉期、延迟期进一步强化。A. T2 加权。B. T1 加权平扫。C. T1 加权动脉期。D. T1 加权门静脉期。E. T1 加权延迟期

MRCP：肝内胆管走行正常，未见明显扩张，胆总管及左右肝管显影良好，管径无增粗，其内未见异常信号。胆囊形态饱满，壁均匀，胰管显影良好，未见明显扩张。

▶ **确定诊断：**

药物性肝损伤［急性，肝细胞损伤型，RUCAM 评分 6 分（很可能），严重程度 3 级］；自身免疫性肝病不除外（PBC？ AIH？）。

▶ **治疗方案：**

停止服用减肥药物；甘草酸单铵半胱氨酸 100 mL，1 次 /d，静脉点滴；还原型谷胱甘肽 2.4 g，1 次 /d，静脉点滴；熊去氧胆酸 0.25 g，3 次 /d，口服。

患者治疗后肝功能指标好转，复查肝功能，ALT 59 U/L，AST 41 U/L，ALP 117 U/L，GGT 147 U/L，TBIL 28.3 μmol/L，DBIL 21.5 μmol/L。于 2018 年 12 月 17 日出院，继续口服多烯磷脂酰胆碱及熊去氧胆酸保肝治疗。

病情变化：患者出院 1 月余，于笔者所在医院门诊复查，发现肝功能再次异常，再次收入院。

肝功能：ALT 287 U/L，AST 243 U/L，ALP 129 U/L，GGT 83 U/L，BIL 12.4 μmol/L，DBIL 7.7 μmol/L，ALB 29.7 g/L；凝血指标异常：PT 15.4 s，PTA 74%，INR 1.21，APTT 50.1 s；肿瘤标志物 AFP 10.6 ng/mL；AMA-M2（-）。

肝胆脾超声：肝实质回声略增强，不均匀，胆囊壁局部增厚。

肝穿刺病理（图 12-2）：切片内见一坏死塌陷带，其间可见再生肝细胞团（图 12-2A，HE）；一汇管区炎症扩大与邻近中央静脉相连成片；另见 7 个中小汇管区，间质内以单个核细胞为主的混合性炎细胞浸润。MUM1 免疫染色于汇管区及塌陷坏死带内，特别是边缘带见成簇的 MUM1 阳性细胞（浆细胞）形成的界面炎（图 12-2B，MUM1 免疫染色）；小叶内炎症较弥漫，中央静脉周围可见散在点灶状坏死，部分呈融合性坏死，伴淋巴细胞及浆细胞浸润，并见多个蜡质样细胞（图 12-2C，D-PAS）；被分隔的肝实质内多数肝细胞肿胀，部分呈玫瑰花结（图 12-2D，HE）；偶见淋巴细胞穿入现象（图 12-2E，HE）；小叶内散见多数小坏死灶，坏死塌陷带内可见细胆管反应，部分呈肝细胞分化（图 12-2F，CK7）；铁染色：（-）；铜染色：（-）。病理诊断（肝穿刺）：自身免疫性肝炎（AIH）；结合临床不排除药物诱发的 AIH 或 DILI 伴自身免疫现象。

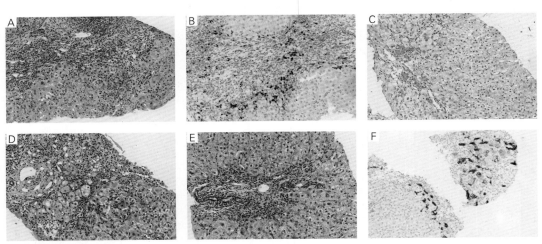

图 12-2　肝穿刺病理：A. 切片内见一坏死塌陷带，其间可见再生肝细胞团。B. MUM1 免疫染色于汇管区及塌陷坏死带内，特别是边缘带见成簇的 MUM1 阳性细胞（浆细胞）形成的界面炎。C. 小叶内炎症较弥漫，中央静脉周围可见散在点灶状坏死，部分呈融合性坏死，伴淋巴细胞及浆细胞浸润，并见多个蜡质样细胞。D. 被分隔的肝实质内多数肝细胞肿胀，部分呈玫瑰花结。E. 偶见淋巴细胞穿入现象。F. 小叶内散见多数小坏死灶，坏死塌陷带内可见细胆管反应，部分呈肝细胞分化

▶ **修订诊断：**

药物性肝损伤［急性，肝细胞损伤型，RUCAM 评分 6 分（很可能），严重程度 3 级］。

自身免疫性肝炎（综合诊断积分 11 分）（不排除药物诱发的 AIH 或 DILI 伴自身免疫现象）。

▶ **治疗方案：**

停止服用减肥药物；避免使用肝损伤药物；选择甲泼尼龙和硫唑嘌呤联合治疗方案，维持治疗过程中逐渐停用甲泼尼龙，以硫唑嘌呤单药维持治疗，并监测可能出现的不良反应；停用免疫抑制剂前，建议二次肝组织活检评估疗效及复发风险；定期复查肝功能、自身抗体、免疫球蛋白等指标（患者两次入院指标变化见表 12-1）。

▶ **随防：**

患者出院后规律服药，2019 年 4 月 1 日起口服甲泼尼龙，以 20 mg、1 次 /d 起始，每 2 周减量 4 mg，定期复查肝功能及免疫球蛋白，口服甲泼尼龙 4 周后肝功能以及 IgG 降至正常水平（2019-4-29），甲泼尼龙逐渐减量至 12 mg，1 次 /d，口服，加用硫唑嘌呤 50 mg，1 次 /d，口服，4 周后停用甲泼尼龙，硫唑嘌呤加量至 100 mg 单药维持治疗（2019-5-27），之后各项指标平稳。2020 年 8 月 20 日开始出现 IgG 水平逐渐升高，同时出现 ANA1：160（+）（颗粒型），考虑 AIH 复发可能，再次加用甲泼尼龙 12 mg，1 次 /d，口服，调整硫唑嘌呤为 50 mg，1 次 /d，口服，4 周后甲泼尼龙调整为 8 mg，1 次 /d，口服，调整用药后 IgG 水平逐渐下降趋于正常，之后继续密切随访（患者随访指标变化见表 12-2）。

表 12-1 患者两次入院指标变化情况

就诊时间	ALT (7 ~ 40 U/L)	ALP (35 ~ 100 U/L)	GGT (7 ~ 5 U/L)	AST (13 ~ 35 U/L)	DBIL (0 ~ 6.8 μmol/L)	IgG (7.0 ~ 17.0 g/L)
2018-11-07（发病）	445	138	292	312	7.1	
2018-11-30	506	135	277	493	84.9	
2018-12-07（首次入院）	233	108	203	172	43.6	25.27
2018-12-17（出院）	59	117	147	41	21.5	
2019-02-26（二次入院）	287	129	83	243	7.7	25.45
2019-03-04（出院）	161	143	104	110	9.2	

表 12-2 随访指标变化情况

就诊时间	ALT (7 ~ 40 U/L)	ALP (35 ~ 100 U/L)	GGT (7 ~ 45 U/L)	AST (13 ~ 35 U/L)	DBIL (0 ~ 6.8 μmol/L)	IgG (7.0 ~ 17.0 g/L)
2019-04-01	42	77	71	25	7.2	24.7
2019-04-15	29	87	45	22	3.8	19.12

续表

就诊时间	ALT (7~40 U/L)	ALP (35~100 U/L)	GGT (7~45 U/L)	AST (13~35 U/L)	DBIL (0~6.8 μmol/L)	IgG (7.0~17.0 g/L)
2019-04-29	34	65	36	21	3.96	16.64
2019-05-27	22	78	34	19	3.3	15.3
2019-08-30	20	75	37	24	4.5	15.36
2019-11-25	18	83	33	19	3	15.1
2020-02-20	14	56	26	19	4.5	16.05
2020-05-23	15	64	48	21	3.2	16.01
2020-08-20	9	64	31	10	4.7	17.81
2020-11-11	13	59	24	14	4	19.1
2020-12-09	13	59	22	16	6.7	21.68
2021-01-15	17	63	27	20	5.8	17.03
2021-02-17	19	59	32	21	4.9	16.88

二、临床诊疗思维及体会

（1）首先分析患者肝功能异常的可能原因。临床上常见的引起肝功能异常的因素包括病毒、酒精、遗传代谢、肿瘤、药物、免疫等。患者为青年女性，体检时首次发现肝功能异常，保肝治疗效果不明显，短期内出现黄疸，结合入院后进行的实验室检查基本排除病毒、酒精、遗传代谢因素所致肝损伤，患者虽然存在 AFP 显著升高，但考虑患者目前存在较为严重的肝损伤，不排除肝细胞再生所致 AFP 异常升高，而且影像学未见明确占位，暂不考虑肿瘤性疾病。追问病史，发现患者有长达 2 年的减肥药物用药史，剂量和剂型复杂，因此首先考虑药物性肝损伤；同时完善免疫指标可见 IgG、γ 球蛋白升高，AMA-M2 阳性，因此不排除自身免疫性肝病。

（2）针对疑诊的药物性肝损伤，我们首先采取的措施是停用可疑导致肝损伤的减肥药物，同时给予保肝治疗，但是患者肝功能在短暂好转之后又再次升高，结合患者存在免疫指标异常，考虑患者肝功能异常的原因可能不仅是药物性肝损伤，可能同时存在自身免疫性肝病，但是免疫指标中仅 IgG、γ 球蛋白、AMA-M2 异常，患者是否存在自身免疫性肝病，是 AIH 还是 PBC，还不足以诊断和鉴别诊断，因此需要进一步完善肝脏穿刺活检来证实。肝穿刺结果提示界面型肝炎、淋巴细胞质细胞浸润、玫瑰花结、淋巴细胞穿入现象等 AIH 的典型特征，结合 AIH 综合诊断积分，考虑本例是可能的 AIH。同时，由于 ALP 升高不明显，AMA-M2 转阴，病理没有旺炽性胆管炎的表现，排除了

PBC 的可能。另外，患者复查 AFP，较前明显降低，而且影像学没有明显占位，排除肿瘤性疾病导致的肝功能异常。

结合以上病史、实验室检查、影像学检查以及肝穿刺病理，确定诊断：药物性肝损伤［急性，肝细胞损伤型，RUCAM 评分 6 分（很可能），严重程度 3 级］；自身免疫性肝炎（综合诊断积分 11 分）（不排除药物诱发的 AIH 或 DILI 伴自身免疫现象）。

三、诊疗现状

自身免疫性肝炎（Autoimmune hepatitis，AIH）是一种由针对肝细胞的自身免疫反应所介导的肝脏实质炎症，以血清自身抗体阳性、高免疫球蛋白 G 和 / 或 γ 球蛋白血症、肝组织学上存在界面性肝炎为特点，如不治疗常可导致肝硬化、肝衰竭[1]。AIH 的诊断应结合临床症状与体征、血清生化、免疫学异常、血清自身抗体以及肝脏组织学等进行综合诊断，并排除其他可能病因，指南推荐简化积分系统用于我国 AIH 患者的临床诊断，具有较高的敏感性和特异性。在治疗上主要推荐激素联合免疫抑制剂，疗程维持 3 年或达到生化缓解 2 年以上。

药物性肝损伤（Drug-induced liver injury，DILI）是指由各类处方或非处方的化学药物、生物制剂、传统中药、天然药、保健品、膳食补充剂及其代谢产物乃至辅料等所诱发的肝损伤[2]。DILI 可能是药物直接毒性的结果，也可能是其代谢产物以及免疫因素共同作用的结果，临床上 DILI 伴有自身抗体如 ANA、SMA 阳性以及 IgG 水平升高非常常见，甚至某些 AIH 的组织病理特征也会出现在 DILI 的病例中[3]。DILI 的诊断必须有明确的用药史，指南推荐 RUCAM 因果关系评分量表作为临床实践中 DILI 临床诊断的应用量表。DILI 首要治疗措施是及时停用肝损伤药物，如有必要，需要在严格掌握适应证充分权衡利弊后谨慎使用糖皮质激素，而免疫介导的 DILI 是糖皮质激素使用的适应证。

AIH 和 DILI 都属于排除性诊断，临床上鉴别具有自身免疫特征的 DILI、新发的 AIH 以及既往存在的 AIH 非常困难，但是 DILI 和 AIH 的鉴别也非常重要，AIH 误诊为 DILI 可能延误免疫抑制治疗的最佳时机，导致疾病快速进展，而 DILI 被误诊为 AIH 后错误地使用免疫抑制治疗可能对患者身心造成负担。DILI 与 AIH 的关系主要分为 3 种，即在 AIH 基础上出现 DILI、药物诱导的 AIH（DIAIH）、免疫介导的 DILI（AL-DILI）。AIH 合并 DILI 主要指既往明确 AIH 诊断的患者同时并发 DILI，药物加重了肝损伤，但是也存在药物重新激活已有的 AIH 的可能，在这种情况下很难阐明药物和 AIH 的因果关系，肝活检常提示较为严重的纤维化。DIAIH 是药物触发自身免疫反应导致的肝损伤，药物是 DIAIH 的诱因，病程不再依赖于药物的使用，即使停药后 AIH 的表现依然存在[4]，诊断为 AIH 的病例中约 9% 实际上是 DIAIH，DIAIH 的临床表现、血清学特征以及组织学特征与典型 AIH 相似，但是 DIAIH 对糖皮质激素的应答较好，治疗疗程较短，推荐疗程 1 ~ 6 个月，停药后不易复发[5]，而典型的 AIH 停用糖皮质激素后约 65% 会出现复发，需要长期应用免疫抑制治疗，维持 3 年以上或者获得生化缓解 2 年以上以防止进展为肝硬化或者末期肝病，需要准确把握停药时机[6-7]，因此糖皮质激素停药后的反应可以辅助鉴别 DIAIH 和典型 AIH。AL-DILI 是伴有自身免疫特征的 DILI，被认为是一种超敏反应，可以出现嗜酸粒细胞增多及皮疹，在药物诱导作用下可以出现 AIH 样血清学及组织学特征的肝损伤，但是一般情况下肝纤维化不明显，其肝损伤的程度与暴露危险因素的时间关系密切，停止使用肝损伤药物后病情可出现自发缓解或停止进展，免疫抑制治疗敏感，可持续缓解无复发[8]。AL-DILI 并不属于严格意义的 AIH，也不等同于 DIAIH，DIAIH 发病与用药时间间隔较长，更难于确定因果关系，组织病理学检查仍然是鉴别 DILI 和 AIH 的重要手段之一[9]。

AIH 的免疫学特征之一是血清抗体，AIH 可根据自身抗体的不同被分为两型：抗核抗体（ANA）和 / 或抗平滑肌抗体（ASMA），或抗肝可溶性抗原抗体（抗 -SLA）阳性者为 1 型 AIH；抗肝肾微粒体抗体 -1 型（抗 LKM-1）和 / 或抗肝细胞溶质抗原 -1 型（抗 LC-1）阳性者为 2 型 AIH。本例患者在发病初期仅有血清 IgG、γ 球蛋白以及 AMA-M2 阳性，且 AMA-M2 在短期内转阴，血清抗体均为阴性，但是组织学检查有明确的 AIH 表现，这提示我们血清抗体只是 AIH 诊断的充分条件而非必要条件，10% ~ 20% 的 AIH 患者是血清抗体阴性 AIH，组织病理学检查可能是确诊自身抗体阴性 AIH 的唯一方法[10]。

本例患者诊治体会：①针对肝功能异常的患者，要详细地询问病史，用药史是诊断 DILI 的关键[11]；② DILI 和 AIH 的鉴别对于治疗方案的选择非常重要，且两者都是排除性诊断，肝组织学检查是诊断和鉴别诊断的重要手段之一；③血清抗体阳性是 AIH 的特征之一，但是并不是诊断的必要条件，要警惕自身抗体阴性的 AIH；④ AIH 的治疗是一个长期的过程，严格随访定期复查能够及时发现疾病复发或者进展，及时调整用药与预后关系密切。

四、专家点评

DILI 和 AIH 在临床上越来越被广泛认知，但是这两种疾病的发病机制复杂至今仍未被阐明，免疫机制可能均参与其中，药物不仅能够直接引发肝损伤，也可以触发自身免疫反应导致 AIH，且 DILI 和 AIH 均为排他性诊断，因此 AIH 基础上发生的 DILI、药物诱导的 AIH 与伴有自身免疫特征的 AIH 样 DILI 常难以相鉴别，因此在临床上应详细采集用药史和分析自身免疫指标、结合肝组织学检查，动态观察临床治疗应答及免疫抑制剂停药后的反应加以鉴别。本例患者是青年女性，组织学有中重度的界面炎考虑使用糖皮质激素和硫唑嘌呤联合治疗，治疗初期获得了生化缓解，应答完全，但是在硫唑嘌呤单药维持治疗期间 IgG 升高，重新加用糖皮质激素治疗后，IgG 水平下降，因此在治疗过程中一定要加强随访，考虑免疫抑制治疗维持足疗程，停药前建议行二次肝穿刺，以确定肝内炎症活动是否停止，防止停药后复发。

参考文献

[1] Krawitt EL. Autoimmune hepatitis[J]. N Engl J Med, 2006, 354:54–66.

[2] European Association for the Study of the Liver. Electronic address: easloffice@easloffice.eu；Clinical Practice Guideline Panel: Chair:；Panel members；EASL Governing Board representative:. EASL Clinical Practice Guidelines: Drug–induced liver injury[J]. Hepatology, 2019 Jun, 70（6）:1222–1261.

[3] de Boer YS, Kosinski AS, Urban TJ, et al. Drug–Induced Liver Injury Network. Features of Autoimmune Hepatitis in Patients With Drug–induced Liver Injury[J]. Clin Gastroenterol Hepatol, 2017 Jan, 15（1）:103–112.e2.

[4] Yeong TT, Lim KH, Goubet S, et al. Natural history and outcomes in drug–induced autoimmune hepatitis[J]. Hepatol Res, 2016, 46（3）: E79–88.

[5] Valgeirsson KB, Hreinsson JP, Björnsson ES. Increased incidence of autoimmune hepatitis is associated with wider use of biological drugs[J]. Liver Int, 2019 Dec, 39（12）:2341–2349.

[6] Mieli–Vergani G, Vergani D, Czaja AJ, et al. Autoimmune hepatitis[J]. Nat Rev Dis Primers, 2018 Apr 12, 4:18017.

[7] Pape S, Schramm C, Gevers TJ. Clinical management of autoimmune hepatitis[J]. United European Gastroenterol J, 2019 Nov, 7（9）:1156–1163.

[8] Weiler–Normann C, Schramm C. Drug induced liver injury and its relationship to autoimmune hepatitis[J]. Hepatology, 2011 Oct, 55（4）:747–749.

[9] Tsutsui A, Harada K, Tsuneyama K, et al. Takaguchi K. Histopathological analysis of autoimmune hepatitis with "acute" presentation: Differentiation from drug–induced liver injury[J]. Hepatol Res, 2020 Sep, 50（9）:1047–1061.

[10] Wang QX. Jiang WJ. Miao Q. et al. Clinical andhistological features of autoantibody–negative autoimmune hepatitis in Chinese patients: a single center experience[J]. J Dig Dis, 2013, 14:175–180.

[11] 中华医学会肝病学分会 . 药物性肝损伤诊治指南（2015 版）[J]，临床肝胆病杂志，2015，31（11）:1752–1768.

陈莫耶　林旭勇　李雪丹　李异玲

◆病例 13. 肠肝对话：IBD 与自身免疫性肝病共存

一、病例介绍

患者，男，45 岁，以"反复肝功能异常 7 年"为主诉入院。

摘要：

患者 2014 年因腰脱于当地医院就诊时发现肝功能异常，GGT > 1300 U/L（具体数值及其他酶学数值不详），于当地医院住院治疗，给予熊去氧胆酸 0.25 g，3 次 /d，口服；同时因大便不成形病史 1～2 年，2～3 次 /d，无黏液及脓血，完善肠镜检查提示"溃疡性结肠炎"（图 13-1），给予美沙拉嗪 1.0 g，3 次 /d，口服，1 个月后自行停药。此后患者间断门诊复查肝功能均异常，具体数值不详。2015 年 12 月于笔者所在医院住院，化验肝功能，ALT 254 U/L，AST 93 U/L，GGT 1071 U/L，ALP 526 U/L，IgG 19.9 g/L，IgM 1.2 g/L，ANA 1 : 80（+）；MRCP 提示肝左叶肝内胆管扩张，临床诊断"自身免疫性胆管炎"，给予熊去氧胆酸、异甘草酸镁保肝治疗，好转出院。出院后继续熊去氧胆酸 0.25 g，3 次 /d，口服，间断门诊复查肝功能均未恢复正常。2016 年，因肝功能异常就

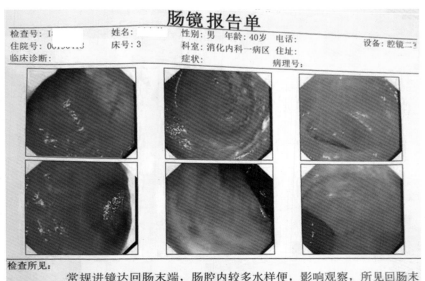

图 13-1 肠镜提示溃疡性结肠炎

诊于北京某医院，行肝脏穿刺活检术，病理诊断提示为"免疫性胆管炎"（未见报告），继续熊去氧胆酸 0.25 g，3 次 /d，口服。2018 年 12 月，患者因乏力、厌食就诊于某三甲医院，化验肝功能，ALT 57 U/L，AST 128 U/L，GGT 316 U/L，ALP 27.2 U/L，免疫球蛋白及 IgG4 正常，ANA 1∶80（+），pANCA 阳性，其余自身抗体均阴性，肝胆脾超声提示弥漫性肝损伤改变，肝脏增强 +MRCP 提示肝内胆管略扩张，肝脏穿刺活检，病理诊断为局灶可疑原发性胆汁性胆管炎重叠自身免疫性肝炎，患者因个人原因不同意激素治疗，继续熊去氧胆酸保肝治疗。出院后间断复查肝功能仍异常。2021 年 8 月于当地医院复查肝功能：ALT 78 U/L，AST 77 U/L，GGT 387 U/L，ALP 21 U/L，为进一步明确诊断患者于 2021 年 8 月 25 日入笔者所在科室，患者病来时有乏力，无发热，无咳嗽、咳痰，无胸闷气短，无关节疼痛和皮疹，无尿频、尿急、尿痛，间断有大便不成形及便次增多，多时 3～4 次 /d，无黏液、脓血便，无明显腹痛，精神状态、饮食、睡眠均正常，体重无明显变化。否认高血压、冠心病、糖尿病病史，吸烟史 20 年，已戒 3 年，无饮酒史，无家族遗传代谢性疾病病史。职业：司机。

入院查体：T 36.5 ℃，P 78 次 /min，R 16 次 /min，BP 123/85 mmHg。神志清楚，皮肤及巩膜无黄染。双肺呼吸音清，未闻及干湿啰音。心律齐，各瓣膜听诊区未闻及病理性杂音。腹软，无压痛、反跳痛及肌紧张，肝脾肋下未触及。双下肢无水肿。

在院诊治经过：

▶ 初步诊断：

原发性硬化性胆管炎；溃疡性结肠炎。

入院后给予保肝治疗，进一步完善相关化验及检查：肝功能：ALT 63 U/L，AST 64 U/L，GGT 260 U/L，ALP 342 U/L，ALB 31.6 g/L，TBIL 22.3 μmol/L，DBIL 13.6 μmol/L，免疫球蛋白 IgG 29.57 g/L，IgM 1.33 g/L，IgG4 2.68 g/L，血清蛋白电泳 γ 36.3%，ANA 1∶100（+），pANCA 阳性，PR3-ANCA 264.3 CU，AMA-M2、M2-3 E、sp100、gp210、ASMA、LKM、LC-1、SLA/LP、Ro-52、Scl-70 等自身免疫性肝病相关抗体阴性，血常规、凝血、肾功能、离子、血糖、血脂、血尿酸、肿瘤标志物、补体、血清铁、铜蓝蛋白、肝炎病毒标志物、甲功甲炎无明显异常，结明试验阴性。

肝胆脾超声：肝硬化，门静脉系统扩张，弹性值明显增高：15.1 kPa。

肝脏增强 CT（图 13-2）：肝脏表面欠光滑，肝内胆管略扩张，胆囊饱满，肝门部多发肿大淋巴结。

MRCP（图 13-3）：肝内胆管节段性略扩张。

肺 CT：双肺微小结节。

胃镜：浅表性胃炎。

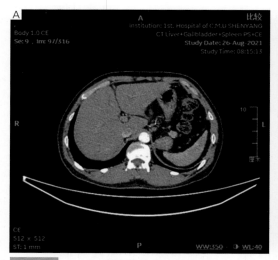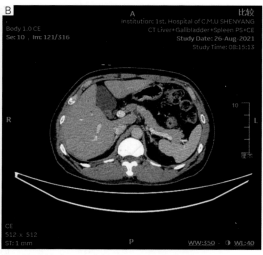

图 13-2　A、B.肝脏增强 CT：肝脏表面欠光滑，肝内胆管略扩张，胆囊饱满，肝门部多发肿大淋巴结

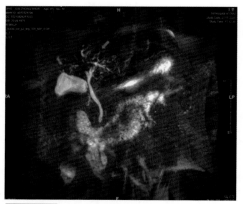

图 13-3　MRCP：肝内胆管节段性略扩张

肠镜（图 13-4）：升结肠、横结肠散在斑片状充血、水肿，直肠散在斑状充血。诊断：结肠炎症改变（右半结肠为主）。

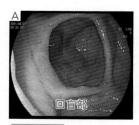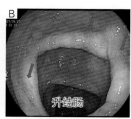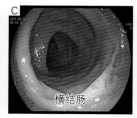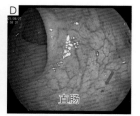

图 13-4　A ~ D.肠镜：升结肠、横结肠散在斑片状充血、水肿，直肠散在斑状充血

病理结果：升结肠（图 13-5）：黏膜慢性炎症，可见腺体萎缩，隐窝变形，未见明确隐窝脓肿及肉芽肿形成。直肠：黏膜慢性炎症，未见腺体萎缩，隐窝构型规则，未见明确隐窝脓肿及肉芽肿形成。

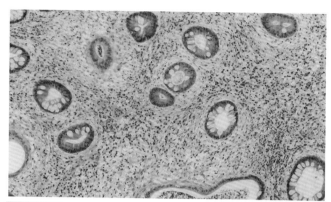

图 13-5 肠镜病理：黏膜慢性炎症，可见腺体萎缩，隐窝变形，未见明确隐窝脓肿及肉芽肿形成

浅表腺体超声：双侧颌下腺回声略粗糙，双侧腮腺回声稍强，略粗糙，双侧泪腺回声减低粗糙不均。

淋巴结超声：双颈部、双锁骨上窝、双腋窝、双腹股沟淋巴结回声（2 级），第一肝门部下方、胰头右上方低回声，注意淋巴结。

肝穿刺病理（图 13-6）：①中度界面炎，伴显著淋巴浆细胞浸润（图 13-6A）；②免疫组化 MUM1（+）（图 13-6B）；③部分小胆管周边显著淋巴浆细胞浸润及胆管内淋巴细胞累及（图 13-6C）；④免疫组化 CK7（+）（图 13-6D）；⑤见 2 处大胆管周边同心圆状纤维化改变伴散在浆细胞浸润，汇管区可见胆管增生（图 13-6E）；⑥ Masson 染色提示胆管周边同心圆纤维化改变，胆管受压变形（图 13-6F）。

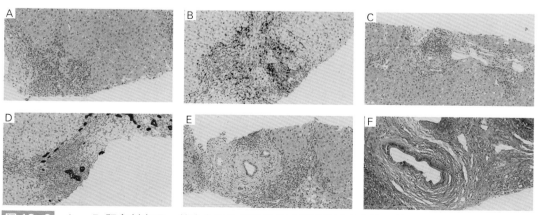

图 13-6 A ~ F.肝穿刺病理：符合自身免疫性肝炎重叠原发性硬化性胆管炎改变

▶ **确定诊断：**

自身免疫性肝炎；原发性硬化性胆管炎；溃疡性结肠炎。

▶ **治疗方案：**

甲泼尼龙片 40 mg，1 次 /d，口服；吗替麦考酚酯 0.25 g，3 次 /d，口服；熊去氧胆酸 0.5 g，2 次 /d，口服；美沙拉嗪 1.0 g，3 次 /d，口服；复方谷氨酰胺 2 粒，3 次 /d，口服；四联活菌 1.5 g，3 次 /d，口服；同时给予保护胃、补钙、补充维生素 D，预防激素相关副作用。

▶ **随访：**

患者出院后定期门诊复查，激素规律减量，2 周后吗替麦考酚酯加量至 0.5 g，2 次 /d，口服，肝功能及免疫球蛋白随访见图 13-7。

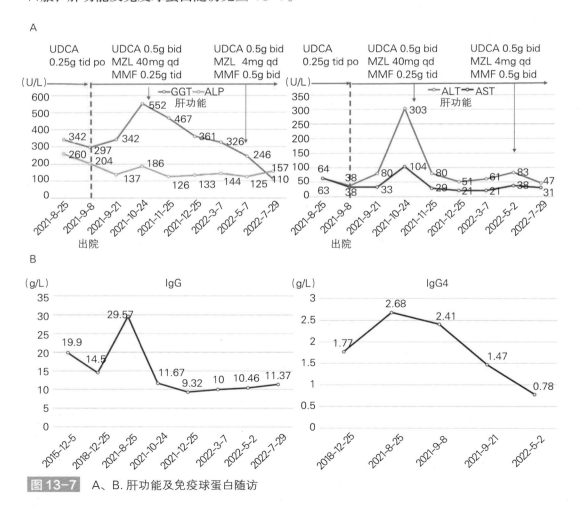

图 13-7 A、B. 肝功能及免疫球蛋白随访

二、临床诊疗思维及体会

（1）该患者为中青年男性，反复肝功能异常病史长达 7 年余，并且多次住院治疗。结合患者的病史及多次化验结果，该患者肝功能异常的原因排除了病毒、酒精、药物、肿瘤、遗传代谢等常见因素，并且该患者行两次肝穿刺活检病理均提示存在原发性胆汁性胆管炎，第二次病理提示 PBC-AIH 重叠综合征，我们分析患者肝功能异常的原因与免疫相关。回顾患者近几年的肝功能化验（表 13-1），肝功能异常特点除了 ALP、GGT 明显增高外，同时伴有 ALT 反复的升高，并且患者 AMA（−），IgM 正常，这些不支持 PBC 的诊断。本次入院化验免疫球蛋白 IgG 增高，ANA（+），因此我们首先考虑患者是否重叠了 AIH，需要肝穿刺病理进一步证实。

表 13-1　患者入院前肝功能各指标变化情况

就诊时间	ALT （9 ~ 50 U/L）	AST （15 ~ 40 U/L）	ALP （45 ~ 125 U/L）	GGT （10 ~ 60 U/L）
2015-12-05	254	93	1071	526
2015-12-14	38	20	577	268
2018-12-25	57	128	316	237
2021-01-23	236	132	415	199
2021-06-05	89	64	332	186
2021-08-17	78	77	387	271
2021-08-25	63	64	342	260

（2）患者 MRCP 提示肝内胆管节段性略扩张，伴有自身抗体 ANCA 阳性，肠镜有溃疡性结肠炎的表现，右半结肠炎症为主，这些临床特点提示 PSC；此外化验免疫球蛋白 IgG4 增高，我们同时要考虑患者是否同时合并了 IgG4 相关性胆管炎或 IgG4 相关性疾病，进一步完善腺体及淋巴结的超声，提示双侧颌下腺、腮腺、泪腺回声粗糙、不均匀，而颌下腺穿刺病理 IgG4 染色为阴性，暂不支持 Ig4 相关性疾病的诊断。

（3）最终肝穿刺病理证实患者确诊为重叠综合征、AIH-PSC 二者的重叠。治疗上参照 2021 年 AIH 指南和 PSC 指南[1-2]，对有中重度界面炎患者，可使用 UDCA 联用免疫抑制剂治疗，包括糖皮质激素单药治疗，或糖皮质激素联合硫唑嘌呤或吗替麦考酚酯。

本例患者诊治体会：①疾病的诊断与治疗是一个动态的过程，我们要做到勤回顾、常思考、善总结，不断地去发现问题、解决问题；②对既往诊断明确，治疗过程中出现不能用现有疾病解释的异常化验指标时，需要重新评估诊断，必要时重新完善相关检查，本病例虽然已进行两次肝穿刺活检，但第三次肝穿刺在最终的确定诊断中发挥着极其重要的作用；③良好的医患沟通，获得患者的充分知情在临床诊疗过程中同样重要；④密切的随访、整体分析、及时的治疗方案调整，在慢性肝病患者的管理中至关重要。

三、诊疗现状

在自身免疫性肝病中，临床上有一小部分患者同时或在病程的不同阶段，具有其中两种或两种以上疾病的临床、生化、免疫及组织学特征时称为重叠综合征。重叠综合征包括 PBC–AIH、AIH–PSC、PBC–PSC、AIH–PBC–PSC 重叠综合征。虽然它们最初的表现不同，但任何一种都可能最终发展为肝硬化及其严重并发症。

PBC–AIH 重叠综合征是这些疾病中研究最多的，发生于 1% ~ 3% 的 PBC 患者[3]和 7% 的 AIH 患者[4]。目前国际上仍缺乏统一的诊断标准，最常用的"巴黎标准"[5]要求符合 PBC 和 AIH 3 项诊断标准中的各 2 项（同时或者相继出现），即可做出诊断，其中 AIH 肝组织学改变是必需条件。既往研究发现，与单独 AIH 相比，PBC–AIH 重叠综合征患者发展肝硬化更快，对熊去氧胆酸和激素治疗的反应更低，与单纯 PBC 相比，PBC–AIH 重叠综合征患者的死亡率和肝移植率较高，肝硬化相关并发症较多，如门静脉高压、食管静脉曲张、腹水等[6-7]。目前国际上对于 PBC–AIH 重叠综合征的治疗仍无统一方案，有研究表明，糖皮质激素单药或联合硫唑嘌呤，或二线免疫抑制药物（如吗替麦考酚酯、他克莫司、环孢素 A）治疗可改善患者的生化应答及预后[8-9]。

AIH–PSC 重叠综合征的诊断标准是相加性的，即在明确的 PSC 诊断的基础上，同时存在 AIH 特征性临床表现（血清转氨酶和 IgG 水平显著升高）和肝组织学特征（中重度界面性肝炎等）。该综合征在儿童中更为常见，发生在 1.4% ~ 17% 的成人 PSC 患者中，约 44% 的 AIH–PSC 重叠综合征患者同时合并炎症性肠病[10]。治疗上目前无统一方案，UDCA 和糖皮质激素（含或不含 AZA）联合使用的治疗方案最为常见。

关于 PBC–PSC 重叠综合征的研究较少，目前文献仅限于个案报道。最近一篇综述总结了迄今为止 10 篇个案报道中的 12 例 PBC–PSC 重叠综合征患者，其中大部分病例以 PBC 起病，在确诊 PBC 3 个月至 18 年后陆续被诊断合并有 PSC[11]。目前尚无明确的诊断标准，通常认为同时符合 PBC 和 PSC 两种疾病的诊断即可诊断 PBC–PSC 重叠综合征。UDCA 是治疗 PBC 和 PSC 的一线治疗药物，但关于 PBC–PSC 重叠综合征的治疗均为个案报道，使用 UDCA 的剂量不同，分别为 750 mg/d、13 ~ 15 mg/kg、18 ~ 20 mg/kg，由于例数少，治疗后随访时间有限，长期预后尚不明确。

关于 AIH–PBC–PSC 重叠综合征，目前仅有 1 篇文献报道[12]。该病例最初因胆结石发作就诊，化验有胆汁淤积的表现，自身抗体 AMA 阳性，肝活检提示 PBC，11 年后 ERCP 提示 PSC，16 年后因急性黄疸再次就诊，化验 ANA 1∶80（+）、AMA 1∶320（+），实验室化验提示 AIH，因凝血异常未行肝活检，给予强的松龙 40 mg 和硫唑嘌呤 150 mg 治疗，4 周后，凝血恢复正常，肝功能明显好转，遗憾的是考虑该病例 AIH 时无病理学支持。

炎症性肠病（IBD）与自身免疫性肝病 PSC、PBC、AIH 密切相关。PSC 合并 UC 是一种有别于经典 UC 的独特类型，PSC 患者合并 UC 可高达 70%～86%，UC 患者中 PSC 患病率为 2.4%～7.4%[13]；PSC-UC 有其独特的肠道病变特征，全结肠炎、倒灌性回肠炎和直肠豁免更常见[14]；与单纯 IBD 相比，PSC 合并 IBD 患者结肠癌的发生率增加 4～5 倍，因此对已诊断 PSC 的患者，无论是否存在 IBD，都建议行内镜并尽可能联合组织学检查，对存在 IBD 的患者要做好每年复查肠镜。PBC 在 IBD 患者中的发生率高于普通人群，并发 UC 的概率略高于克罗恩病，与单纯 PBC 易发生于女性的现象不同，合并 IBD 的 PBC 更易出现在男性，通常比较年轻，PBC 的诊断多在 IBD 之后，也有同时被诊断的病例，但很少是先诊断 PBC 再发现合并 IBD；对 IBD 与 PBC 并存者，应予以 UDCA 治疗，UDCA 不仅对 PBC 有效，而且也有利于 IBD 的恢复和预防复发[15]。AIH 与 IBD 同样有着密切的关系，一项研究显示 98 例 AIH 患者中，合并 UC 10 例（10.2%），合并 CD 3 例（3.1%），AIH/PSC 重叠综合征合并 IBD 的情况多于单纯 AIH 患者，主要见于 UC，类固醇激素和 6-巯基嘌呤（6-MP）联合治疗的应答率更高[16]。

本例患者表现为 AIH-PSC-UC 三者重叠，以往的一项 Meta 分析中，109 例 PSC-AIH 重叠综合征患者中有 48 例（44.44%）患有 IBD，其中 68.08% 诊断为 UC[17]，其中大部分为儿童。PSC、AIH 和 UC 是免疫相关疾病，与遗传和环境因素有关。到目前为止，还没有发现常见的易感基因，但微生物的参与似乎能够将这些疾病联系起来。"肠 - 肝轴"的概念已被广泛接受。肠道菌群通过合成胆汁酸水解酶和类固醇脱氢酶参与胆汁酸的正常代谢。异常的胆汁酸代谢还可以通过破坏细胞膜的完整性、破坏 DNA 或诱导蛋白质变性和失活等方式抑制肠道细菌生长，维持正常的肠道功能。细菌和潜在的有毒产物通过肠 - 肝轴进入肝脏，刺激促炎细胞因子的分泌，可引起免疫紊乱，刺激肝星状细胞，导致纤维化[18]。

该病例同时伴有 IgG4 的增高，结合影像及肝脏、颌下腺及肠镜的病理，不支持 IgG4 相关疾病的诊断。经过原发病的治疗，IgG4 恢复正常，我们分析 IgG4 的增高为模拟自身免疫性肝病的一种状态，这也需要我们长期的随访来进一步验证。

四、专家点评

自身免疫性肝病是一个大家庭，包含 AIH、PBC、PSC、IgG4-SC 及重叠综合征等。

每个病种在临床工作中都不少见，以我们目前的诊疗手段也不难诊断，但临床上还有一小部分患者同时或在病程的不同阶段表现为具有其中两种或两种以上临床、生化、免疫及组织学特征，我们称为重叠综合征。关于重叠综合征是一种独立的疾病还是其中一种疾病的变异形式，目前仍然存在争议。但临床工作中，我们要时刻警惕重叠综合征的可能。该病例最初的表现为 PSC，同时合并 IBD，肠道症状早于肝功能异常，并且每次肝功能异常加重伴有大便不成形明显，同时该患者肠镜下肠道炎症以右半结肠为主，这与 PSC-UC 的特点相符。治疗上应用 UDCA 联合糖皮质激素、吗替麦考酚酯，根据患者随访结果及时调整用量，通过个体化治疗，目前随访患者肝功能及免疫球蛋白等恢复良好。

参考文献

[1] 马雄等 . 自身免疫性肝炎的诊断和治疗指南（2021）[J]. 中华内科杂志，2021，60（12）:1038-1049.

[2] 尤红，贾继东，等 . 原发性硬化性胆管炎的诊断和治疗指南（2021）[J]. 中华内科杂志，2021，60（12）:1050-1074.

[3] Bonder A, Retana A, Winston DM, et al. Prevalence of Primary Biliary Cirrhosis–Autoimmune Hepatitis Overlap Syndrome. Clin. Gastroenterol[J]. Hepatology, 2011, 9: 609–612.

[4] Czaja AJ. Frequency and nature of the variant syndromes of autoimmune liver disease[J]. Hepatology, 1998, 28: 360–365.

[5] Chazouillères O, Wendum D, Serfaty L, et al. Primary biliary cirrhosis–autoimmune hepatitis overlap syndrome: clinical features and response to therapy[J]. Hepatology, 1998, 28（2）:296–301.

[6] Silveira MG, Talwalkar JA, Angulo P, et al. Overlap of autoimmune hepatitis and primary biliary cirrhosis: long-term outcomes[J]. Am J Gastroenterol, 2007, 102:1244–1250.

[7] Yang F, Wang Q, Wang Z, et al. The natural history and prognosis of primary biliary cirrhosis with clinical features of autoimmune hepatitis[J].Clin Rev Allergy Immunol, 2016, 50:114–123.

[8] FreedmanBL, DanfordCJ, PatwardhanV, et al. Treatment of overlap syndromes in autoimmune liver disease: A systematic review and meta-analysis[J]. J Clin Med, 2020, 9（5）: 1449.

[9] Zhang H, Li S, Yang J, et al. A meta-analysis of ursodeoxycholic acid therapy versus combination therapy with corticosteroids for PBC-AIH-overlap syndrome:evidence from 97 monotherapy and 117 combinations[J]. PrzGastroenterol, 2015, 10（3）:148–155.

[10] Manns MP, Czaja AJ, Gorham JD, et al. Diagnosis and management of autoimmune hepatitis[J]. Hepatology, 2010, 51: 2193–2213.

[11] Mago S, Wu GY. Primary sclerosing cholangitis and primary biliary cirrhosis overlap syndrome: A review[J]. J Clin Transl Hepatol, 2020, 8（3）:336–346.

[12] Kingham JG, Abbasi A. Co-existence of primary biliary cirrhosis and primary sclerosing cholangitis: a rare overlap syndrome put in perspective[J]. Eur J Gastroenterol Hepatol, 2005 Oct, 17（10）:1077–1080.

[13] Bernstein CN, Blanchard JF, Rawsthorne P, et al. The prevalence of extraintestinal diseases in inflammatory bowel disease: a population-based study[J]. Am J Gastroenterol, 2001 Apr, 96（4）:1116–1122.

[14] Mertz A, Nguyen NA, Katsanos KH, et al. Primary sclerosing cholangitis and inflammatory bowel disease comorbidity: an update of the evidence[J]. Ann Gastroenterol, 2019, 32（2）: 124–133.

[15] Liberal R, Gaspar R, Lopes S, et al. Primary biliary cholangitis in patients with inflammatory bowel disease[J]. Clin F Gastroenterol, 2020, 44（1）: p. e5-e9.

[16] Trivedi PJ, Chapman RW. PSC, AIH and overlap syndrome in inflammatory bowel disease[J]. Clin Res Hepatol Gastroenterol, 2012 Oct, 36（5）:420–436.

[17] Ballotin VR, Bigarella LG, Riva F, et al. Primary sclerosing cholangitis and autoimmune hepatitis overlap syndrome associated with inflammatory bowel disease: A case report and systematic review[J]. World J Clin

Cases, 2020, 8（18）:4075-4093.

[18] Yan S, Yin XM. Gut microbiome in liver pathophysiology and cholestatic liver disease[J]. Liver Res, 2021, 5 （3）:151-163.

王宁宁　林旭勇　李雪丹　李异玲

◆病例 14. 剪不断、理还乱的免疫与肝损伤

一、病例介绍

患者，女，17 岁，以"发热、右上腹不适 2 周，皮肤巩膜黄染 10 天"为主诉入院。

摘要：

患者于 2 周前"着凉"后出现发热，体温最高 37.4 ℃，伴有右上腹不适，自服"扑热息痛"1 片、"藿香正气丸"1 袋、"去痛片"2 片，症状无明显好转，继而出现恶心呕吐、厌食乏力、嗜睡的症状。10 天前开始出现皮肤巩膜黄染，尿色深如茶色，于当地医院行肝功能检查，ALT 786 U/L，AST 810 U/L，ALP 178 U/L，GGT 263 U/L，TBIL 99 μmol/L，腹部 CT 提示胆囊壁水肿、胆囊结石，给予抗感染及保肝治疗（具体不详），症状略有好转，复查肝功能，ALT 815 U/L，AST 843 U/L，ALP 135 U/L，GGT 180 U/L，TBIL 175 μmol/L，DBIL 104 μmol/L，遂就诊于笔者所在医院。长期以来存在口干、眼干症状，病来饮食差，睡眠尚可，无呕血、黑便，无关节疼痛及皮疹，无腹泻、便秘，无尿频、尿急、尿痛，近期无明显体重下降。

患者平素经期头痛，间断口服"止痛药"长达 6 年，7～8 片 / 月，1 年前因"痤疮"口服中药汤剂，具体不详。否认肝炎结核病史，否认高血压、糖尿病病史。否认吸烟、饮酒史。否认药物毒物接触史。父母体健，否认家族性遗传代谢性疾病、肿瘤史、传染病史。

入院查体：T 36.5 ℃，P 80 次 /min，R 20 次 /min，BP 104/69 mmHg，BMI 22.9 kg/m^2。神志清楚，发育正常，牙齿多处变黑，局部碎片状脱落，周身皮肤及巩膜黄染，周身未见皮疹、出血点及瘀斑，无肝掌及蜘蛛痣。心肺查体未见异常。腹软，右上腹压痛，无反跳痛及肌紧张，Murphy 征阳性，肝脾肋下未触及。双下肢无水肿。

在院诊治经过：

▶ **初步诊断：**

急性胆囊炎；急性肝损伤。

入院后给予抗感染与保肝治疗，同时进一步完善相关化验及检查：肝功能：AST 575 U/L，ALT 515 U/L，ALP 129 U/L，GGT 144 U/L，TBIL 189.9 μmol/L，DBIL 143.5 μmol/L。凝血：PT 14.7 s，PTA 82%，INR 1.13，APTT 41.9 s；肿瘤标志物：AFP 164 ng/mL，

CA199 27 U/mL，CA125 26.2 U/mL，CA153 8.84 U/mL、CA724 < 1.5 U/mL。免疫球蛋白：IgG 30.49 g/L，IgA 4.35 g/L，IgM 0.72 g/L，IgG4 0.209 g/L。血清蛋白电泳：γ 球蛋白 19.1%。补体 C3、C4 正常。风湿免疫抗体：ANA 1:320（+）（核颗粒型、胞质颗粒型）、ANA 滴度 1:1000、抗 ASMA（+）、Ro52（3+）、SSA（3+）、SSB（3+）、抗 SSA IgG > 200 U/mL、抗 SSB IgG > 200 U/mL，抗 LKM-1、抗 LC-1、抗 SLA/LP、dsDNA、sp100、gp210、SMA、ANCA 等自身免疫性肝病相关抗体（-）。甲肝、乙肝、丙肝、戊肝标志物（-）。EB 病毒：EA-IgG（-）、VCA-IgG（+）、EBNA-IgG（+）、EBV-IgM（-）、EBV DNA < 5.00E3。巨细胞病毒：CMV IgM（+）、CMV IgG（+）、CMV DNA < 1.00E3。单纯疱疹病毒抗体（-）。CRP 2.9 mg/L，PCT 0.215 ng/mL。铜蓝蛋白、血清铁、血铅等遗传代谢相关指标（-）。血常规、肾功、离子、血糖、血脂、甲功甲炎、尿便常规（-）。

全腹增强 CT（图 14-1）：胆囊壁水肿增厚，胆囊腔小，胆囊轮廓光滑，其内未见阳性结石；门静脉周围液性密度影；肝门部淋巴结肿大。

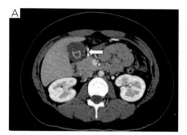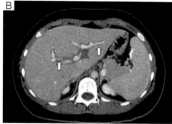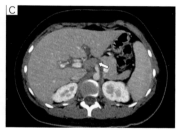

图 14-1 全腹增强 CT。A. 胆囊壁水肿增厚，胆囊腔小，胆囊轮廓光滑，其内未见阳性结石。B. 门静脉周围液性密度影。C. 肝门部淋巴结肿大

肺 CT：双肺未见异常。

肝胆脾超声及弹性成像：肝损伤超声所见，肝左、右叶交界处低回声考虑良性病变，第一肝门淋巴结肿大，胆囊壁水肿增厚，肝脏硬度值增高（8.1 kPa）。

Fibrotouch：肝脏硬度值 15.7 kPa，脂肪衰减值 219 dB/m。

MRCP（图 14-2）：肝内外胆管走行自然，管腔未见明显扩张，胆总管及左右肝管未见增厚、扩张、狭窄；胆囊壁水肿增厚。

腮腺超声：双侧腮腺大小正常，回声均匀，未见明显导管扩张。双侧腮腺内淋巴结显示（2 级）。

颌下腺超声：双侧颌下腺大小正常，回声均匀，未见明显导管扩张。双侧颌下腺未见明显占位性病变。

唾液腺 ECT：双侧腮腺、双侧颌下腺摄取功能、酸刺激后排泌功能正常；唾液腺自主排泌功能降低。

眼科检查：泪液分泌量：右眼 10 mm，左眼 2 mm；泪膜破裂时间：右眼 3 s，左眼 2 s；角膜染色：双眼（-），诊断符合双眼干眼症。

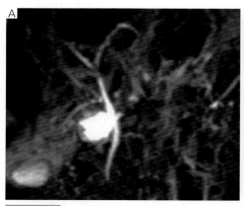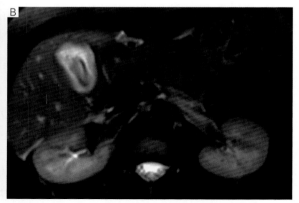

图 14-2 MRCP。A.肝内外胆管走行自然，管腔未见明显扩张，胆总管及左右肝管未见增厚、扩张、狭窄。B.胆囊壁水肿增厚

风湿免疫科会诊，考虑干燥综合征；高丙种球蛋白血症；免疫性肝损伤不除外。建议甲泼尼龙 40 mg，1 次 /d，静脉点滴 7 天，续贯激素口服治疗，肝功能好转后加用免疫抑制剂。

肝穿刺病理（图 14-3）：肝小叶结构完整，多处中央静脉周边可见灶状坏死改变，少数肝细胞内胆汁淤积改变，肝窦内散在浆细胞及中性粒细胞浸润；汇管区部分扩大，可见轻中度界面炎改变及淋巴细胞浸润，符合轻度瘀胆性肝炎伴小叶中央炎。结合临床，考虑药物性肝损伤伴自身免疫性肝炎。免疫组化结果：CK7（胆管 +），CK19（胆管 +），CD34（胆管 +）。（注：肝活检在激素治疗 1 周后进行）

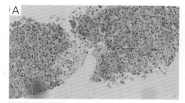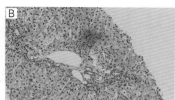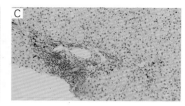

图 14-3 肝穿刺病理。A.中央静脉周围灶状坏死，轻度胆汁淤积。B.汇管区轻度界面炎。C.MUM1 染色可见显著淋巴及浆细胞浸润

▶ **确定诊断：**

急性胆囊炎；药物性肝损伤［急性，肝细胞损伤型，RUCAM 评分 5 分（可能），严重程度 3 级］；自身免疫性肝炎（诊断积分 7 分）；干燥综合征。

▶ **治疗方案：**

避免使用肝损伤药物；甲泼尼龙 40 mg，1 次 /d，静脉点滴，疗程 7 天，续贯甲泼尼龙加用硫唑嘌呤作为初治方案，即甲泼尼龙片 24 mg，1 次 /d，口服，每 2 周减量 4 mg，出现生化应答后加用硫唑嘌呤 50 mg，1 次 /d，口服，维持治疗过程中逐渐停用甲泼尼龙，以硫唑嘌呤单药维持治疗，并监测可能出现的不良反应；停用免疫抑制剂前建议二次肝组织活检评估疗效及复发风险；定期复查肝功能、自身抗体、免疫球蛋白等指标。

▶ **随访：**

患者入院后于 2021 年 8 月 20 日始应用甲泼尼龙 40 mg 静脉点滴，7 天，之后改为甲泼尼龙 24 mg，1 次 /d，口服，每 2 周减量 4 mg，定期复查肝功能及免疫球蛋白，于 2021 年 9 月 11 日复查指标均已显著降低，加用硫唑嘌呤 50 mg，1 次 /d，口服，2021 年 10 月 21 日复查各项指标均降至正常水平，无明显胆囊壁增厚，但是患者在恢复期间擅自停药，1 个月后复查肝功能及免疫球蛋白 IgG 水平再次明显升高，考虑自身免疫性肝炎复发，重新启动免疫抑制治疗，给予甲泼尼龙 24 mg，1 次 /d，口服，硫唑嘌呤 50 mg，1 次 /d，口服，2 周后复查指标均出现明显降低。（患者肝功能及免疫球蛋白随访见图 14-4）

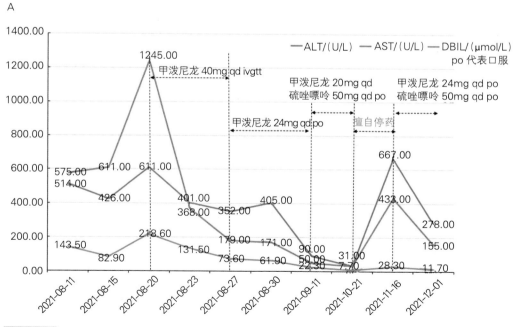

图 14-4 治疗期间肝功能（A）及 IgG（B）变化

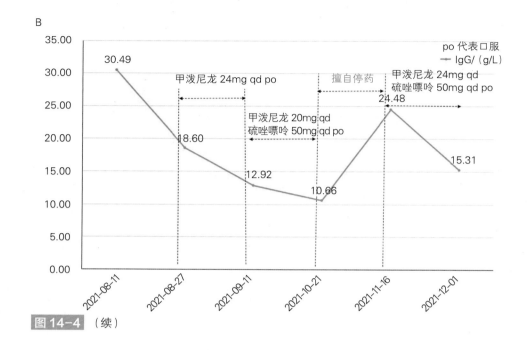

图 14-4 （续）

二、临床诊疗思维及体会

患者是一名年轻女性，以发热、右上腹不适和皮肤巩膜黄染为首发症状，同时查体伴有右上腹压痛及 Murphy 征阳性，实验室检查提示肝功能异常、胆红素升高，影像学检查提示胆囊壁水肿增厚，首先考虑患者存在急性胆囊炎的可能，立即给予抗感染以及保肝治疗，治疗 10 天后，患者急性胆囊炎症状好转，右上腹不适减轻，右上腹压痛阴性，Murphy 征阴性，但转氨酶水平以及直接胆红素进一步升高，同时胆囊壁增厚并没有明显改善，继而考虑患者是否存在其他的导致肝功能异常的原因。

临床上常见的引起肝功能异常的因素包括病毒、酒精、代谢、遗传、肿瘤、药物、免疫等。结合实验室检查结果不考虑病毒感染导致的肝损伤；患者无饮酒史，不考虑酒精相关的肝损伤；遗传代谢相关指标正常；AFP 升高考虑与急性肝损伤肝细胞再生相关，且影像学无恶性肿瘤的证据。患者既往存在止痛药物以及成分不明中药汤剂的用药史，考虑可能存在药物性肝损伤，RUCAM 评分 5 分；同时患者存在多项免疫指标异常以及腺体分泌异常的影像学证据，且具有口干、眼干症状以及牙齿多处变黑，局部碎片状脱落等免疫系统疾病常见的体征，因此考虑存在自身免疫性疾病，请风湿免疫科会诊考虑患者存在干燥综合征，建议激素控制病情进展。干燥综合征能够导致肝脏受累，但是该患者同时存在着以 ALT、AST 为主的转氨酶显著升高、ANA（+）、抗 ASMA（+）、IgG 水平显著升高，因此不排除同时合并有自身免疫性肝炎。为了进一步明确肝损伤的原因，患者在应用激素治疗1周后同意进行肝活检，病理结果提示药物性肝损伤伴自身免疫性肝炎治疗后改变。由于患者同时具备用药史以及不典型的自身免疫性肝炎病理学表现，在药物性肝损伤与自身免疫性肝炎的关系判定上存在难点，患者究竟是存在自身免疫性肝炎还是药物性肝损伤的自身免疫现象需要在长期的治疗和随访当中进行鉴别。患者在应用激素治疗2个月后出现完全应答，肝功能指标以及IgG水平均降至正常水平，但是患者在病情好转之后擅自停药，复查肝功能以及IgG水平再次明显升高，停药后复发的现象进一步支持自身免疫性肝炎的诊断，考虑疾病复发，再次重新启动免疫抑制治疗，相关指标好转。

结合以上病史、实验室检查、影像学检查以及肝穿刺病理，确定诊断：急性胆囊炎、药物性肝损伤［急性，肝细胞损伤型，RUCAM评分5分（可能）、严重程度3级］、自身免疫性肝炎（诊断积分7分）、干燥综合征。

三、诊疗现状

肝脏是一个具有免疫耐受性的淋巴器官，但是它也可能成为自身免疫性疾病的靶标。风湿病包括结缔组织疾病、血管炎、关节炎以及免疫介导性疾病等，其与肝脏之间的关系错综复杂，在免疫介导的风湿性疾病和自身免疫性肝病之间有显著的流行病学、遗传学和免疫学的重叠。大多数风湿性疾病可以表现为肝功能酶学指标异常，但是一般不会有明显的器质性病变，相关的肝脏病变很少进展为肝硬化，同时用于治疗风湿性疾病的药物也会影响肝脏。原发性的肝脏疾病也可能出现风湿病的一些临床表现，因此对于肝损伤原因的鉴别诊断存在一定的困难[1]。

干燥综合征是风湿病的一种，主要影响外分泌腺，如唾液腺、泪腺、胰腺等，诊断主要基于典型的口干、眼干症状，以及腺体和腺外的表现，流行病学显示干燥综合征在我国是一种常见的结缔组织病。25%的干燥综合征患者免疫破坏可能影响到非外分泌器官，肝脏是其最常见的靶点之一，因此干燥综合征肝损害在临床上非常常见，一项研究对59例干燥综合征患者进行了临床特征分析，发现49%的患者肝脏血清学检查异常，27%的患者存在肝脏疾病的临床证据[2-3]。与干燥综合征相关的肝脏疾病包括原发性胆汁性胆管炎、自身免疫性肝炎、原发性硬化性胆管炎、病毒性肝炎、肝硬化等，干燥综合征还具有IgG4相关疾病的特征，可以涉及胆胰管系统[1]。据国外不同研究报道，干燥综合征患者合并AIH的比例为1%~7%、合并PBC的比例为20%~80%[4-5]。我国对于干燥综合征与自身免疫性肝病关系的研究较少，浙江大学医学院附属第一医院在一项针对203例干燥综合征病例的分析中发现，33.5%的病例合并自身免疫性肝病，其中合并AIH的31例占比15.3%，合并PBC的37例占比18.2%[6]。可见AIH与PBC是干燥综合征最常合并的两种自身免疫性肝病。

自身免疫性肝炎（Autoimmune hepatitis，AIH）是一种女性人群发病为主的肝脏炎症性疾病，以血清自身抗体阳性、高免疫球蛋白 G 和 / 或 Y 球蛋白血症、肝组织学上存在界面性肝炎为特点，如不治疗常可导致肝硬化、肝衰竭[7]。AIH 的免疫学特征之一是血清抗体，AIH 可根据自身抗体的不同被分为 1 型 AIH、2 型 AIH 以及自身抗体阴性的 AIH，本例患者同时出现了 ANA，以及 ASMA 抗体（+），为 1 型 AIH，但无论分型如何，临床管理路径都是一致的。据报道，干燥综合征在 AIH 患者中的发病率为 1%～4%。在日本的一项涉及到 1056 例 AIH 患者的全国多中心研究中发现，干燥综合征是仅次于自身免疫性甲状腺炎的第二大最常见的并发肝外的自身免疫性疾病，发病率高达 7.2%[8]。研究认为 AIH 与干燥综合征均为自身免疫性疾病，对于肝脏、唾液腺的损害可能具有共同的病理生理基础[9]。在一项对 17 例肝功能酶学指标升高的干燥综合征患者的检查中发现，其中 9 例患者存在 AIH，这些患者的肝脏和唇涎腺活检的病理学提示两个器官的炎症反应是相似的，包括淋巴细胞和浆细胞浸润，以 CD3+T 细胞为主，这表明 AIH 与干燥综合征关系密切[10]。有时干燥综合征和 AIH 肝损害的临床表现非常相似，鉴别存在一定困难，若临床同时符合干燥综合征和 AIH 各自的诊断标准，更倾向于同时诊断干燥综合征和 AIH[6]。

本例患者诊治体会：①针对肝功能异常的患者，尤其是年轻女性患者，要考虑到自身免疫性疾病的可能性，且自身免疫性疾病可能累及多器官；②要详细地询问病史，不要放过任何一个细节，例如眼干、口干等症状就是找到确诊线索的关键；③当诊断遇到瓶颈时，肝组织学检查是诊断和鉴别诊断的重要手段之一；④ AIH 的治疗是一个长期的过程，严格随访定期复查能够及时发现疾病复发或者进展，及时调整用药。

四、专家点评

近年来自身免疫性肝病被广泛认知，其经常与肝外其他自身免疫性疾病同时存在。它们可能存在相似的临床表现以及一些共同的发病机制，有时在临床诊疗中难以鉴别，因此在临床上应该详细地采集病史，结合典型症状、体征、免疫指标、影像学指标甚至肝穿刺病理，在长期临床诊疗过程中进行动态观察和随访。本例患者为年轻女性，在问诊的过程中发现了口干、眼干等细节，由此发现了干燥综合征的线索，可见细微之处见真知；同时患者疑诊药物性肝损伤[11]以及 AIH，由于在肝穿刺前进行了激素治疗，可能使病理结果中 AIH 的表现不典型，因此患者免疫异常是药肝的自身免疫现象还是 AIH 受到质疑，但是经过长期随访，患者擅自停用激素后疾病复发，最终支持 AIH 的诊断，因此随访动态观察的重要性可见一斑。

参考文献

[1] Gebreselassie A, Aduli F, Howell CD. Rheumatologic Diseases and the Liver[J].Clin Liver Dis, 2019 May, 23（2）:247-261.

[2] Kaplan MJ, Ike RW. The liver is a common non-exocrine target in primary Sjogren's syndrome: a retrospective review[J]. BMC Gastroenterol, 2002, 2:21.

[3] Ramos-Casals M, Sanchez-Tapias JM, Pares A, et al. Characterization and differentiation of autoimmune versus viral liver involvement in patients with Sjogren's syndrome[J]. J Rheumatol, 2006, 33（8）:1593-1599.

[4] Wong GW, Heneghan MA. Association of Extrahepatic Manifestations withAutoimmune Hepatitis[J]. Dig Dis Sci, 2015, 33 Suppl 2:25-35.

[5] Jiang Y, Xu BH, Rodgers B, et al. Characteristics and InpatientOutcomes of Primary Biliary Cholangitis and Autoimmune Hepatitis OverlapSyndrome[J]. J Clin Transl Hepatol, 2021 Jun 28, 9（3）:392-398.

[6] 陈伟钱，戴小娜，余叶，等．原发性干燥综合征合并自身免疫性肝病的临床特点及预后分析 [J]. 北京大学学报（医学版），2020，52（05）:886-891.

[7] Krawitt EL. Autoimmune hepatitis[J]. N Engl J Med, 2006, 354:54-66.

[8] Abe M, Mashiba T, Zeniya M, et al. Autoimmune Hepatitis Study Group-Subgroup of the Intractable Hepato-Biliary Disease Study Group in Japan: Present status of autoimmune hepatitis in Japan: a nationwide survey[J]. J Gastroenterol, 2011, 46: 1136-1141.

[9] Oh HJ, Mok YM, Baek MS, et al. Co-development of autoimmune hepatitis andSjögren's syndrome triggered by the administration of herbal medicines[J]. Clin MolHepatol, 2013 Sep, 19（3）:305-308.

[10] Matsumoto T, Morizane T, Aoki Y, et al. Autoimmune hepatitis in primary Sjogren's syndrome: pathological study of the livers and labial salivary glands in 17 patients with primary Sjogren's syndrome[J]. Pathol Int, 2005, 55: 70-76.

[11] 中华医学会肝病学分会．药物性肝损伤诊治指南（2015 版）[J]，临床肝胆病杂志，2015，31（11）:1752-1768.

陈莫耶　林旭勇　李雪丹　李异玲

第四章　IgG4 相关性疾病

◆病例 15."看不清"的秘密

一、病例介绍

患者，男，50 岁，以"反复出现复视 14 年，视力下降 2 个月，剑突下疼痛 1 个月"为主诉入院。

摘要：

患者入院 14 年前开始反复出现无痛性眼周肿胀、复视，当时未有视力下降。患者因上述症状多次就诊于医院，曾诊断为"甲状腺功能正常的 Graves 眼病"及"炎性假瘤"，多次给予激素冲击甚至假瘤切除术及术后放疗，但患者预后不理想，多次复发（具体不详）。2 个月前出现视力进行性下降。1 个月前进食酸奶后出现剑突下疼痛，持续时间约 3 h，伴恶心、呕吐少量胃内容物，后自行好转。此后上述症状反复发作，多于饮食后出现，持续时间 2～3 min，可自行好转。患者因上述症状就诊于当地医院，化验结果为，ALT 144 U/L，AST 136.37 U/L，ALP 422 U/L，ALB 22.8 g/L，GGT 730 U/L。行彩超提示第一肝门处见淋巴结，双侧颈部淋巴结肿大，予中药治疗 10 天（具体不详），症状无明显好转，为求进一步诊治入笔者所在医院。患者排尿无力。近两个月体重下降 5 kg。既往史：鼻窦炎 30 年，哮喘 10 年，分泌性中耳炎 7 年，皮肤湿疹 7 年。已行鼻内镜术治疗鼻窦炎。

入院查体：神志清楚，发育正常，营养中等。左下颌、双颈部、双锁骨上窝，可触及多个肿大淋巴结，质中等，可活动，无疼痛。双眼睑水肿，左下眼睑包块，剑突下有压痛，无反跳痛及肌紧张，未触及包块。

在院诊治经过：

▶初步诊断：

视力障碍原因待查；肝功能异常原因待查。

　　入院后给予对症支持治疗，进一步完善相关化验及检查：肝功能：ALT 160 U/L，AST 142 U/L，GGT 742 U/L，ALP 467 U/L，DBIL 8.3 μmol/L，ALB 21.2 g/L，AMY 120 U/L，LPS 136.1 U/L，ESR 53 mm/h，CRP 2.9 mg/L，PCT 0.087 ng/mL。甲功甲炎：FT3 3.27 pmol/L，FT4 12.71 pmol/L，TSH 15.03 mIU/L，TPOAb 0.93 IU/mL，TGAb 11.27 IU/mL，T-SPOT（+），结明试验（-），IgG 85.44 g/L，IgG4 36.9 g/L，自身免疫性肝病抗原谱（AMA-M2、LKM-1、LC-1、SLA/LP、Ro-52、PML、sp100、gp210、M2-3 E）（-），血清蛋白电泳：Alb 17.3%，α1 1.6%，α2 3.9%，β 12.2%，γ 65%。免疫固定电泳：IgD、IgA、IgM、κ、λ 未见单克隆带，IgG 可见多克隆性。风湿抗体系列：ANA 1：100（+）胞质型、1：1000（-），dsDNA（-），AMA（-），SMA（-），补体：C3 0.42 g/L，C4 0.01 g/L。余 C 反应蛋白、免疫固定电泳、凝血四项、肝炎系列、病毒抗体系列、肿瘤标志物等未见明显异常。

　　眼压：右眼压为 14 mmHg，左眼压为 16 mmHg。视力：右眼 0.6，左眼 0.6-。30°视野：右下半部、右上半部和左颞下区缺陷。同视肌：左下斜肌麻痹。眼彩超：左、右眼玻璃体混浊。

　　眼眶 CT（图 15-1）：左侧下直肌稍粗，鼻旁窦炎。

　　肺 CT：纵隔及双侧腋窝淋巴结肿大。

　　全腹增强 CT：前列腺肥大钙化，双侧髂内血管周围增大淋巴结。

　　全身浅表淋巴结彩超：双颈部，双锁骨上窝，双锁骨下窝，颏下淋巴结，左腋窝、右腹股沟（3~4 级，可疑恶性）（图 15-2），右腋窝、左腹股沟（3 级）可见多发肿大淋巴结。左颌下腺低回声包块。

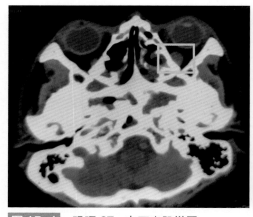
图 15-1　眼眶 CT：左下直肌增厚

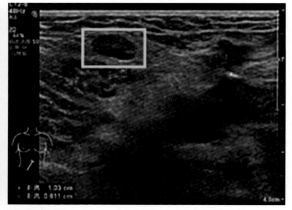
图 15-2　右腹股沟超声：淋巴结肿大

　　肝胆脾彩超：肝实质回声粗糙，肝脏硬度值增高（10.6 kPa）。

　　为进一步明确诊断，患者于局麻下行左侧腹股沟淋巴结切取活检，病理显示每高倍镜视野边缘窦中有 40 个以上的 IgG4 阳性细胞（×200，图 15-3），并且观察到散在的浆细胞浸润（×400，图 15-4），结合临床符合 IgG4 相关自身免疫性疾病累及淋巴结。免疫组化：CK（-），CD3（弥漫 +），CD20（生发中心 +），CD30（散在 +），Pax-5（生发中心 +），Bcl-2（滤泡 -），CD21（树突状细胞 +），CD68（散在 +），Ki-67（约 15%），CD138（局灶 +），CD38（部分 +），CD1a（散在 +），S-100（局灶 +），IgG4（被膜下窦及髓窦可见散在阳性细胞）。

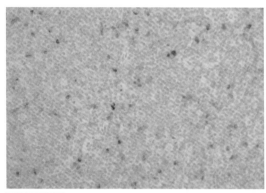

图 15-3 左侧腹股沟淋巴结病理：每高倍镜视野边缘窦中有 40 个以上 IgG4 阳性细胞（IgG4 染色，×200）

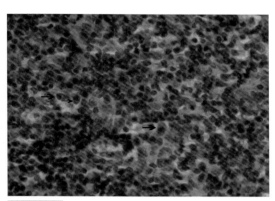

图 15-4 左侧腹股沟淋巴结病理：每高倍镜视野中可观察到散在浆细胞浸润（×400）

获得患者 2013 年于外院检查的双眼 MRI 平扫及增强，结果显示：双侧眼球外突，双侧眶内泪腺处及左眼眶下方见团块状稍长 T1、稍短 T2 信号，泪腺显示欠佳，相应水平眼外肌及眼球受压移位，局部眼外肌增粗、形态欠规整。注入 GD-DTPA 后，病灶呈中度对比强化，强化较均匀。从眼周肿物病理切片上我们能看到每高倍镜视野下 IgG4 阳性细胞大于 40 个（图 15-5），符合 IgG4 相关性疾病（IgG4-RD）的病理特点。

▶ **确定诊断：**

IgG4 相关性疾病（眼、颌下腺、鼻窦、中耳、肺、胆管、肝脏、胰腺、前列腺和淋巴结受累）。

▶ **治疗方案：**

给予甲泼尼龙 120 mg，1 次 /d，静脉点滴，4 天后改为 80 mg，1 次 /d，静脉点滴，3 天后改为 40 mg，1 次 /d，静脉点滴，4 天后予甲泼尼龙片 40 mg，1 次 /d，口服，同时给予改善肝功能、抑制胃酸分泌、补钙、补维生素 D 等辅助治疗。考虑存在结核菌潜伏感染，加用异烟肼 0.3 g，1 次 /d，口服预防肺结核。

▶**随访：**

口服甲泼尼龙片治疗 2 周后，双眼睑水肿减轻、左下眼睑包块减小，双颈部及左颌下淋巴结较前明显缩小，排尿症状较前有所改善，嗅觉较前略好转，听力改善，未再出现恶心呕吐症状。复查血结果，肝功能：ALT 90 U/L，AST 48 U/L，GGT 480 U/L，ALP 227 U/L，DBIL 3.3 μmol/L，ALB 29.2 g/L，AMY 55 U/L，LPS 26.6 U/L，IgG4 15.3 g/L。复查影像学结果，淋巴结彩超：双颈部、双锁骨上窝淋巴结显示（2 级），双颌下腺周围淋巴结略增大。视力：右 1.0，左 1.0-。眼眶 CT：增粗的左下直肌稍变窄（图15-6）。

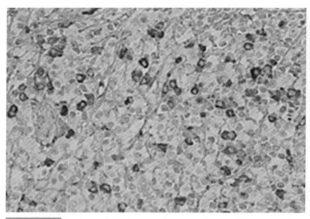 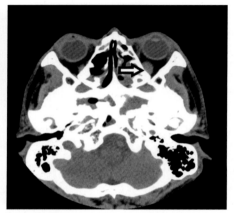

图15-5 眼周肿块病理：每高倍镜视野中有 40 个以上 IgG4 阳性细胞（IgG4 染色，×200）

图15-6 眼眶 CT：扩大的左下直肌轻微变窄

二、临床诊疗思维及体会

（1）患者为中年男性，入院前发现肝功能异常。对于引起肝功能异常的因素，临床上常见的有病毒、酒精、药物、免疫、肿瘤、遗传代谢等。结合病史及入院进行实验室检查，基本排除病毒、酒精、药物、遗传代谢所致肝损害。对于该患者，突出特点为病史较长，累及器官较多。对于多脏器受累的疾病高度怀疑自身免疫相关性疾病。

（2）结合以上考虑，排除基本检查外，需重点关注免疫相关指标，结果显示 IgG 及 IgG4 明显高于正常值，风湿抗体系列 ANA 1∶100（+）胞质型，补体 C3 及 C4 低于正常值；超声及腹部 CT 提示全身多处淋巴结肿大。对肿大淋巴结行穿刺活检取得病理结果是诊断的关键。每高倍镜视野下 IgG4 阳性细胞大于 10 个是 IgG4-RD 的病理特点。

（3）IgG4-RD 可累及胰腺、胆管、眼、泪腺、唾液腺、淋巴结、垂体腺、硬脑膜、甲状腺、肺、胸膜、乳腺、心包膜、主动脉、腹膜后、肾脏、前列腺及皮肤等多个部位。对于视力不清的症状，高度怀疑 IgG4-RD 累及眼。幸运的是，我们取得了既往眼周肿物的病理切片，特殊染色后证实了该诊断。2013 年未明确诊断可能是由于当时对该病的认识不足。

本例患者诊治体会：①在临床诊疗中，要仔细询问病史，对各器官症状及诊断，要综合考虑，整体判断；②随着对自身免疫病的认识，自身免疫相关性疾病近年来发病率呈上升趋势，在临床诊疗中应对该病引起重视；③病理对疾病的诊断及评估有非常重要的提示作用，无禁忌证的情况下积极进行穿刺活检检查；④重视治疗效果的评估和随访。

三、诊疗现状

IgG4 相关性疾病（IgG4-RD）概念的提出是基于自身免疫性胰腺炎（AIP）胰腺外病变的累及。Hamano 等[1-2] 在 2001 年报道了 AIP 患者血清 IgG4 浓度的升高，并在 2002 年发现胰腺和腹膜后组织中 IgG4 阳性浆细胞的浸润。2003 年 Kamisawa 等[3] 报道了 IgG4 阳性浆细胞浸润胰腺和胰腺外组织的 1 型 AIP，建议将其命名为 IgG4-RD。2011 年建立了 IgG4-RD 的诊断标准[4]。然而，关于 IgG4-RD 患病率的文章仍然很少。2016 年，日本全国流行病学调查显示 AIP 的患病率为 10.1/100 000[5]。

IgG4-RD 可累及胰腺、胆管、眼、泪腺、唾液腺、淋巴结、垂体腺、硬脑膜、甲状腺、肺、胸膜、乳腺、心包膜、主动脉、腹膜后、肾脏、前列腺及皮肤等多个部位。当病变出现在眼部时，称为 IgG4 相关性眼病（IgG4-ROD）。无痛性眼睑肿胀、轻度眼球突出和复视是 IgG4-ROD 的常见症状。由于视神经不易受累，视力受损是一种罕见的症状[6-7]。在报告的病例中，视力受损主要是由于周围肿块[8-11] 压迫视神经所致，而在本病例中未观察到这种压迫。另在一些文章中统计显示，IgG4-ROD 患者视神经损伤的原因包括视神经鞘发炎（46%）、眼外肌受压和假性肿瘤肿块（53%）、肥厚性脑膜炎（8%）和视交叉垂体受累（4%），患者可能同时表现出 2 个及以上视神经损伤的原因。这表明在研究 IgG4-ROD 的机制时，不应忽视视神经、脑膜和垂体的病理变化。

IgG4-RD 治疗方案包括应用糖皮质激素、免疫抑制剂、生物制剂和受累组织的手术切除。除禁忌证外，糖皮质激素被推荐为所有活动期或初次治疗的 IgG4-RD 患者诱导缓解的一线药物[12]。根据治疗自身免疫性胰腺炎的国际共识，强的松的初始剂量应为 0.6 ~ 1.0 mg/（kg·d），最小剂量为 20 mg/d。治疗效果可在 2 周后第一次评估。激素减量可在 2 ~ 4 周后进行，方案如下：每 1 ~ 2 周减少 5 ~ 10 mg/d，20 mg/d 后每 2 周减少 5 mg/d，直至停药[13]。缓解后复发的患者同样使用糖皮质激素治疗[12]。

四、专家点评

IgG4-RD 是一种较罕见的由免疫介导的慢性炎症伴纤维化疾病，累及器官广泛，临床表现多样，常被误诊。2011 年日本建立的 IgG4-RD 诊断标准是目前临床上应用最为广泛的标准。主要包括特征性临床表现、升高的 IgG4 水平，以及病理组织学。该文患者以视物不清为首发表现，通过多脏器受累的临床表现、升高的 IgG4 水平，以及肿大的淋巴组织活检病理确诊。其中淋巴组织活检病理起到关键作用。因此对于无禁忌证的患者，应积极行活检取得病理学证据。目前指南推荐激素治疗作为 IgG4-RD 的一线治疗方案，本文患者也取得良好疗效。

在临床诊疗过程中，对涉及多个脏器的、存在长期症状的患者，IgG4-RD 应被视为一种鉴别诊断。

参考文献

[1] Hamano H, Kawa S, Horiuchi A, et al, High serum IgG4 concentrations in patients with sclerosing pancreatitis[J]. N Engl J Med, 2001, 344: 732–738.

[2] Hamano H, Kawa S, Ochi Y, et al. Hydronephrosis associated with retroperitoneal fbrosis and sclerosing pancreatitis[J]. Lancet, 2002, 359: 1403–1404.

[3] Kamisawa T, Funata N, Hayashi Y, et al. A new clinicopathological entity of IgG4related autoimmune disease[J]. J Gastroenterol, 2003, 38: 982–984.

[4] Umehara H, Okazaki K, Masaki Y, et al. Comprehensive diagnostic criteria for IgG4related disease（IgG4RD），2011[J]. Mod Rheumatol, 2012, 22: 2130.

[5] Masamune A, Kikuta K, Hamada S, et al. Collaborators: Nationwide epidemiological survey of autoimmune pancreatitis in Japan in 2016[J]. J Gastroenterol, 2020, 55: 462–470.

[6] Andrew N, Kearney D, Selva D. IgG4related orbital disease: A metaanalysis and review[J]. Acta Ophthalmol, 2013, 91: 694–700.

[7] Kubota T, Moritani S. Orbital IgG4related disease: Clinical features and diagnosis[J]. ISRN Rheumatol, 2012: 412–896.

[8] Takahashi Y, Kitamura A, Kakizaki H. Bilateral optic nerve involvement in immunoglobulin G4related ophthalmic disease[J]. J Neuroophthalmol, 2014, 34: 1619.

[9] Takahira M, Ozawa Y, Kawano M, etal. Clinical Aspects of IgG4-Related Orbital Inflammation in a Case Series of Ocular Adnexal Lymphoproliferative Disorders. Int J Rheumatol. 2012; 2012: 635473.

[10] Ramirez L, D'Auria A, Popalzai A, et al. Bilateral vision loss secondary to pachymeningitis in a patient with IgG4related disease[J]. Front Neurol, 2014, 5: 192.

[11] Sogabe Y, Ohshima K, Azumi A, et al. Location and frequency of lesions in patients with IgG4related ophthalmic diseases[J]. Graefes Arch Clin Exp Ophthalmol, 2014, 252: 531–538.

[12] Khosroshahi A, Wallace ZS, Crowe JL, et al. International consensus guidance statement on the management and treatment of IgG4related disease[J]. Arthritis Rheumatol, 2015, 67: 1688–1699.

[13] Okazaki K, Chari ST, Frulloni L, et al. International consensus for the treatment of autoimmune pancreatitis[J]. Pancreatology, 2017, 17: 16.

王雪　林旭勇　李雪丹　李异玲

◆病例 16. 切或者不切？

一、病例介绍

患者，男，38 岁，以"上腹不适半个月，皮肤巩膜黄染 1 周"为主诉入院。

摘要：

患者半月前无明显诱因出现上腹不适，未在意，未诊治。1 周前，患者出现皮肤巩膜黄染，伴有尿色加深，在当地医院诊断为梗阻性黄疸，为求进一步诊治收入院。患者病来无发冷发热，无心慌，无恶心呕吐，无呕血、便血，一般精神状态可，饮食、睡眠正常，二便正常，近期体重无明显下降。既往健康，否认手术史，无吸烟、饮酒史，无家族性遗传代谢性疾病、肿瘤史。

入院查体：T 36.2 ℃，P 68 次 /min，R 16 次 /min，BP 120/70 mmHg。神志清楚，发育正常，皮肤巩膜略黄染。双肺呼吸音清，未闻及干湿啰音。心律齐，各瓣膜听诊区未闻及病理性杂音。腹软，无压痛、反跳痛及肌紧张，肝脾肋下未触及。双下肢无水肿。

外院化验：ALT 284 U/L，AST 142 U/L，GGT 837 U/L，ALB 45.7 g/L，TBIL 58.7 μmol/L，DBIL 40 μmol/L。

在院诊治经过：

▶ 初步诊断：

黄疸原因待查。

入院后进一步完善相关化验及检查：血免疫球蛋白 IgA、IgM 正常，IgG 18.2 g/L、IgG4 2.29 g/L，补体 C3、C4 正常，pANCA（-），ANA（-），AMA、AMA-M2、ASMA、SS-A、SS-B、dsDNA、LKM、LC-1、SLA/LP、Ro-52、Scl-70 等自身免疫性肝病相关抗体（-）；ALT 419 U/L，AST 142 U/L，GGT 1067 U/L，ALP 331 U/L，ALB 35.7 g/L，TBIL 95 μmol/L，DBIL 75 μmol/L，CA199 425 U/L，HGB 146 g/L，血 AMY 30 U/L，血 LPS 49.1 U/L。

肝胆脾彩超：脂肪肝超声所见，胆总管及肝内胆管增宽，胆囊形态饱满，其内充满胆泥。

MRCP（图 16-1）：胆道梗阻，梗阻于肝门部，肝门部胆管壁增厚、管腔狭窄，胆囊饱满，胆囊壁及胆囊管管壁增厚。

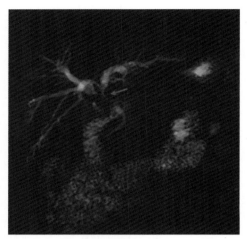

图 16-1   MRCP：胆道梗阻，梗阻于肝门部，肝门部胆管管腔狭窄

全腹增强 CT（图 16-2）；胆道梗阻，梗阻于肝门部，左右肝管、肝总管、胆总管管壁弥漫增厚。增强轻度强化，肝门部淋巴结肿大。

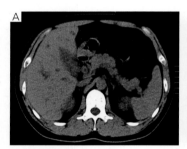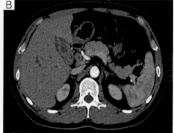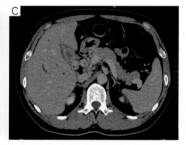

图 16-2   A ~ C. 增强 CT：胆道梗阻，梗阻于肝门部，左右肝管、肝总管、胆总管管壁弥漫增厚。增强轻度强化，肝门部淋巴结肿大

超声胃镜（图 16-3）：胆道梗阻，梗阻于肝门部，肝门部胆管壁增厚、管腔狭窄。

PET-CT（图 16-4）：肝门部明显核素凝聚，最大 SUV 值为 13.4，考虑诊断：肝门部胆管癌可能性大。

患者入院检查过程中，肝功能明显改变，胆红素升高较快（表 16-1）。

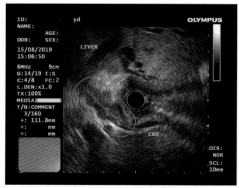

图 16-3   超声内镜：胆道梗阻，梗阻于肝门部，肝门部胆管壁增厚、管腔狭窄

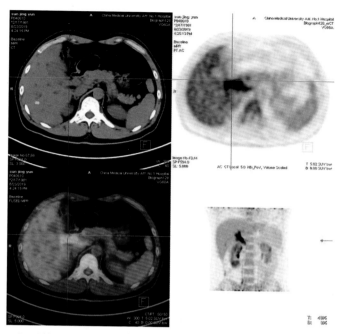

图 16-4　PET-CT 肝总管及胆总管 FDG 摄取增高影，最大 SUV 值为 13.4，相应部位 CT 示肝总管及胆总管增粗呈软组织密度影

表 16-1　患者入院后肝功能改变			
	2019-08-13	2019-08-16	2019-08-24
ALT/（U/L）	284	419	245
AST/（U/L）	231	157	107
ALP/（U/L）	242	331	327
GGT/（U/L）	837	1067	851
TBIL/（μmol/L）	58.7	95.9	188.2
DBIL/（μmol/L）	46.6	75.1	143.5
TP/（g/L）	60	58.9	59.5
ALB/（g/L）	38.7	35.7	35.6

▶ **确定诊断：**

肝门部胆管癌可能性大。

▶ **诊断依据：**

①进行性升高性黄疸；② CA199 明显升高；③ CT、MRCP 提示梗阻性黄疸；④ PET-CT 见肝门部明显核素凝聚。

▶ **治疗方案：**

2020 年 8 月 26 日手术。手术切除部分胆管长约 5cm，壁厚 0.5～0.8cm，管壁僵硬灰白（图 16-5）。术后病理（图 16-6）：可见轮辐状纤维化改变（图 16-6A），见大量浆细胞及嗜酸细胞浸润（图 16-6B），IgG 染色阳性（图 16-6C），IgG4 染色阳性（＞40个/HPF），且 IgG4/IgG＞40%（图 16-6D）。诊断：IgG4 相关硬化性胆管炎。

▶ **修订诊断：**

IgG4 相关硬化性胆管炎。

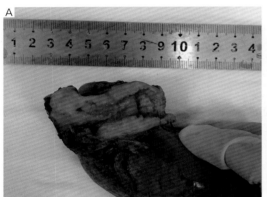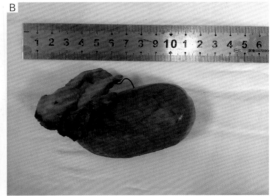

图 16-5　A、B. 手术切除部分胆管长约 5 cm，壁厚 0.5～0.8 cm，管腔僵硬灰白

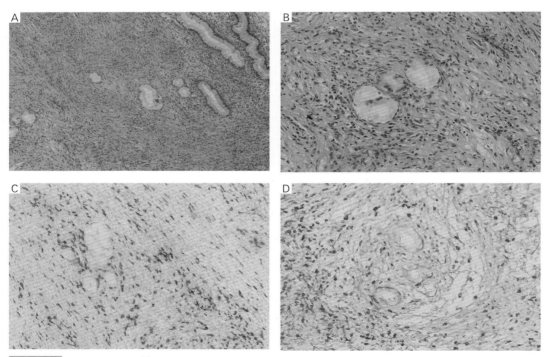

图 16-6　A～D. 术后病理：IgG4 相关硬化性胆管炎

▶ **术后治疗方案：**

甲泼尼龙片 24 mg，1 次 /d，口服，同时给予保护胃黏膜药物及补钙对症治疗。

▶ **随访：**

患者 IgG4 及肝功能明显下降至正常（图 16-7），目前处于甲泼尼龙片 4 mg，1 次 /d，口服，维持治疗中。

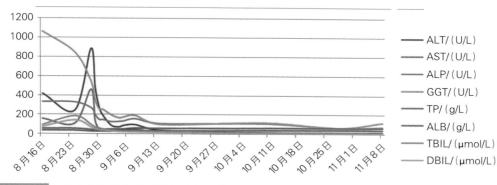

图 16-7　患者应用激素前后的肝功能改变

二、临床诊疗思维及体会

患者年轻，病史较短，胆红素进行性升高，考虑梗阻性黄疸，行肝胆脾增强 CT 及 MRCP 可见梗阻部位位于肝门部胆管。患者实验室检查显示肿瘤标志物明显升高，PET-CT 见肝门部核素明显聚集，IgG4 虽然升高，但升高幅度较小，从临床资料看，肝门部胆管癌可能性很大。但从术中大体标本与文献报道相比类似，还是符合 IgG4 相关性硬化性胆管炎。

本例患者诊治体会：①对于有单个或多个脏器受累并出现 IgG4 升高的患者，应考虑到 IgG4-RD 的可能；② IgG4-RD 与肿瘤鉴别困难，病理是诊断唯一的金标准；③对于可疑 IgG4-RD 患者，应采取多学科会诊的方式进行判断，尽量避免不必要的手术。

三、诊疗现状

IgG4 相关性疾病是一种免疫介导的纤维炎症性疾病，常累及多个器官，临床表现为肿块形成，组织损伤甚至导致受累器官衰竭。胰腺是第一个被发现有 IgG4 相关疾病的器官 [1]，但现在发现几乎每个器官系统中都会发生这种疾病 [2-3]：胆管系统、唾液腺、眼眶组织（如泪腺，眼外肌和眼球后间隙）、肾、肺、淋巴结、脑膜、主动脉、乳房、前列腺、甲状腺、心包、腹膜后和皮肤。随着对自身免疫性胰腺炎研究的深入，其合并胆管改变也越来越受到重视，起初认为其改变类似于原发性硬化性胆管炎，故将这种胆管病变命名为 AIP 相关性硬化性胆管炎，之后改为 IgG4 相关硬化性胆管炎。IgG4 相关硬化性胆管炎分四型[4]。1 型：狭窄仅累及胆总管下段。2 型：狭窄弥漫累及肝内外胆管。3 型：同时出现肝门部和胆总管下段狭窄。4 型：仅肝门部胆管狭窄。本例患者表现为肝门部胆管狭窄，符合 4 型。但患者肝门部肿块较大，核素浓聚，肿瘤标志物明显升高，胆红素快速上升，不能排除肿瘤性改变。

如何区分肿瘤与 IgG4-RD？首先需要有完整的临床病史、体格检查，以及有针对性的实验室检查和恰当的影像学检查。该患者进行性升高的胆红素，CA199 明显升高，CT、MRCP 提示梗阻性黄疸，PET-CT 见肝门部明显核素凝聚，不能给我们提供有效的鉴别诊断。其次，强烈建议根据活检病理结果确诊，从而排除恶性肿瘤以及与 IgG4-RD 具有相似临床表现和病理特征的疾病。该患者的其他器官未发现累及，尤其是不伴有 AIP 的 IgG4 相关胆管炎更为少见[5]，无法通过穿刺活检等手段取得材料进行病理诊断。通过手术取得材料进行病理检查是唯一方法。

有症状的活动性 IgG4-RD 患者均需治疗[6]，特别是胰腺、胆道、肾脏、肺部、中枢神经系统等重要脏器受累。早期治疗可防止炎症和纤维化造成的不可逆脏器损伤。无症状的重要脏器受累者，如病情活动且有进展时也需要治疗。糖皮质激素是治疗 IgG4-RD 的一线药物，可用于疾病的诱导缓解和维持阶段。经诱导缓解后，小剂量激素维持治疗可降低复发率，维持时间推荐 1～3 年。

四、专家点评

IgG4 相关性疾病是一种免疫介导的纤维炎症性疾病，在过去的 10 年里，作为一种系统性疾病，逐步被人们认识并接受，它将过去许多认为毫不相关的单个脏器损伤联系在了一起。显著的 IgG4 升高和肿块样病灶是本病最常见的临床表现，肿块样病变和持续性免疫炎症反应导致的纤维化可对受累脏器及其周围组织造成压迫和不可逆的损伤，甚至器官功能衰竭。此外，本病因肿块样病变易被误诊为肿瘤，导致部分患者接受不必要的手术治疗或放化疗[7-8]。在临床上，我们首先应该加强对本病的学习及认识，对肿块样疾病要考虑到 IgG4-RD 的可能性。其次，病理仍是诊断的金标准，判断并进行相关的病理活检才能进行有效的鉴别诊断。多学科协作是 IgG4-RD 诊断和治疗的关键。

IgG4 相关性疾病可累及全身多个脏器，在消化系统以自身免疫性胰腺炎和 IgG4 相关性胆管炎为主，两者常同时发生，单独以肝门部胆管受累的比较少见，影像学检查需要和肝门部胆管癌相鉴别，病理诊断是金标准。

参考文献

[1] Stone JH, Zen Y, Deshpande V. IgG4-related disease[J]. N Engl J Med, 2012, 366（6）:539-551.

[2] Wallace ZS, Deshpande V, Mattoo H, et al. IgG4-related disease: clinical and laboratory features in one hundred twenty-five patients[J]. Arthritis Rheumatol, 2015 Sep, 67（9）:2466-2475.

[3] Stone JH, Brito-Zeron P, Bosch X, et al. Diagnostic approach to the complexity of IgG4-related disease[J]. Mayo Clin Proc, 2015 Jul, 90（7）:927-939.

[4] Kamisawa T, Nakazawa T, Tazuma S, et al. Clinical practice guidelines for IgG4-related sclerosing cholangitis[J]. J Hepatobiliary Pancreat Sci, 2019, 26（1）:9-42.

[5] Tanaka A, Tazuma S, Okazaki K, et al. Takikawa H. Nationwide survey for primary sclerosing cholangitis and IgG4-related sclerosing cholangitis in Japan[J]. J Hepatobiliary Pancreat Sci, 2014 Jan, 21（1）:43-50.

[6] Khosroshahi A，Wallace ZS, Crowe JL，et al. Second International Symposium on IgG4-Related Disease. International Consensus Guidance Statement on the Management and Treatment of IgG4-Related Disease[J]. Arthritis Rheumatol, 2015 Jul, 67（7）:1688-1699.

[7] Gardner CS, Bashir MR, Marin D, et al. Diagnostic performance of imaging criteria for distinguishing autoimmune cholangiopathy from primary sclerosing cholangitis and bile duct malignancy[J]. Abdom Imaging, 2015 Oct, 40（8）:3052-3061.

[8] T akahiro Nakazamwa, Katasuyuki Miyabe, Itaru Naitoh. IgG4-Related Cholecystitits[J]. Diseastses of the Gullbladder, 2020 spr, 20（5）:1324-1356.

敖然　林旭勇　李雪丹　李异玲

◆病例 17. 究竟是谁惹的"黄"

一、病例介绍

患者，男，52 岁，以"尿黄伴腹胀 1 个多月，皮肤、巩膜黄染 20 天"为主诉入院。

摘要：

患者入院 1 个多月前无明显诱因出现尿色加深，如浓茶色，自觉腹胀，厌油，未予诊治。20 天前出现周身皮肤及巩膜黄染。外院 MRCP 提示：胆道高位梗阻，肝门部胆管占位，肝门部胆管癌可能性大（图 17-1）。肝功能，AST 96 U/L，ALT 189 U/L，ALP 385 U/L，GGT 878 U/L，TBIL 120.7 μmol/L，DBIL 50 μmol/L，为进一步系统诊治收入病房。否认肝炎、结核病史，否认长期大量饮酒史，否认中药、保健品等可疑肝损伤药物服用史。

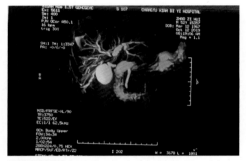

图 17-1 外院 MRCP：胆道高位梗阻，肝门部胆管占位，肝门部胆管癌可能性大

入院查体：T 36.5 ℃，P 70 次/min，R 16 次/min，BP 108/73 mmHg，BMI 24.7 kg/m²。神志清楚，精神状态可，巩膜及周身皮肤黄染。双侧颈部、锁骨上及腋窝可触及肿大的淋巴结，部分有压痛。心肺听诊未闻及明显异常。腹部平软，未扪及包块，无压痛、反跳痛及肌紧张，肝脾肋下未触及，移动性浊音阴性。双下肢无水肿。

在院诊治经过：

▶初步诊断：

梗阻性黄疸，肝门部胆管癌可能性大。

入院后给予对症保肝治疗，进一步完善相关化验及检查：肝功能：AST 57 U/L，ALT 139 U/L，ALP 326 U/L，GGT 497 U/L，TBIL 59.8 μmol/L，DBIL 47.8 μmol/L，ALB 39.3 g/L。IgG4：5.220 g/L。ANA 1：100（+）（核颗粒型）。血常规、凝血四项、肾功能、离子、尿酸、血淀粉酶、脂肪酶、肿瘤标志物、肝炎标志物、结明试验、军团菌抗体、病毒抗体系列、巨细胞病毒 DNA 定量、EB 病毒抗体及核酸测定、CRP、自身免疫性肝病抗原谱、SMA、AMA、免疫球蛋白、风湿三项、抗中性粒细胞胞质抗体 ANCA（1）（2）、补体（C3、C4）、T 细胞亚群等指标均未见异常。

　　肝胆脾增强 CT（图 17-2、图 17-3）：肝总管、左肝管起始处、右肝管及其分支管壁增厚，渐进性强化，肝内胆管轻度扩张，肝门部胆管癌可能性大，伴胆道高位梗阻；胰尾部改变，炎性病变不除外。

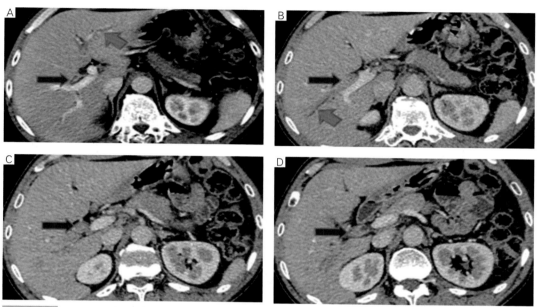

图 17-2　A ～ D. 肝胆脾增强 CT：肝总管、左肝管起始处、右肝管及其分支管壁增厚，渐进性强化，肝内胆管轻度扩张

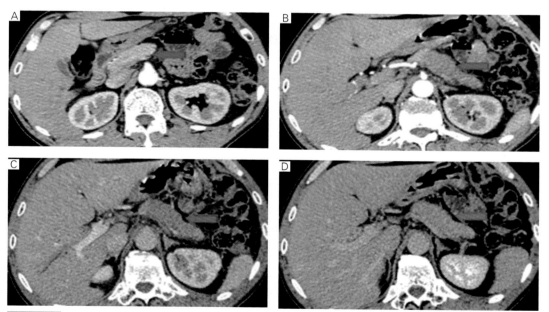

图 17-3　A ～ D. 肝胆脾增强 CT：胰腺体部饱满，边缘平直，轮廓欠光滑，轻度包壳样改变。增强后动脉期强化减低呈低密度，随延迟逐渐进一步强化，未见胰管扩张

MRCP（图 17-4）：肝门部胆管管腔狭窄，呈细线状显影，范围约 2.0 cm，以上肝内胆管扩张，胆道高位梗阻，肝门部胆管占位性病变所致可能性大。

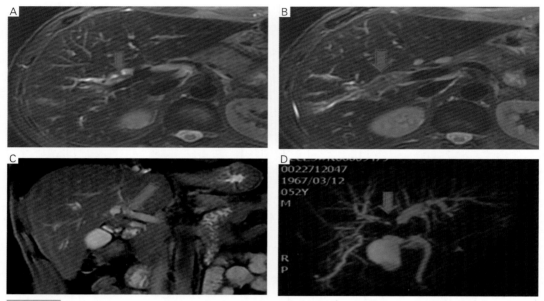

图 17-4　A ~ D. MRCP：胆管多节段管腔狭窄，管壁增厚累及范围较大，管壁增厚明显、欠规则、不对称

肝脏增强 MRI（图 17-5、图 17-6）：肝门部胆管管腔狭窄闭塞，渐进性明显强化，病变以上部位肝内胆管扩张，肝门部占位性病变，恶性不除外，胆管源性可能性大。

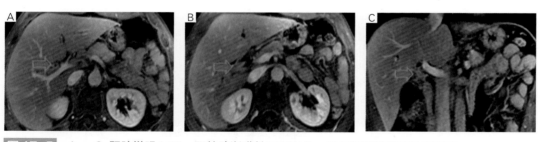

图 17-5　A ~ C. 肝脏增强 MRI：胆管壁渐进性明显强化，肝门部胆管管腔狭窄闭塞

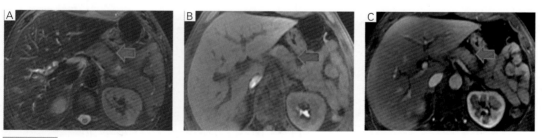

图 17-6　A ~ C. 肝脏增强 MRI：胰腺体部饱满、轮廓平直，T2 信号升高、T1 信号减低，增强后渐进性均匀强化，胰管未见扩张

甲状腺彩超、心彩超、肺 CT 未见明显异常。

浅表淋巴结彩超：双颈部、双侧锁骨上窝淋巴结肿大（4 级），双腋窝、双侧腹股沟区淋巴结显示（2 级）。

颌下腺彩超（图 17-7）：双侧颌下腺内低回声，不排除淋巴结，血流较丰富，左颌下旁低回声，不排除肿大淋巴结，回声减低不均匀，血流丰富。

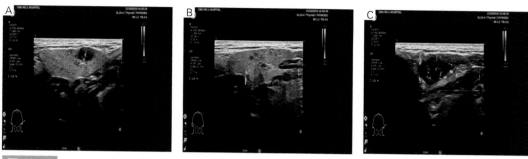

图 17-7　A ~ C. 颌下腺彩超：双侧颌下腺内低回声，不排除淋巴结，血流较丰富，左颌下旁低回声（2.82 cm×1.18 cm），不排除肿大淋巴结，回声减低不均匀，血流丰富

左颌下腺、左颌下淋巴结穿刺活检病理（图 17-8）：（左颌下腺）局灶纤维组织增生淋巴细胞浸润；（左颌下淋巴结）淋巴组织增生。

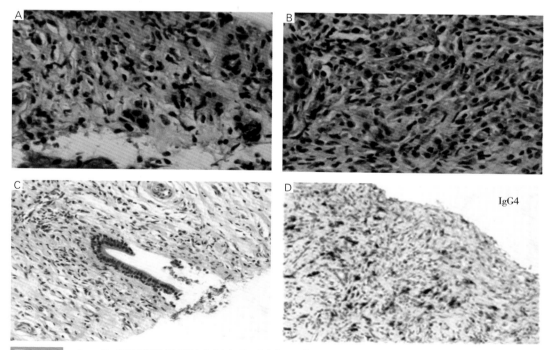

图 17-8　A ~ D. 颌下腺及淋巴结穿刺病理：（左颌下腺）局灶纤维组织增生淋巴细胞浸润；（左颌下淋巴结）淋巴组织增生

颌下腺：CK（上皮 +），CD3（+），CD20（+），Ki-67（5%+），IgG4（+75/HPF）。

颌下淋巴结：IgG4（+25 个 /HPF），CK（上皮 +），CD3（间区 +），CD20（滤泡 +），Ki-67（5%+）。

胃镜（图 17-9）：胃窦黏膜变薄，凹凸不平，符合萎缩性胃炎诊断。

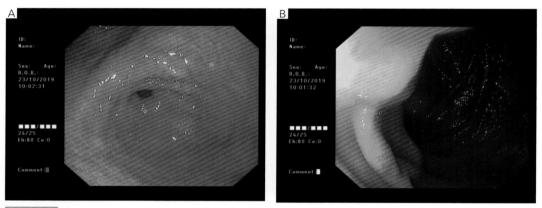

图 17-9　A、B. 胃镜：胃窦黏膜变薄，凹凸不平，十二指肠乳头大小及形态未见异常

胃镜病理（图 17-10）：（胃窦）胃黏膜下淋巴细胞浆细胞浸润。CK（上皮 +），CD3（+），CD20（+），CD138（+），Ki-67（10%+），IgG4（+75 个 /HPF）。

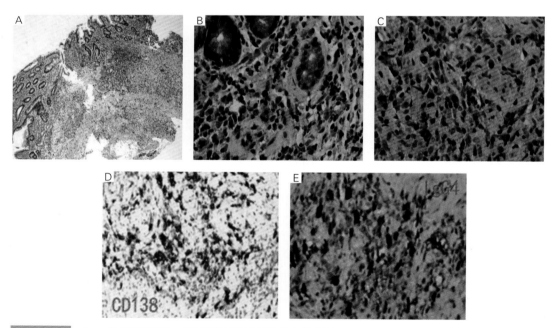

图 17-10　A ~ E. 胃镜病理：胃黏膜下淋巴细胞浆细胞浸润

▶ **确定诊断：**

IgG4 相关性疾病（胰腺、胆管、涎腺、胃受累）。

▶ **治疗方案：**

甲泼尼龙 40 mg，1 次 /d，静脉点滴，3 日后甲泼尼龙片 32 mg，1 次 /d，口服，口服保肝药，同时辅以抑酸、补钙、补 D 等减少激素不良反应的药物。

▶ **随防：**

出院后规律口服激素，逐渐减量，定期复查肝功能及 IgG4 亚型（图 17-11），服药 2 个月后化验指标基本恢复正常，无明显不适主诉症状。6 个月后复查肝胆脾增强 CT（图 17-12、图 17-13）显示胆管壁增厚消失，肝内胆管未见明显扩张，胰腺缩小，胰腺体直径从 2.4 cm 减少到 1.4 cm；复查 MRCP（图 17-14）提示胆总管显影良好，管径无增粗；复查胃镜，仍显示萎缩性胃炎，但胃黏膜组织活检的免疫组化显示 IgG4 染色阴性（图 17-15）。

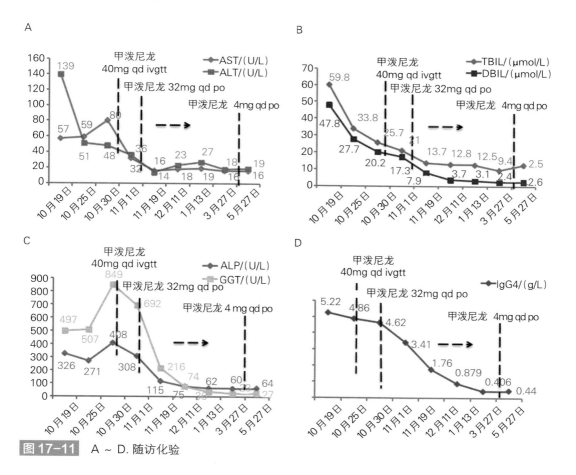

图 17-11　A ~ D. 随访化验

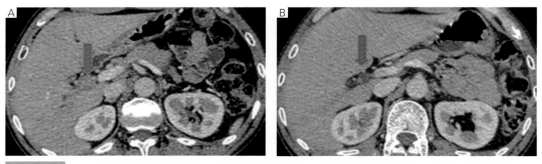

图 17-12 A、B. 随访复查增强 CT，治疗前后胆管对比：胆管管壁增厚消失，无肝内胆管扩张

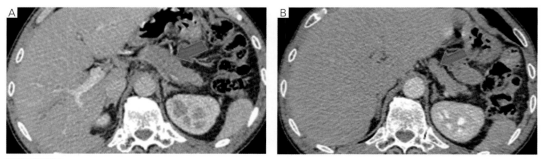

图 17-13 A、B. 随访复查增强 CT，治疗前后胰腺对比：胰腺缩小，胰腺体直径从 2.4 cm 减少到 1.4 cm

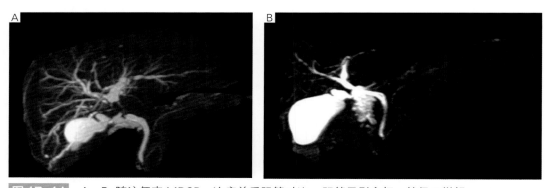

图 17-14 A、B. 随访复查 MRCP，治疗前后胆管对比：胆管显影良好，管径无增粗

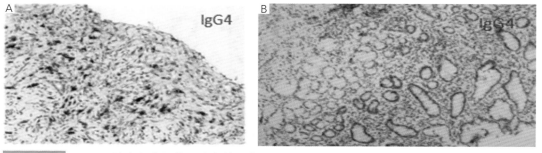

图 17-15 A、B. 随访复查胃镜，治疗前后病理 IgG4 染色对比：胃镜检查仍显示萎缩性胃炎，但胃黏膜组织活检的免疫组化显示 IgG4 阴性

二、临床诊疗思维及体会

（1）患者外院进行化验检查，检查结果提示为梗阻性黄疸、胆道占位可能大，引起胆道占位的常见因素包括肿瘤、结石、炎性病变、蛔虫、先天性狭窄等。患者中年男性，病史 20 余天，无发热、腹痛等不适症状，结合病史及入院后进行实验室检查，基本排除了胆道结石、蛔虫病及先天狭窄的可能，如何鉴别肿瘤与炎性病变成为关键。同时筛查了引起肝功能异常的常见原因，包括病毒、酒精、药物、免疫、肿瘤、遗传代谢等，患者无长期饮酒史及可疑肝损伤药物服用史，病史较短，完善化验结果未见以上引起肝损伤的原因。

（2）如何鉴别胆道肿瘤与炎性病变，围绕这个问题，复查了肝胆脾增强 CT 及 MRCP，请放射科医生会诊，胆管壁增厚、强化明显，欠规则、不对称，仍考虑胆道高位梗阻，肝门部胆管癌可能大，但胰腺体部饱满，边缘平直，轮廓欠光滑，轻度腊肠样改变，增强后动脉期强化减低呈低密度，随延迟逐渐进一步强化，符合典型自身免疫性胰腺炎改变。肝增强 MRI 亦提示肝门部占位、恶性可能大；符合自身免疫性胰腺炎改变。完善 IgG4 亚型，呈 2.5 倍以上升高，考虑 IgG4 相关性疾病，需要进一步寻找病理学依据，因肝门部胆管占位取病理比较困难，危险性大，无法完全排除胆管癌。

（3）如何鉴别 IgG4 相关性胆管炎与胆道恶性肿瘤？IgG4 相关性疾病常累及胰腺、胆道系统，也可累及唾液腺、泪腺、涎腺、甲状腺、淋巴结、心、肺、肾等周身多个器官，患者既往无口渴、消瘦或下颌肿大等典型临床表现，查体发现双侧颈部、锁骨上及腋窝可触及肿大淋巴结，部分有压痛，进一步为患者筛查可能受累的器官。通过胃镜检查进行穿刺活检，IgG4 染色均阳性且大于 10 个 /HPF，符合 IgG4 相关性疾病病理诊断标准，这也是我们发现的首例 IgG4 相关性疾病胃受累的病例。结合病理，诊断为 IgG4 相关性疾病：IgG4 相关胰腺炎，IgG4 相关涎腺炎，IgG4 相关胃病，IgG4 相关硬化性胆管炎可能大，结合影像学特点，胆管癌仍不能除外。经与患者及家属充分交代病情后，患者及家属暂不同意手术，决定按照 IgG4 相关性疾病开始激素治疗。治疗 2 个月临床症状基本消失，血清学指标恢复正常，治疗半年后影像学检查提示胆道梗阻表现完全消失，胃镜病理 IgG4 染色阴性。从治疗效果来看，排除了胆管癌的诊断，确定诊断为 IgG4 相关性疾病：IgG4 相关胰腺炎，IgG4 相关涎腺炎，IgG4 相关胃病，IgG4 相关硬化性胆管炎。

本例患者诊治体会：①胆道的占位性病变，伴有 IgG4 水平升高以及多脏器受累，要警惕 IgG4 相关性疾病累及胆管的可能；② IgG4 相关性疾病表现多种多样，可累及周身多个器官，应注意全面筛查，IgG4 相关性疾病胃受累比较少见，查阅文献发现 IgG4 相关性疾病可以累及胃，且仅累及胃一个器官，既往报道均为术后病理证实，多学多想，常常会有新的发现；③多学科协作可以开拓思路，帮助寻找蛛丝马迹；④在诊断没有完全明确的情况下，治疗后的随访是至关重要的。

三、诊疗现状

IgG4 相关性疾病（IgG4-RD）是一种由免疫介导的慢性、系统性、自身炎症性疾病，多为中老年男性发病[1]，可影响全身多个器官，受累脏器可出现肿瘤样病变甚至衰竭。该病的主要临床特征是受累器官肿胀、纤维化和硬化，患者血清 IgG4 水平显著增高，受累组织和器官大量淋巴细胞浸润，形成生发中心，特别是 IgG4 阳性浆细胞浸润突出。

IgG4-RD 一般无特异性的全身症状，相对常见的有乏力、体重减轻及发热，器官特异性的症状则常是肿块样占位及占位引起的其他表现，依据受累脏器不同包括腹痛、黄疸、干燥、呼吸困难等，且多数患者会出现多器官受累[2-3]。血清 IgG4 水平升高为 IgG4-RD 重要的实验室检查特征，但 3%~30% 的患者血清 IgG4 浓度可正常[4]，因此，IgG4-RD 的诊断中病理检查具有重要意义。

IgG4-RD 的诊断标准为：①一个或多个器官出现肿胀或肿块的临床表现；② IgG4 ≥ 1350 mg/L；③组织病理检查：Ⓐ显著的淋巴细胞、浆细胞浸润和纤维化；Ⓑ IgG4 阳性浆细胞浸润：IgG4 阳性 /IgG 阳性细胞 > 40%，且 IgG4 阳性浆细胞 > 10 个 /HPF。同时满足 3 项标准为确定诊断，满足①和③为很可能诊断，满足①和②为可能诊断[4-5]。

IgG4-RD 可同时性或异时性地影响几乎所有器官[6]，最常受累的器官是胰腺，表现为 1 型自身免疫性胰腺炎（Autoimmune pancreatitis，AIP）。根据血清 IgG4 水平 2 倍以上升高及胰腺弥漫性或局限性呈"腊肠样"肿胀、胰腺周围包壳样改变、随延迟渐进性强化等典型的影像学表现诊断不难[7]。目前认为约 25% 的 IgG4-RD 患者伴胆管受累，称为 IgG4 相关硬化性胆管炎（IgG4-related sclerosing cholangitis，IgG4-SC），根据影像学检查显示的胆管受累狭窄部位不同可分为四型：1 型（胆总管远端狭窄）、2 型［2a 型（胆总管远端及肝内胆管节段性狭窄）和 2b 型（胆总管末端及肝内胆管弥漫性狭窄）］、3 型（肝门部胆管及胆总管远端狭窄、4 型（肝门部胆管狭窄）[8]。其中 1 型最常见，约占 64%，应与胰腺癌和胆管癌相鉴别；2 型狭窄广泛分布于肝内外胆管，约占 13%（2a 型约 5%，2b 型约 8%），应与原发性硬化性胆管炎（Primary sclerosing cholangitis，PSC）相鉴别；3 型约占 10%，4 型约占 10%，均需与胆管癌和胆囊癌相鉴别[9]。约 80% 的 AIP 常同时合并胆管受累，但其中 4 型 IgG4-SC 与 AIP 伴发最为少见[10]，本例患者仅肝门部胆管受累，与胆管癌的鉴别是最难点。

仅靠影像学检查不能完全区分炎症与肿瘤。IgG4-SC 与胆管癌（Cholangiocarcinoma，

CC）具有相同的特征：一方面，这两种疾病都更容易发生在老年男性中，常表现为梗阻性黄疸、胆管壁增厚、管腔狭窄等，另一方面，两种疾病可以相互作用。自身免疫性疾病的持续炎症反应会促进癌症的发展，例如，与炎症相关的 IL-10 和其他细胞因子启动 IgG4 反应，并抑制 IgG4-SC 中的肿瘤反应性 T 细胞，加速胆管癌的发展[11]；相反，癌症可以诱发自身免疫性疾病作为副肿瘤综合征，因此，在临床工作中经常被误诊。然而，IgG4-SC 与 CC 之间仍存在一些显著性差异。在临床表现中，CC 患者可以有脂肪漏和腹痛，这在 IgG4-SC 患者中很少有报道[12]。CC 患者的肿瘤标志物的升高水平常高于 IgG4-SC，但血清 IgG4 升高水平不如 IgG4-SC 明显[13]，Oseini 等认为，血清 IgG4 浓度超过正常值上限的 4 倍，对 IgG4-SC 的诊断具有更强的特异性[14]。影像学检查可见 CC 患者的典型 CT 表现包括肝内胆道壁扩张，胆管不规则增厚，管腔内占位，肿瘤扩散、转移等，增强扫描胆道强化，门静脉期可见胆管壁轻度强化，延迟期可见肿瘤持续强化[15]；IgG4-SC 的 CT 表现多为肝内、肝外胆管弥漫性或局限性狭窄，管壁的增厚相对均匀，边界清晰。在增强扫描的延迟期可见均匀增强，无血管受累。最终区分这两种疾病的金标准依然是病理学诊断。IgG4-SC 表现为大量淋巴细胞浸润及大量 IgG4 阳性浆细胞浸润；胆管癌常表现为大量异常细胞的增殖，但因肿瘤种植的风险一般不推荐行穿刺活检，所以为两种疾病的鉴别又增加了难度。IgG4-SC 与 CC 的鉴别非常困难，也非常重要，这两种疾病的治疗和预后完全不同。大多数 IgG4-SC 患者可以用激素治疗，预后良好，而胆管癌的治疗效果并不确切，一线治疗仍是手术，预后较差。本例患者，结合其临床表现、血清学及影像学表现，我们倾向于 IgG4-SC 的诊断，但仍不能完全排除 CC 可能，经过与患者的充分沟通，选择了药物保守治疗。幸运的是，在该患者接受激素治疗后，病情明显改善，胆道梗阻表现完全消失，证明激素治疗是有效的，反过来帮助我们明确了诊断，排除了胆管癌的可能。

　　IgG4-RD 胃受累是本例患者诊治过程中我们的意外发现。查阅文献，IgG4-RD 胃受累的报道比较少见，一项 Meta 分析提示 IgG4-RD 与胃癌的相对危险度可达 1.69[16]。IgG4-RD 可以累及胃，且仅累及胃一个脏器，表现为孤立性的 IgG4 相关胃病[17]。Skorus 等汇总了自 2011 年至 2017 年间报道的共 9 例 IgG4 相关胃病患者，其中 8 例为黏膜下肿瘤，仅 1 例为胃溃疡，9 例中仅 3 例有胃肠道表现，所有患者均因怀疑恶性肿瘤，行手术切除后经病理确诊为 IgG4 相关胃病。Khan 等汇总了 IgG4-RD 单独、典型或非典型胃受累的 30 例病例，其中只有 40% 的患者有典型的胃受累表现。胃受累患者的病变表现以炎性肿瘤、溃疡、结节性病变、慢性胃炎和恶性病变为主[18]。

　　根据 2015 年 IgG4 相关疾病管理和治疗的国际共识指南[19]，所有出现临床症状的活动性 IgG4-RD 患者均需要治疗，病情严重者需紧急治疗，部分亚临床的 IgG4-RD 患者也需要治疗。在无激素禁忌证的情况下，对于所有活动性、未治疗的 IgG4-RD 患者，糖皮质激素是诱导缓解的一线药物。推荐糖皮质激素初始剂量为泼尼松 30 ~ 40 mg/d，剂量可根据患者体重或受累脏器的严重程度进行调整。初始剂量应维持 2～4 周，以后逐渐减量至最小维持量或停药。由于糖皮质激素递减或停用后，患者疾病复发风险较高，因此很多医师推荐使用低剂量糖皮质激素维持数年。临床改善至少需满足以下 3 项标准中的 2 项：①总体临床状态改善；②血清 IgG4 浓度显著降低；③影像学异常好转。免疫抑制剂可用于难治性或复发性糖皮质激素的患者，当患者因持续活动性疾病而不能递减糖皮质激素剂量时，应联合使用免疫抑制剂。有研究报道，糖皮质激素联合免疫抑制剂可有效诱导疾病缓解，显著减少疾病复发[20]。国外研究提示，用抗 CD20 单克隆抗体利妥昔单抗进行 B 细胞清除可有效治疗 IgG4-RD，对于部分传统治疗失败的患者可以选择该药[19]。

四、专家点评

IgG4-RD 因其临床表现多样，受累器官分布广泛，很容易被误诊和漏诊，所以临床工作中要重视多器官的筛查。该病例我们从发现自身免疫性胰腺炎开始，逐个筛查 IgG4-RD 常见的受累器官，发现了胰腺、胆管、涎腺受累情况，排除激素禁忌证的过程中进行胃镜检查又发现了胃受累。既往文献报道中 IgG4-RD 胃病均为怀疑恶性肿瘤、进行手术治疗后才发现并非恶性病变，而是 IgG4-RD 胃受累。早期发现各脏器受累情况，不仅可以避免不必要的手术，且可以大大提高患者的预后，提高生存质量。糖皮质激素治疗是 IgG4-RD 的一线治疗药物，多数患者治疗反应良好，只是在治疗过程中，我们不仅要注意激素的副作用，还要注意减少初始剂量的时间及维持治疗的时间，避免减量过早、过快导致病情反复或复发。

参考文献

[1] Sánchez-Oro R, Alonso-Muñoz EM, Martí Romero L. Review of IgG4-related disease[J].Gastroenterol Hepatol, 2019, 42（10）:638-647.

[2] Wallace ZS, Deshpande V, Mattoo H, et al. IgG4-related disease: clinical and laboratory features in one hundred twenty-five patients[J]. Arthritis Rheumatol, 2015 Sep, 67（9）:2466-2475.

[3] Stone JH, Brito-Zeron P, Bosch X, et al. Diagnostic approach to the complexity of IgG4-related disease[J]. Mayo Clin Proc, 2015 Jul, 90（7）:927-939.

[4] Khosroshahi A, Wallace ZS, Crowe JL, et al. Second International Symposium on IgG4-Related Disease. International Consensus Guidance Statement on the Management and Treatment of IgG4-Related Disease[J]. Arthritis Rheumatol, 2015, 67（7）:1688-1699.

[5] Umehara H, Okazaki K, Masaki Y, et al. Comprehensive diagnostic criteria for IgG4-related disease（IgG4-RD）, 2011[J]. Mod Rheumatol, 2012, 22（1）:21-30.

[6] Maritati F，Peyronel F, Vaglio A. IgG4-related disease: a clinical perspective[J]. Rheumatology（Oxford）, 2020 May 1, 59（Suppl 3）:iii123-iii131.

[7] Ogawa1 H, Takehara1 Y, Naganawa S. Imaging diagnosis of autoimmune pancreatitis: computed tomography and magnetic resonance imaging[J]. J Med Ultrason（2001）, 2021 Oct, 48（4）:565-571.

[8] Kamisawa T, Nakazawa T, Tazuma S, et al. Clinical practice guidelines for IgG4-related sclerosing cholangitis[J].

J Hepatobiliary Pancreat Sci, 2019, 26（1）:9–42.

[9] Tanaka A, Tazuma S, Okazaki K, et al. Clinical features，response to treatment，and outcomes of IgG4-related sclerosing cholangitis[J]. Clin Gastroenterol Hapatol, 2017 Jun, 15（6）:920–926.

[10] Tanaka A, Tazuma S, Okazaki K, et al. Nationwide survey for primary sclerosing cholangitis and IgG4-related sclerosing cholangitis in Japan[J]. J Hepatobiliary Pancreat Sci, 2014 Jan, 21（1）:43–50.

[11] Harada K, Nakanuma Y. Cholangiocarcinoma with respect to IgG4 Reaction[J]. Int J Hepatol, 2014, 2014:803876.

[12] Zhang YA, Shen XZ, Zhu JM, et al. Extensive Metastatic Cholangiocarcinoma Associated With IgG4-Related Sclerosing Cholangitis Misdiagnosed as Isolated IgG4-Related Sclerosing Cholangitis[J]. Medicine（Baltimore）, 2015 Nov, 94（45）:e2052.

[13] Ghazale A, Chari ST, Zhang LZ, et al. Immunoglobulin G4-associated cholangitis: clinical profile and response to therapy[J]. Gastroenterology, 2008 Mar,（3）:134:706–715.

[14] Oseini1 AM, Chaiteerakij R, Shire AM, et al. Utility of serum immunoglobulin G4 in distinguishing immunoglobulin G4-associated cholangitis from cholangiocarcinoma[J]. Hepatology, 2011 Sep, 54（3）:940–948.

[15] Gardner CS, Bashir MR, Marin D, et al. Diagnostic performance of imaging criteria for distinguishing autoimmune cholangiopathy from primary sclerosing cholangitis and bile duct malignancy[J]. Abdom Imaging, 2015 Oct, 40（8）:3052–3061.

[16] Song M, Latorre G, Ivanovic-Zuvic D, et al. Autoimmune Diseases and Gastric Cancer Risk: A Systematic Review and Meta-Analysis[J]. Cancer Res Treat, 2019 Jul, 51（3）:841–850.

[17] Skorus U, Kenig J, Mastalerz K. IgG4-related disease manifesting as an isolated gastric lesion- a literature review[J]. Pol Przegl Chir, 2018 Jun, 90（4）:41–45.

[18] Khan S, Zhu LP, Jiang K, et al. Immunoglobulin G4-Related Disease Manifesting as Isolated, Typical, and Nontypical Gastroesophageal Lesion: A Research of Literature Review[J]. Digestion, 2020, 101（5）:506–521.

[19] Khosroshahi A, Wallace ZS, Crowe JL, et al. Second International Symposium on IgG4-Related Disease. International Consensus Guidance Statement on the Management and Treatment of IgG4-Related Disease[J]. Arthritis Rheumatol, 2015 Jul, 67（7）:1688–1699.

[20] Gardner CS, Bashir MR, Marin D, et al. Diagnostic performance of imaging criteria for distinguishing autoimmune cholangiopathy from primary sclerosing cholangitis and bile duct malignancy[J]. Abdom Imaging, 2015 Oct, 40（8）:3052–3061.

金星　林旭勇　李雪丹　李昇玲

◆病例 18. 腹部不适的另一种可能

一、病例介绍

患者，男，46 岁，以"间断左上腹不适 3 个月"为主诉入院。

摘要：

患者 3 个月前食用油腻食物后出现左上腹不适，未在意。2 个月前体检中行 MRCP 及胰腺 MRI 增强提示：胰腺体尾部病变，考虑胰腺炎，肝右叶异常强化灶，遂于笔者所在医院肝胆外科入院诊治，化验结果发现：IgG4 2.310 g/L，CA199 24.20 U/mL，并行胰腺 CT 平扫 + 增强（64 排）：胰体尾增粗，密度欠均匀，CT 值约为 43 HU，增强扫描胰体呈不均匀弱强化，增强扫描 CT 值约为 63 HU，局部可见片状弱强化区，范围直径约 1.8 cm，胰体尾周围可见模糊斑片影，略呈包膜样。并行超声内镜引导下胰腺肿物穿刺，结果提示：纤维组织内可见少量萎缩的腺体，伴有较多淋巴细胞浸润，不排除自身免疫性胰腺炎，为求进一步明确诊断于笔者所在科室就诊。病来无发热，无厌食，乏力，无腹泻，饮食睡眠可，近 2 个月体重减轻 5 kg。既往体健。

入院查体：T 36.6 ℃，P 94 次 /min，R 16 次 /min，BP 148/95 mmHg。神志清楚，皮肤及巩膜无黄染。双肺呼吸音清，未闻及干湿啰音。心律齐，各瓣膜听诊区未闻及病理性杂音。腹软，无压痛、反跳痛及肌紧张，肝脾肋下未触及。双下肢无水肿。

在院诊治经过：

▶ 初步诊断：

胰腺体尾部病变（IgG4 相关性胰腺炎可能性大）。

入院后给予患者完善自身免疫性胰腺炎相关的检查：

血常规：WBC 4.09×10^9/L，NE 2.58×10^9/L，NE 63.1%，RBC 4.62×10^{12}/L，HGB 147 g/L，PLT 151×10^9/L，凝血功能：PT 12.9 s，PTA 104%，APTT 39.8 s，Fg 3.35。肝功能：ALT 21 U/L，AST 17 U/L，ALP 74 U/L，GGT 13 U/L，ALB 43.8 g/L，TBIL 12.9 μmol/L，DBIL 4.1 μmol/L，IgG4 2.190 g/L。胰腺增强 CT（图 18-1）：胰体尾增粗，密度欠均匀，CT 值约为 43HU，增强扫描胰体呈不均匀弱强化，增强扫描 CT 值约为 63HU，局部可见片状弱强化区，范围直径约 1.8 cm，胰体尾周围可见模糊斑片影，略呈包膜样。

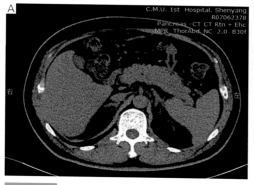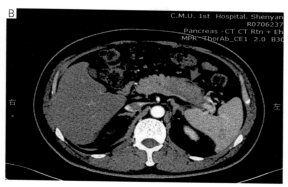

图 18-1 A、B.胰腺增强 CT

颌下腺超声造影：右侧颌下腺超声造影后考虑为自身免疫性胰腺炎改变，并且行超声引导下右侧颌下腺腺体穿刺活检。

活检结果提示：轮辐状纤维增生伴淋巴组织增生，及淋巴浆细胞浸润，符合 IgG4 相关性疾病。

颌下腺免疫组化结果（图 18-2）：涎腺腺体周围见大量淋巴细胞及浆样细胞浸润，淋巴形成，热点区 IgG4 阳性细胞 > 40 个 /HPF，CD38（浆细胞 +），IgG4（> 40 个 / HPF），ALK P80（-），CD3（T 细胞 +），CD20（B 细胞 +），CK（PAN）（上皮 +），CD68（组织细胞 +），Pax-5（B 细胞 +）。

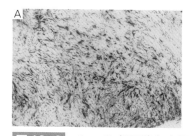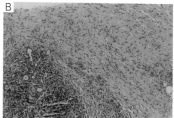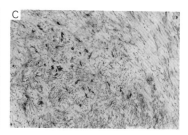

图 18-2 A ~ C.颌下腺免疫组化结果

胰腺尾部低回声病灶超声造影检查：考虑为自身免疫性炎性改变，并且行超声引导下胰体尾部低回声病灶穿刺活检。

活检结果提示：纤维增生伴淋巴浆细胞浸润。

胰腺免疫组化结果（图 18-3）：胰腺腺体周围见大量淋巴细胞及浆样细胞浸润，符合 IgG4 相关胰腺炎，热点区 IgG4 阳性细胞 > 40 个 /HPF，CD38（浆细胞 +），IgG4（> 40 个 /HPF），CD3（T 细胞 +），CD20（B 细胞 +），CK（PAN）（上皮 +），Ki-67（10%+）。

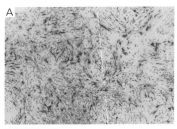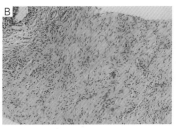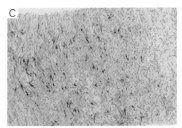

图 18-3　A ~ C. 胰腺穿刺病理：符合 IgG4 相关胰腺炎表现

并且行腮腺超声检查：双侧腮腺内淋巴结显示，双侧颌下腺回声改变，注意自身免疫性疾病，双侧颌下腺周围低回声，淋巴结？

▶ **确定诊断：**

IgG4 相关性疾病（胰腺、涎腺受累）。

▶ **治疗方案：**

甲泼尼龙 48 mg，1 次 /d，口服，2 周减 1 片，减至 4 mg 维持至今，同时给予保护胃、补钙、补维生素药物治疗。

▶ **随访：**

IgG4（图 18-4A）及 CA199（图 18-4B）随访见图 18-4。患者于 2022-2-10 复查上腹平扫 CT（图 18-5）：胰腺形态、密度未见异常。

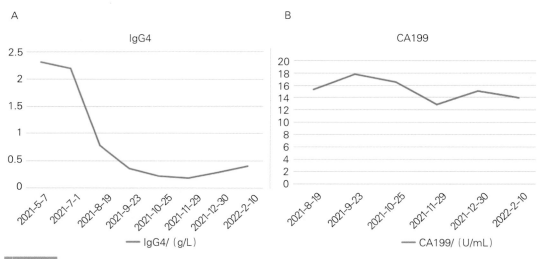

图 18-4　A、B. IgG4 及 CA199 随访

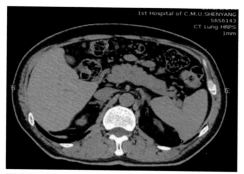

图 18-5 胰腺形态、密度未见异常

二、临床诊疗思维及体会

（1）该患者为中年男性，4 个月前仅出现一次进食油腻后的左上腹不适病史，后因症状缓解，未在意，1 个月因常规体检，行腹部的影像检查发现了胰腺体尾部的病变，该病变可能为炎性改变（即胰腺炎），胰腺炎按照发病的急骤与否分为急性胰腺炎和慢性胰腺炎，因病史时间较长考虑为慢性的病变，按照病因分类又可分为胆源性胰腺炎、酒精性胰腺炎、高脂血症性胰腺炎、自身免疫性胰腺炎、胰腺术后的胰腺炎、遗传性胰腺炎等，但患者既往无胆石症病史，仅偶尔饮酒，但发病前无饮酒史，体检中血脂处于较正常范围，无近期手术史，因此，患者缺乏常见的引起胰腺炎的病因，但中年男性患者，不能排除肿瘤性因素，遂于医院肝胆外科进一步就诊明确病因，必要时行手术治疗。

（2）围绕如何鉴别胰腺的肿瘤与炎性病变，完善了病变部位的病理活检，结果提示了有较多的淋巴细胞浸润，纤维组织内可见少量萎缩性的腺体，CD38（散在 +），IgG4 1 个细胞 +10 个 /HPF，不排除自身免疫性胰腺炎，病理结果不支持肿瘤性的诊断，而是考虑与免疫因素相关的自身免疫性胰腺炎。

（3）自身免疫性胰腺炎是由自身免疫介导的、以胰腺肿大和胰管不规则狭窄为特征的一种特殊类型的慢性胰腺炎。因该病多出现 IgG4 升高，且除胰腺外也可累及胆道系统、唾液腺、泪腺、涎腺、甲状腺、淋巴结、心、肺、肾等周身多个器官，我们须进一步为患者筛查可能受累的器官。如超声造影下引导的胰腺及下颌腺的活检检查，病理结果提示了 IgG4 阳性且＞ 20 个 /HPF，符合 IgG4 相关性疾病病理诊断标准，但无腮腺的受累。结合病理，诊断为 IgG4 相关性疾病：IgG4 相关胰腺炎可能性大，IgG4 相关涎腺炎可能性大。

本例患者诊治体会：遇到胰腺占位伴有 IgG4 升高的病例一定警惕 AIP 的诊断；超声引导下穿刺的阳性率优于超声内镜引导下细针穿刺；激素治疗的应答对于明确诊断具有重要意义。

三、诊疗现状

IgG4 相关性疾病（IgG4-RD）是一种由免疫介导的慢性、系统性、自身炎症性疾病，多为中老年男性发病[1]，可影响全身多个器官，受累脏器可出现肿瘤样病变甚至衰竭。该病的主要临床特征是受累器官肿胀、纤维化和硬化，患者血清 IgG4 水平显著增高，受累组织和器官大量淋巴细胞浸润，形成生发中心，特别是 IgG4 阳性浆细胞浸润突出。

IgG4-RD 一般无特异性的全身症状，相对常见的有乏力、体重减轻及发热，器官特异性的症状则常是肿块样占位及占位引起的其他表现，依据受累脏器不同包括腹痛、黄疸、干燥、呼吸困难等，且多数患者会出现多器官受累[2-3]。血清 IgG4 水平升高为 IgG4-RD 重要的实验室检查特征，但 3%～30% 的患者血清 IgG4 浓度可正常[4]，因此，IgG4-RD 的诊断中病理检查具有重要意义。

IgG4-RD 的诊断标准为：①一个或多个器官出现肿胀或肿块的临床表现；②IgG4 ≥ 1350 mg/L；③组织病理检查：Ⓐ显著的淋巴细胞、浆细胞浸润和纤维化；Ⓑ IgG4 阳性浆细胞浸润：IgG4 阳性/IgG 阳性细胞＞40%，且 IgG4 阳性浆细胞＞10 个/每高倍视野。同时满足 3 项标准为确定诊断，满足①和③为很可能诊断，满足①和②为可能诊断[4-5]。

IgG4-RD 可同时性或异时性地影响几乎所有器官[6]，最常受累的器官是胰腺，表现为 1 型自身免疫性胰腺炎（Autoimmune pancreatitis，AIP）。目前 IgG4-AIP 的诊断主要依靠临床表现、血清学、影像学及病理学特点和治疗反应等综合评估。腹部超声、CT、MRI、MRCP、ERCP、超声内镜、PET-CT 等常用于影像学诊断。典型影像学表现为胰腺弥漫性肿大伴增强延迟、多发性主胰管狭窄且不伴远端胰管扩张，胰腺外器官影像学特点主要为节段性或多发性胆管狭窄、腹膜后纤维化等。胰腺病理学特点为病变组织导管周围大量淋巴浆细胞浸润伴钙化，大量 IgG4 阳性细胞浸润（＞10 个/高倍镜视野），席纹状纤维化、闭塞性脉管炎等，胰腺外器官病变组织学也可表现为上述特征。该类疾病激素治疗反应良好，2 周内可见胰腺影像学明显好转，胰腺及胰腺外器官病变明显改善。

有时 IgG4-AIP 与胰腺癌鉴别困难，二者均可表现为无痛性黄疸，且部分胰腺癌患者也可伴有血清 IgG4 水平升高。van Heerde 等[7]提出，CA199＜74 U/mL 且 IgG4＞1.0 g/L 可用于鉴别 IgG4-AIP 和胰腺癌，敏感度 94%，特异度 100%。对于 CA199 变化不明显或轻度升高的胰腺癌患者，仍会漏诊或误诊。IgG4-AIP 特征性 CT 表现为"腊肠形"胰腺弥漫性肿大，并常伴有胰腺外器官受累表现；胰腺癌常表现为局部低密度肿块伴胰管扩张、远端胰腺萎缩等。对于鉴别困难的 IgG4-AIP，超声内镜和穿刺活检有助于进一步判断胰腺占位性质。

根据 2015 年 IgG4 相关性疾病管理和治疗的国际共识指南[4]，所有出现临床症状的活动性 IgG4-RD 患者均需要治疗，病情严重者需紧急治疗，部分亚临床的 IgG4-RD 患者也需要治疗。在无激素禁忌证的情况下，对于所有活动性、未治疗的 IgG4-RD 患者，糖皮质激素是诱导缓解的一线药物。推荐糖皮质激素初始剂量为泼尼松 30～40 mg/d，剂量可根据患者体重或受累脏器的严重程度进行调整。初始剂量应维持 2～4 周，以后逐渐减量至最小维持量或停药。由于糖皮质激素递减或停用后，患者疾病复发风险较高，因此很多医师推荐使用低剂量糖皮质激素维持数年。临床改善至少需满足以下 3 项标准中的 2 项：①总体临床状态改善；②血清 IgG4 浓度显著降低；③影像学异常好转。免疫抑制剂可用于难治性或复发性糖皮质激素的患者，当患者因持续活动性疾病而不能递减糖皮质激素剂量时，应联合使用免疫抑制剂。有研究报道，糖皮质激素联合免疫抑制剂可有效诱导疾病缓解，显著减少疾病复发[8]。国外研究提示，用抗 CD20 单克隆抗体利妥昔单抗进行 B 细胞清除可有效治疗 IgG4-RD，对于部分传统治疗失败的患者可以选择该药[4]。

四、专家点评

IgG4-RD 总体发病率较低，好发于老年男性，且因其临床表现多样，受累器官分布广泛，很容易被误诊和漏诊，所以临床工作中要重视多器官的筛查。AIP 引起的临床表现与胰腺恶性肿瘤鉴别困难，但以激素治疗为主，绝大多数患者不需要进行手术干预。该病例诊疗中我们从发现胰体尾部病变开始，逐个筛查 IgG4-RD 常见的受累器官，又发现了涎腺受累情况。糖皮质激素是 IgG4-RD 的一线治疗药物，多数患者治疗反应良好，只是在治疗过程中，我们不仅要注意激素的副作用，还要注意减少初始剂量的时间及维持治疗的时间，避免减量过早、过快导致病情反复或复发。

参考文献

[1] Sánchez-Oro R, Alonso-Muñoz EM, Martí Romero L. Review of IgG4-related disease[J].Gastroenterol Hepatol, 2019, 42（10）:638-647.

[2] Wallace ZS, Deshpande V, Mattoo H, et al. IgG4-related disease: clinical and laboratory features in one hundred twenty-five patients[J]. Arthritis Rheumatol, 2015 Sep, 67（9）:2466-2475.

[3] Stone JH, Brito-Zeron P, Bosch X, et al. Diagnostic approach to the complexity of IgG4-related disease[J]. Mayo Clin Proc, 2015 Jul, 90（7）:927-939.

[4] Khosroshahi A, Wallace ZS, Crowe JL, et al. Second International Symposium on IgG4-Related Disease. International Consensus Guidance Statement on the Management and Treatment of IgG4-Related Disease[J]. Arthritis Rheumatol, 2015, 67（7）:1688-1699.

[5] Umehara H, Okazaki K, Masaki Y, et al. Comprehensive diagnostic criteria for IgG4-related disease（IgG4-RD）, 2011[J]. Mod Rheumatol, 2012, 22（1）:21-30.

[6] Maritati F, Peyronel F, Vaglio A. IgG4-related disease: a clinical perspective[J]. Rheumatology (Oxford), 2020 May 1, 59 (Suppl 3) :iii123-iii131.

[7] van Heerde MJ, Buijs J, Hansen BE, et al. Serum level of Ca19-9 increases ability of IgG4 test to distinguish patients with autoimmune pancreatitis from those with pancreatic carcinoma[J]. Dig Dis Sci，2014, 59 (6) :1322-1329.

[8] Gardner CS, Bashir MR, Marin D, et al. Diagnostic performance of imaging criteria for distinguishing autoimmune cholangiopathy from primary sclerosing cholangitis and bile duct malignancy[J]. Abdom Imaging, 2015 Oct, 40 (8) :3052-3061.

孙菁　林旭勇　李雪丹　李异玲

◆病例 19. 少年的烦恼

一、病例介绍

患者，男，18 岁，以"发现肝功能异常 26 个月"为主诉入院。

摘要：

患者 26 个月前于学校体检时发现肝功能异常（具体不详），无不适症状，于当地医院给予保肝治疗。20 个月前于某三甲医院住院，化验肝功能，ALT 189 U/L，AST 107 U/L，ALP 549.7 U/L，GGT 166 U/L，TBA 64.78 μmol/L，免疫球蛋白 IgG 36.14 g/L，IgG4 13.8 g/L，血清蛋白电泳 γ 球蛋白 39.2%，肝炎标志物、肿瘤标志物、抗核抗体、抗线粒体抗体、免疫固定电泳均（−），骨髓细胞形态未见明显异常。肝脏增强磁共振成像 +MRCP：肝脾大，肝实质信号不均，肝门部淋巴结增大，肝内胆管略宽。考虑为"IgG4 相关性疾病，自身免疫性肝病"，给予熊去氧胆酸、天晴甘平保肝治疗，2020 年 4 月于笔者所在医院风湿免疫科门诊加用甲泼尼龙片 24 mg，1 次 /d，口服，吗替麦考酚酯 0.25 g，3 次 /d，口服。17 个月前于笔者所在医院风湿免疫科住院复查，化验肝功能 ALT 78 U/L，AST 30 U/L，ALP 319 U/L，GGT 254 U/L，TBA 27 μmol/L，免疫球蛋白 IgG 25.1 g/L，IgG4 6.99 g/L，血清蛋白电泳 γ 球蛋白 28.5%，ANA 1∶100（+），PR3–ANCA 阳性，细胞因子：IL–2 14.77 pg/mL，IL–4 13.58 pg/mL，IL–6 105.95 pg/mL，IL–10 14.8 pg/mL，IL–17 39.92 pg/mL，IFN–γ 55.61 pg/mL，TNF–α 5.94 pg/mL，便隐血阳性。MRCP：胆囊轻度增大，胆总管下段及胰管显示欠佳。肺 HRCT：右侧心膈角区淋巴结增大。全腹增强 CT：胰腺饱满，肝内外胆管略扩张，胆总管末端壁略厚。结肠管壁节段性增厚，周围多发淋巴结。腹膜后、肝门部、肠系膜及盆腔多发淋巴结，部分增大。纤维结肠镜：全结肠膜充血水肿，连续分布，可见点状糜烂，右半结肠明显，取材 2 块。诊断：结肠炎。肠镜病理：黏膜深层淋巴细胞和浆细胞聚集、充血、糜烂，轻度隐窝炎及隐窝周围炎，刚果红染色（−）。诊断：IgG4 相关性疾病，溃疡性结肠炎（初期）。治疗上给予：甲泼尼龙片 24 mg，1 次 /d，口服，吗替麦考酚酯 250 mg，3 次 /d，口服，熊去氧胆酸 0.25 g，3 次 /d，口服，同时给予补钙、保护胃黏膜治疗，针对肠炎给予复方谷氨酰胺 2 粒，3 次 /d，口服。此后规律复查，激素逐渐减量，约 10 天减半片。4 个月前于笔者所在医院门诊复查：ALT 119 U/L，AST 146 U/L，ALP 133 U/L，GGT 165 U/L，IgG 24.49 g/L，IgG4 5.3 g/L，激素减量至 8 mg，1 次 /d，口服，吗替麦考酚酯加至 1250 mg/d，加用来氟米特 20 mg，晚一次口服。1个月前于笔者所在医院门诊复查：ALT 136 U/L，AST 156 U/L，ALP 124 U/L，GGT 179 U/L，IgG 25.55 g/L，IgG4 5.58 g/L。患者病来无咳嗽、咳痰及咯血，无胸痛、呼吸困难，无腹痛，无关节肿痛，饮食睡眠可，无尿频、尿急、尿痛，大便不成形，2～3次/d，偶有便中带鲜血。近期体重增加约10 kg，为明确肝功能异常原因收入院。否认高血压、冠心病、糖尿病病史，否认吸烟、饮酒史，无家族性遗传代谢性疾病病史、无肿瘤史。

入院查体：T 36.5 ℃，P 100次/min，R 16次/min，BP 120/80 mmHg，BMI 30 kg/m^2。神志清楚，周身皮肤黏膜及巩膜无黄染。双肺呼吸音清，未闻及干湿啰音。心律齐，各瓣膜听诊区未闻及病理性杂音。腹软，无压痛、反跳痛及肌紧张，肝脾肋下未触及。双下肢无水肿。

在院诊治经过：

▶ **初步诊断：**

肝功能异常；IgG4相关性疾病可能性大；溃疡性结肠炎。

入院后继续甲泼尼龙片、吗替麦考酚酯、熊去氧胆酸口服，并完善相关化验及检查，血常规正常，CRP 16.5 mg/L，PCT 0.073 ng/mL，肝功能：ALT 164 U/L，AST 218 U/L，ALP 149 U/L，GGT 189 U/L，TBA 26 μmol/L，免疫球蛋白IgG 25.73 g/L，IgM 2.21 g/L，IgG4 5.61 g/L，血尿酸486 μmol/L，血清 β_2 微球蛋白测定2.29 mg/L，细胞因子：IL-6 22.12 pg/mL，IL-10 5.02 pg/mL，TNF-α 5.94 pg/mL，ANA 1∶100（+），PR3-ANCA（+），AMA、AMA-M2、ASMA、SS-A、SS-B、dsDNA、LKM、LC-1、SLA/LP、Ro-52、Scl-70等自身免疫性肝病相关抗体阴性，肝炎标志物、CMV DNA、EBV核酸、肿瘤标志物、心肌酶谱、甲功甲炎、补体、结明试验、T-SPOT未见明显异常，血尿免疫固定电泳未见单克隆带，尿本周氏蛋白阴性，便隐血阳性。

浅表淋巴结超声：双颈部、双侧腹股沟淋巴结回声（2级），双锁骨上窝、颏下淋巴结回声（3级）。

腺体超声：双侧腮腺、颌下腺、舌下腺、泪腺未见明显异常，甲状腺未见确切占位性所见。

肝胆脾胰彩超：肝实质回声粗糙，胆管壁增厚欠光滑，胆总管正常高值，内欠清晰，脾大。

心脏超声：心内结构及血流未见异常，静息状态下左室整体收缩功能正常。

双肾输尿管膀胱超声：未见异常。

肺增强CT：无明显异常。

全腹增强CT（图19-1）：胰腺大小、形态、密度无明显异常，肝内胆管略扩张，结肠周围、腹膜后、肝门部、肠系膜及盆腔多发淋巴结，部分增大。

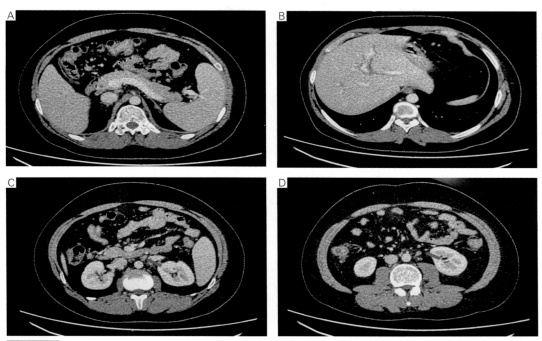

图 19-1　A. 胰腺大小、形态、密度无明显异常。B. 肝内胆管略扩张。C、D. 结肠周围、腹膜后、肝门部、肠系膜及盆腔多发淋巴结，部分增大

MRCP（图 19-2）：肝内胆管稍扩张。

纤维胃十二指肠镜：浅表性胃炎。

纤维结肠镜（图 19-3）：盲肠有一 0.7 cm 大小的无蒂息肉，活检 2 块，全结肠黏膜充血水肿及针状糜烂，血管网模糊，未见溃疡，局部可见白色瘢痕及炎性指状息肉（主要分布降结肠），病变连续分布，距肛缘约 15 cm 活检 5 块。诊断：IgG4 相关性肠炎？溃疡性结肠炎？盲肠息肉。

肠镜病理（图 19-4）：（盲肠、乙状结肠）慢性炎症，大量浆细胞及嗜酸粒细胞浸润，符合 IgG4 相关性疾病累及，IgG（+），约 30 个 /HPF+。

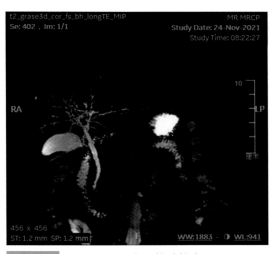

图 19-2　MRCP：肝内胆管稍扩张

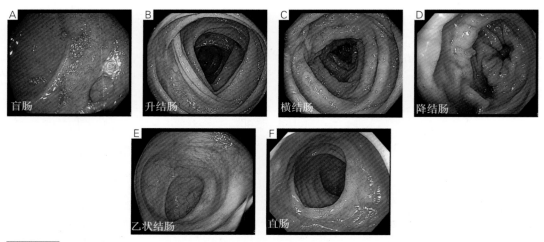

图 19-3 A ~ F. 纤维结肠镜：IgG4 相关性肠炎？溃疡性结肠炎？盲肠息肉

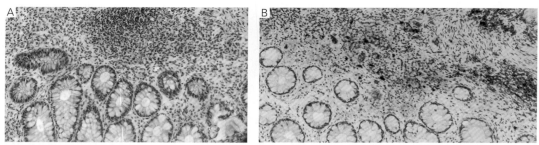

图 19-4 A. 结肠慢性炎症，大量浆细胞及嗜酸粒细胞浸润。B. 符合 IgG4 相关性疾病累及，IgG (+)，约 30 个 /HPF+

肝穿病理（图 19-5）：肝穿刺组织共见 15 个中小汇管区，小叶结构尚可辨（图 19-5A，HE）。主要病变为多数汇管区扩大，轻中度炎性细胞浸润，以单个核细胞为主，浆细胞较易见，轻度界面炎；多数汇管区小胆管可辨，小胆管增生与个别小胆管缺失同时存在，一处膈胆管可见典型洋葱皮样纤维化（图 19-5B，Masson），未见明显细胆管反应，汇管区周围可见 CK7 阳性肝细胞（图 19-5C，CK7）；汇管区间质纤维组织增生，纤维短隔形成（图 19-5D，网织）。小叶内可见点灶状坏死，可见中央静脉周围纤维化，有形成桥接纤维化的趋势。铜、铁染色阴性，个别浆细胞 IgG4 染色阳性。病理－临床诊断：IgG4 相关硬化性胆管炎。

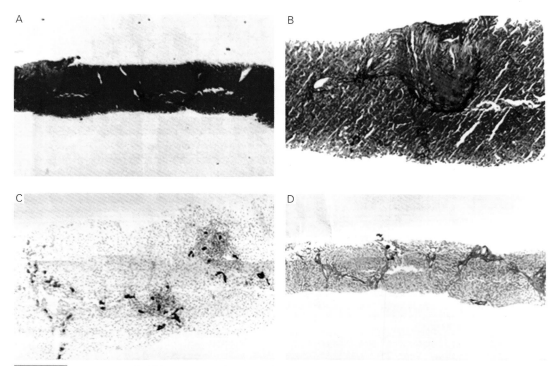

图 19-5 A ~ D. 肝穿刺病理：IgG4 相关硬化性胆管炎

▶ **确定诊断：**

IgG4 相关性疾病（肝脏、胆管、肠道、胰腺受累）。

▶ **治疗方案：**

强的松 50 mg 日一次口服，硫唑嘌呤 100 mg 日一次口服，熊去氧胆酸 0.5 日两次口服，联合益生菌、复方谷氨酰胺及补铁、补钙、保护胃黏膜等治疗。

▶ **随防：**

出院后定期复查肝功（图 19-6），3 个月后复查肠镜：盲肠见一枚 0.7 cm 无蒂息肉，并行内镜下息肉圈套切除，余结肠黏膜光滑，未见糜烂、溃疡及新生物。回收息肉病理（图 19-7）：A：慢性炎症，大量浆细胞及嗜酸性粒细胞浸润，B：IgG4 热点区达 40 个 /HPF，符合 IgG4 相关性疾病。

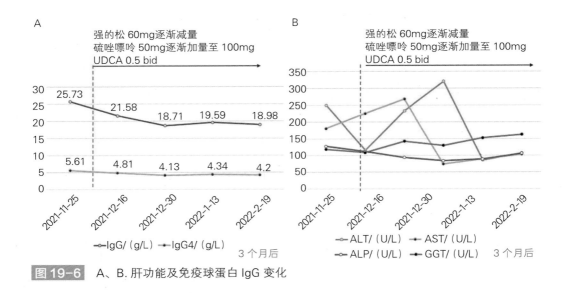

图 19-6 A、B. 肝功能及免疫球蛋白 IgG 变化

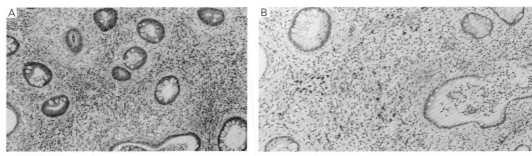

图 19-7 A、B. 盲肠息肉病理：慢性炎症，大量浆细胞及嗜酸性粒细胞浸润（A），IgG4（+）（B），符合 IgG4 相关性疾病

二、临床诊疗思维及体会

（1）年轻男患，既往体健，以体检发现肝功能异常就诊，经对症保肝治疗半年仍有肝功异常，曾于外院化验除外了常见的病毒、酒精、药物、遗传代谢等常见肝功异常原因，由于免疫球蛋白 IgG 及 IgG4 明显增高，影像学显示胰腺形态饱满、胆总管末端壁略增厚，分析患者肝功异常原因可能为 IgG4 相关疾病累及肝脏、胆管或是同时合并自身免疫性肝病，但患者于院外按照 IgG4 相关性疾病应用激素及免疫抑制剂规律治疗后，免疫球蛋白 IgG 及 IgG4 有明显下降趋势，但肝功酶学仍然异常，进一步分析肝损伤原因：①代谢相关脂肪性肝病，患者应用激素后体重明显增加，BMI 达到 30，肝纤维化及脂肪含量测定提示有脂肪肝；②自身免疫性肝病，如 AIH、PBC、PSC 或是重叠综合征，以及患者有肝功酶学的异常，免疫球蛋白 IgG 的增高，自身抗体阳性；③药物性

肝损伤，免疫抑制剂比如来氟米特引起肝损伤也是有过临床报告的，以上需要肝穿病理进一步明确诊断。

（2）患者同时伴有大便不成型，便潜血阳性，肠镜显示全结肠黏膜炎症，鉴别诊断：溃疡性结肠炎、淀粉样变性肠病和 IgG4 相关性胃肠病。患者既往腹部磁共振有肝脾增大的表现，但血尿免疫固定电泳、骨髓细胞形态及肠道刚果红染色阴性，基本除外淀粉样变性肠病。2020 年 6 月肠镜病理提示溃疡性结肠炎初期改变，但此次入院肠镜盲肠可见息肉隆起，病理提示大量浆细胞及嗜酸性粒细胞浸润，IgG4 染色 30 个 /HPF，考虑 IgG4 相关性疾病累及肠道。并且通过随访，3 个月后复查肠镜全结肠黏膜光滑，肠道炎症全部消失，行肠镜下盲肠息肉切除，切除息肉病理证实为 IgG4 浸入（热点区达 40 个 /HPF），符合 IgG4 相关性疾病，随访进一步证实肠道炎症为 IgG4 相关性肠炎。

（3）肝穿病理特点为胆管周围洋葱皮样纤维化，汇管区慢性炎症，胆管增生与缺失相伴，个别汇管区浆细胞表达 IgG4，再结合临床因此考虑 IgG4 相关性硬化性胆管炎，由 IgG4 相关疾病一元论解释患者肝功能、免疫指标及肠道表现。

本例患者诊治体会：①临床治疗过程中，当有些化验不能用现有疾病解释或治疗效果不满意时，需要及时重新评估病情，及时更改治疗方案；②肝穿活检是不明原因肝损伤明确诊断的重要手段，尤其是对复杂肝病的诊断必要条件；③随访在疾病的诊治过程中至关重要。

三、诊疗现状

IgG4-RD 是一种由免疫介导的慢性炎症伴纤维化的疾病，主要组织病理表现为以 IgG4+ 浆细胞为主的淋巴、浆细胞浸润，并伴有席纹状纤维化、闭塞性静脉炎和嗜酸性粒细胞浸润[1]。该病几乎可累及全身的各个部位，少数患者仅有单个器官受累，而大多数患者则同时或先后出现多个器官病变。显著升高的血清 IgG4 水平和肿块样病灶是本病最常见的临床表现，肿块样病变和持续性免疫炎症反应导致的纤维化可对受累脏器及其周围组织造成压迫和不可逆的损伤，甚至器官功能衰竭。2011 年日本制定的 IgG4-RD 临床综合诊断标准[2] 是临床应用最广泛的标注之一，在该标准中，当单个或多个器官出现特征性弥漫性 / 局限性肿胀或肿块，并伴有血清 IgG4 水平升高或 IgG4 相关的组织学表现时，可诊断为 IgG4-RD。2019 年美国风湿病学会 / 欧洲抗风湿病联盟制定了 IgG4-RD 国际分类诊断标准[3]，该标准主要纳入常见器官受累的特征性临床表现，并强调排除模拟 IgG4-RD 的多种疾病，优势在于即使在缺乏病理诊断或血清 IgG4 不升高时仍可以将患者分类为 IgG4-RD。然而，IgG4 相关胃肠疾病的概念并没有纳入诊断标准的对象，哪些胃肠病变被认为是 IgG4-RD 目前尚缺乏统一的标准。以往的研究显示在一些 AIP 患者的胃、结肠黏膜和十二指肠乳头中检测到许多 IgG4 阳性浆细胞的浸润，但在这些病变中由于没有肿块的形成、席纹状纤维化或闭塞静脉炎[4]，因此不能被诊断为 IgG4-RD 涉及的胃肠道病变。总结以往的文献，IgG4 相关的胃肠疾病似乎有两种类型，一种是胃肠道病变，食管壁明显增厚[5]，胃壁明显增厚[6, 7]，呈致密纤维化，IgG4 阳性浆细胞大量浸润，常表现为黏膜下扩张。另一种是 IgG4-RD 相关的假瘤，可发生在胃[8]、结肠[9]、十二指肠乳头[10]，表现为息肉样或团块样病变。我们目前认为这些病变是 IgG4 相关的胃肠道疾病。本例患者最初的肠镜提示肠道炎症，考虑溃疡性结肠炎？病理可见 IgG4 细胞浸入，但 IgG4 相关胃肠病诊断依据不足，并且以往的一篇文献报道约 31% 的 UC 患者结肠黏膜有时可检测到 IgG4 阳性浆细胞浸润，并且 70%IgG4 存在的 UC 患者表现为中度至重度，提示 IgG4 阳性可能与疾病活动相关[11]，因此该患者第一次肠镜表现考虑 UC 可能性大，然而在治疗后复查肠镜时肠道黏膜炎症仍然存在，并且在盲肠可见一息肉样隆起，病理证实 IgG4 染色阳性，经过 3 个月增加激素量及硫唑嘌呤治疗后，再次复查肠道黏膜恢复正常，息肉切除送病理可见大量 IgG4 细胞浸入，据治疗效果联合病理改变考虑患者肠道改变为 IgG4 相关性肠病，而非溃疡性结肠炎。

糖皮质激素是治疗 IgG4-RD 一线药物，可用于疾病的诱导缓解和维持阶段，激素治疗起效迅速，但减至小剂量或停药后疾病容易复发，且激素的不良反应亦限制了其长期使用。因此，当患者存在单用激素治疗不能充分控制病情，或因疾病持续激素不能递减，或减量过程中疾病反复，以及激素副作用明显时，推荐联合使用激素助减药物，主要包括传统免疫抑制剂和生物制剂。传统免疫抑制剂包括吗替麦考酚酯、硫唑嘌呤、环磷酰胺、来氟米特、甲氨蝶呤、环孢霉素、他克莫司、6- 巯基嘌呤、沙利度胺、艾拉莫德等。其中，以吗替麦考酚酯和硫唑嘌呤在临床应用最为广泛。生物靶向治疗在 IgG4-RD 中应用逐渐受到重视。利妥昔单抗为抗 CD20 单克隆抗体，主要用于清除 B 细胞，在初治和复发 IgG4-RD 均取得了较好的疗效[12]。

四、专家点评

该病例为年轻男患，体检发现肝功异常，对症保肝治疗无明显好转，进一步查找肝功异常原因发现免疫球蛋白 IgG 及 IgG4 明显增高，影像学检查提示胰腺饱满及胆管壁增厚，考虑 IgG4 相关性疾病，加用激素及免疫抑制剂治疗 IgG4 相关性疾病，但治疗过程中仍有反复肝功异常，此时需要重新考虑肝功异常是否能用 IgG4 相关性疾病解释，IgG4 相关性疾病累及肝脏主要表现为 IgG4 相关性胆管炎或 IgG4 相关自身免疫性肝炎，结合患者肝功异常既有胆酶增高，同时伴有 ALT 反复增高，影像表现有胆管壁轻微的增厚，实验室及影像学检查不能明确鉴别，此时肝穿刺活检在该患者明确诊断中意义重大，最终肝穿证实患者为 IgG4 相关硬化性胆管炎。同时，该患者伴有肠道受累，虽然镜下表现符合溃疡性结肠炎，但肠黏膜及肠息肉病理均可见大量浆细胞浸润，IgG4（+）约 30 个 /HPF，考虑 IgG4 累及肠道所致，并且经过 3 个月的激素及硫唑嘌呤治疗后，肠道黏膜恢复正常，随访进一步证实该患者的肠道表现为 IgG4 相关性肠病。目前该病例治疗后随访中，患者病情稳定。

参考文献

[1] Deshpande V, Zen Y, Chan JK, et al. Consensus statement on the pathology of IgG4-related disease[J]. Mod Pathol,2012,25(9):1181-1192. DOI:10.1038/modpathol.2012.72.

[2] Umehara H, Okazaki K, Masaki Y, et al. Comprehensive diagnostic criteria for IgG4-related disease (IgG4-RD),2011[J]. Mod Rheumatol, 2012, 22(1): 21-30.

[3] Wallace ZS, Naden RP, Chari S, et al. The 2019 American College of Rheumatology/European League Against Rheumatism classification criteria for IgG4-related disease[J]. Ann Rheum Dis, 2020, 79(1): 77-87.

[4] Koizumi S, Kamisawa T, Kuruma S, Tabata T, Chiba K, Iwasaki S, Endo Y, Kuwata G, Koizumi K, Shimosegawa T, Okazaki K, Chiba T. Immunoglobulin G4-related gastrointestinal diseases, are they immunoglobulin G4-related diseases? World J Gastroenterol. 2013 Sep 21;19(35):5769-5774.

[5] Lee H, Joo M, Song TJ, Chang SH, Kim H, Kim YS, Ryoo JY. IgG4-related sclerosing esophagitis: a case report. Gastrointest Endosc. 2011;73:834-837.

[6] Fujita T, Ando T, Sakakibara M, Hosoda W, Goto H. Refractory gastric ulcer with abundant IgG4-positive plasma cell infiltration: a case report. World J Gastroenterol. 2010;16:2183-2186.

[7] Bateman AC, Sommerlad M, Underwood TJ. Chronic gastric ulceration: a novel manifestation of IgG4-related disease. J Clin Pathol. 2012;65:569-570.

[8] Na KY, Sung JY, Jang JY, Lim SJ, Kim GY, Kim YW, Park YK, Lee JH. Gastric nodular lesion caused by IgG4-related disease. Pathol Int. 2012;62:716-718.

[9] Ueno K, Watanabe T, Kawata Y, Gotoh T, Tsuji Y, Ida H, Tada S, Yazumi S, Chiba T. IgG4-related autoimmune pancreatitis involving the colonic mucosa. Eur J Gastroenterol Hepatol. 2008;20:1118-1121.

[10] Hisa T, Ohkubo H, Shiozawa S, Ishigame H, Furutake M, Takamatsu M. Lymphoplasmacytic granuloma localized to the ampulla of Vater: an ampullary lesion of IgG4-related systemic disease. Gastrointest Endosc. 2008;68:1229-1232.

[11] Kuwata G, Kamisawa T, Koizumi K, Tabata T, Hara S, Kuruma S, Fujiwara T, Chiba K, Egashira H, Fujiwara J, Arakawa T, Momma K, Horiguchi S. Ulcerative colitis and immunoglobulin G4. Gut Liver. 2014 Jan;8(1):29-34.

[12] Carruthers MN, Topazian MD, Khosroshahi A, et al.Rituximab for IgG4-related disease: a prospective,open-label trial[J]. Ann Rheum Dis, 2015, 74(6):1171-1177.

崔会鹏　王宁宁　林旭勇　李雪丹　李异玲

◆病例 20. 胰腺占位从何而来？

一、病例介绍

患者，女，59 岁，以"间断皮肤黄染 20 余年，上腹痛 9 个月，关节痛 5 个月"为主诉入院。

摘要：

患者 20 余年前出现周身皮肤黄染，伴消化不良及大便不成形，于当地医院就诊提示胰头占位性病变，自行口服"独角莲"后复查提示胰头占位性病变"消失"，未再系统复查。几年前起患者无明显诱因出现间断性剧烈上腹部疼痛，以餐后痛为主，持续 10~30 min 可自行缓解，无放射痛，伴嗳气，于当地医院查全腹增强 CT 提示肝脏多发血管瘤可能性大，胰头部及颈部未见显示，胰体尾部形态密度未见确切异常，双肾囊肿，胰体部后方及左侧肾门水平和十二指肠水平段后方见多发肿大淋巴结，脾门及胃底部静脉曲张。进一步行胃肠镜检查，胃底可见多条蓝色迂曲曲张静脉，红色征阴性。结肠镜示结肠多发息肉，内镜下 APC 治疗，术后腹部症状未见好转，之后自行口服胃康胶囊及中药（具体不详），腹痛仍未见改善，症状无缓解，夜间痛明显，无法平卧，弯腰蜷起疼痛可缓解，伴食欲不振、消瘦、便秘，体重 4 个月减轻约 15 kg，遂于笔者所在科室住院治疗，住院期间完善相关检查与检验，血常规、血生化、免疫指标、IgG4、凝血功能、肿瘤标志物等均未见明显异常改变，胰胆管 MRCP 可见胆胰管略扩张，胰腺增强 MRI（图 20-1）提示胰尾部占位性病变，恶性伴脾静脉侵犯不除外。转至肝胆外科行胰体尾脾切除术，由于术中肿物与肾动静脉关系密切，无法分离，故一并切除左肾。术后常规病理（图 20-2）可见纤维化及淋巴浆细胞浸润，免疫组化 IgG4 染色阳性细胞增多（约 30 个细胞 /HPF）。因此初步诊断 I 型自身免疫性疾病。术后患者未定期复查，未服用激素，并出现四肢关节疼痛，无晨僵，偶有呕吐，多发生于进食寒凉食物后，呕吐物为水样、味苦，长期眼干、口干，腮腺、泪腺反复肿大，无发热、进食费力、肌肉疼痛等症状，为患者术后复查，并针对新发症状进一步诊治，遂再次入院。患者否认高血压、冠心病、糖尿病病史，嗜烟 30 余年，约 20 支 / 天，否认饮酒史，无家族性遗传代谢性疾病。

入院查体：T 36.2 ℃，P 86 次 /min，R 14 次 /min，BP 134/86 mmHg。神志清楚，周身皮肤黏膜及巩膜无黄染。双肺呼吸音清，未闻及干湿啰音。心律齐，各瓣膜听诊区未闻及病理性杂音。腹软，无压痛、反跳痛及肌紧张，肝脾肋下未触及。双下肢无水肿。

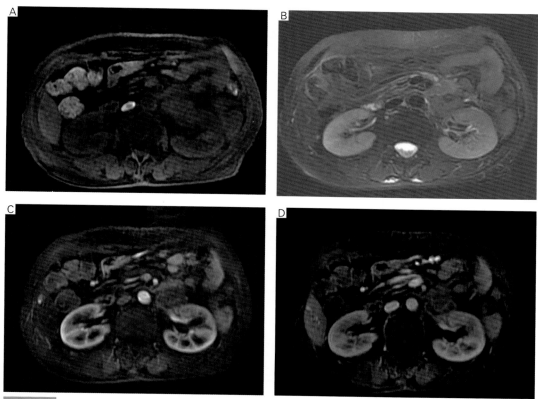

图 20-1 A ～ D. 胰腺增强 MRI：胰尾部占位性病变，恶性伴脾静脉侵犯不除外

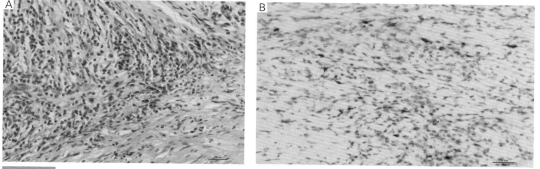

图 20-2 A、B. HE 染色示纤维化及淋巴浆细胞浸润，免疫组化 IgG4 染色阳性细胞增多（约 30 个 / HPF）

在院诊治经过：

▶ 初步诊断：

1 型自身免疫性胰腺炎，胰体尾脾及左肾切除术后。

入院后进一步完善相关化验及检查：CRP 11.8 mg/L，血沉 33 mm/h。自身免疫性肝病抗原谱：sp100（++），M2-3E（++）；风湿抗体系列：ANA1∶1000（+）（核颗粒型）、U1RNP（2+）、SM（3+）。抗中性粒细胞抗体 pANCA 和 MPO-ANCA 阳性，MPO-ANCA 定量测定 671.8 CU，cANCA、PR3-ANCA 阴性。免疫球蛋白 IgG：19.1 g/L。血清蛋白电泳 γ 球蛋白：26.8%；补体 C4：0.43 g/L。尿常规：尿蛋白 2+，尿隐血（-），尿比重 1.018，尿红细胞 0.53/HPF，尿白细胞 3.44/HPF。尿系列：红细胞 2～8 个 /HP，异常红细胞形态 70%。尿微量蛋白：β_2-MG 2.47 mg/L，α_1-MG 153 mg/L，MA 41.3 mg/L，TRU 4.96 mg/L，IgU 63.1 mg/L，24 h 尿蛋白定量 0.445 g，抗肾小球基底膜抗体阴性。抗磷脂酶 A2 受体抗体阴性。其余检验包括血常规、离子、肝肾功、淀粉酶、脂肪酶、补体、肿瘤标志物（CEA、CA199、AFP、CA125、CA153、CA724）、IgG4 浓度、凝血功能、Tspot、尿常规、类风湿因子、骨代谢标志物均未见明显异常。

全腹增强 CT（图 20-3）：肝脏形态大小正常，表面光滑，密度均匀，未见异常密度影。肝内外胆管未见明显扩张，胆囊不大，胆囊壁不厚。胰腺、脾脏、左肾未见显示。右肾可见多发斑片状弱强化灶，边界欠清。

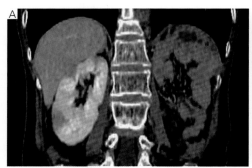
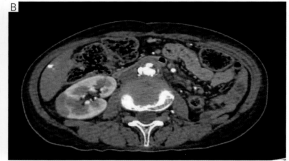

图 20-3　A、B.全腹增强 CT：右肾可见多发斑片状弱强化灶，边界欠清

肺增强 CT：左肺上叶可见结节影，大小 0.6 cm×0.3 cm，较旧片病灶明显缩小，病变牵拉邻近叶见胸膜。双肺多发小结节、微小结节，较大者位于左肺下叶，长径约 0.6 cm。双肺散在索条影、囊状透光影。气管管壁局部增厚，余各级气管通畅，无扩张与狭窄。双侧肺门不大，纵隔居中，其内可见增大淋巴结。右侧甲状腺见低密度影。增强扫描双肺未见异常强化。

骨关节超声：膝关节：双膝髌上囊及髌下滑膜囊有少量积液，关节囊略增厚，血流 0 级，双膝关节骨表面不光滑。手部指间关节 / 掌指关节：左手近端及远端指间关节骨侵蚀，右手近端及远端指间关节及掌指关节积液、骨侵蚀。腕关节：左腕关节滑膜略增厚，血流 1 级；右关节滑膜略增厚，血流 1 级。

浅表淋巴结超声：双颈部、双锁骨上下窝、双腋窝、双侧腹股沟淋巴结回声（3 级）。

甲状腺超声：甲状腺右叶结节液性变（C-TIRADS 3 级），左锁骨上下窝淋巴结回声（3~4 级），双颈部淋巴结回声 2 级。

纤维胃十二指肠镜检查：胃窦黏膜可见斑点状红斑，未见溃疡及出血，提示浅表性胃炎。

纤维结肠镜检查：盲肠见一枚扁平息肉，腺管开口 II 型，大小约 0.6 cm，予黏膜下注射美蓝溶液 + 圈套点切，创面钛夹封闭，术后病理：增生性息肉，IgG4（-），IgG（浆细胞 +）。

鼻窦 CT：鼻旁窦炎，鼻中隔略偏曲。

中耳 CT：未见异常。

眼科检查：双眼视力 1 m 外指数，双眼结膜无充血，角膜光滑尚明，前房存在，瞳孔圆，直径约 3 mm，光反应（+），SLO 双眼视乳头色淡、颞侧明显，视网膜血管走行可，A ∶ V 约 2 ∶ 3，周边血管未见明显白鞘或闭塞，双眼是神经纤维层厚度分析示双眼视神经约 3/4 明显变薄，左眼上方显著。眼压右眼 15 mmHg，左眼 16 mmHg，OCT 显示双眼黄斑区视网膜结构大致正常。

病理科针对半年前术后病理重新会诊（图 20-4）：胰腺可见纤维组织增生伴透明变性，周围较多淋巴细胞质细胞浸润，局部见血管炎及神经组织增生，伴坏死性肉芽肿形成，结合临床，倾向 ANCA 相关性血管炎伴 IgG4 阳性细胞增生。肾组织及脾脏局灶可见炎症及动脉血管壁透明变性。免疫组化结果：ALKP80（-），Actin（SM）（+），CD138（浆细胞 +），CK（PAN）（-），IgG4（热点区约 30 个 /HPF），IgG4+ 细胞 / 浆细胞比例约 20%，IgG（浆细胞 +），Ki-67（40%+），EBV（-），抗酸染色（-）。

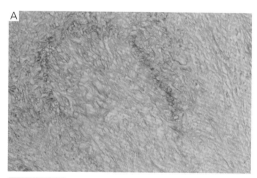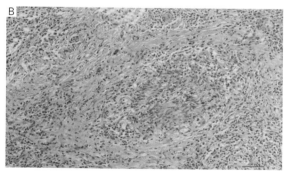

图 20-4　胰腺可见血管炎改变。弹力纤维染色（A），提示血管壁破坏，纤维组织增生伴透明变性，周围较多淋巴细胞质细胞浸润，局部见血管炎及神经组织增生，伴坏死性肉芽肿（B）形成

▶ **确定诊断：**

ANCA 相关性血管炎；原发性胆汁性胆管炎（临床前期）；浅表性胃炎；盲肠息肉切除术后；肺结节。

▶ 治疗方案：

强的松 40 mg，1 次 /d，口服，同时辅以保胃补钙药物治疗。

▶ 随访：

患者口服激素半月后复查，MPO-ANCA 427.2CU，CRP 4 mg/L，ESR 21 mm/h；尿微量蛋白：β_2 微球蛋白 5.51 mg/L，α_1 微量球蛋白 123 mg/L，微量白蛋白 115 mg/L，转铁蛋白 9.98 mg/L，尿液 IgG 46.4 mg/L；肾脏超声：右肾形态大小正常，皮髓质界限清晰，肾窦无分离，肾血流显示良好。调整用药方案，激素每周减量 1 片，同时加用吗替麦考酚酯 0.5 g，2 次 /d，口服，目前持续随访中。

二、临床诊疗思维及体会

（1）患者 20 年前因周身皮肤黄染、消化不良等就诊于当地医院，影像学提示胰头部占位性病变，患者未进一步系统诊治，自行口服"独角莲"后复查提示胰头占位性病变"消失"，而本次住院复查影像学可见胰头部及胰体部已萎缩。患者半年前因腹痛、消瘦、体重减轻入院，考虑与肿瘤、免疫或炎症等因素相关，完善相关检查与检验，其中肿瘤标志物、血生化、免疫指标、IgG4 浓度等均未见明显异常，而影像学检查提示胰腺恶性占位性病变可能性大。结合临床表现及检验检查，考虑胰腺肿瘤可能性大，向家属和患者交代转至肝胆外科行手术切除治疗，而胰腺术后病理并未见异型增生细胞，而 IgG4 阳性的浆细胞显著增多，根据病理表现更倾向于 IgG4 相关性疾病，因此患者被诊断 I 型自身免疫性胰腺炎。

（2）患者术后未再系统复查，半年后出现关节疼痛、呕吐等不适，考虑患者新发症状是与 AIP 相关，还是新出现的免疫相关疾病呢？因此再次完善相关检查检验，CRP 和血沉明显升高，同时出现多种抗体阳性，包括 SP100、M2-3E、ANA、U1RNP、SM、pANCA 和 MPO-ANCA，且 MPO-ANCA 定量测定明显升高，全腹增强 CT 可见右肾出现多发斑片状弱强化灶。针对肾脏改变，我们完善尿液相关检验，尿液检测明显异常，根据患者目前情况，请风湿免疫科会诊，建议患者完善肾穿，患者拒绝，于是我们再次对患者半年前手术切片进行病理会诊，病理可见坏死性肉芽肿改变，根据 2019 年美国风湿病学会 / 欧洲抗风湿病联盟制定 IgG4 相关性疾病诊断标准，IgG4 相关性疾病的诊断需排除原发性肉芽肿性改变，因此我们也对患者进行结核相关筛查，并未发现结核感染，进一步对手术切除的肾脏病理行动脉弹力纤维染色提示血管炎改变。因此我们根据患者关节疼痛、ANCA 阳性、CRP 及血沉增高、尿蛋白异常 + 畸形红细胞尿，考虑患者倾向于 ANCA 相关性血管炎。同时经过 2 周的激素治疗，患者的尿微量蛋白、CRP 及血沉指标好转，MPO-ANCA 定量检测明显下降。

三、诊疗现状

自身免疫性胰腺炎（AIP）是一种慢性胰腺纤维炎症性疾病，国际共识基于组织病理学特征将 AIP 分为 1 型和 2 型[1]。1 型：即淋巴浆细胞硬化性胰腺炎，与 IgG4 相关，属于 IgG4 相关性疾病，病理表现有丰富的淋巴浆细胞浸润，IgG4 阳性细胞超过 10 个 /HPF，伴导管周围纤维化，目前亚洲患者主要以 1 型为主，占 96% 以上。2 型：即特发性导管中心性胰腺炎（IDCP），与上皮粒细胞损伤有关，可伴随溃疡性结肠炎。2011 年日本制定的经典 IgG4-RD 的诊断标准如下：①≥ 1 个组织器官肿胀；② IgG4 浓度≥ 1350 mg/L；③ IgG4/IgG 浆细胞的比例 > 40% 或 IgG4 阳性浆细胞 > 10 个 /HPF。这 3 个标准必须同时满足才能确诊[2]。然而，根据 2015 年国际共识，3%～30% 患者的 IgG4 浓度是正常的。因此 2016 年 AIP 诊断的国际指南[3] 从胰腺实质影像、主胰管影像、血清学、胰腺外病变、组织学、激素治疗反应等 6 个方面对 AIP 的典型诊断特征进行了描述。随着研究的进展，2019 年美国风湿病学会 / 欧洲抗风湿病联盟[4] 通过制定新的 IgG4 相关性疾病诊断标准，共识通过纳入排除标准，强调排除模拟 IgG4-RD 的多种疾病。与 2011 年诊断标准相比，优势在于即使在缺乏病理诊断或血清 IgG4 不升高时仍可以将患者分类为 IgG4 相关性疾病。AIP 与胰腺癌均好发于中老年患者，常见临床表现包括黄疸、腹痛等，影像学表现均可见占位性病变，且 IgG4 升高并不是 IgG4-RD 特异性生物学指标，高达 10.1% 的胰腺癌患者的 IgG4 水平升高，因此在临床表现相似且指标缺乏特异性的情况下，AIP 与胰腺癌的鉴别诊断常很困难[5]，常建议使用胰腺活检或糖皮质激素试验治疗来明确诊断。

ANCA 相关性血管炎（AAV）是一种自身免疫介导的影响中小血管的坏死性血管炎，3 个亚组包括肉芽肿伴多血管炎（GPA）、显微镜下多血管炎（MPA）和嗜酸性肉芽肿伴多血管炎（EGPA）[6]。GPA 的组织学特征是坏死性肉芽肿性炎症和血管炎，常见的临床表现包括鼻窦炎、肺结节、寡免疫肾小球肾炎，通常与 cANCA 和 PR3 抗体有关。MPA 的组织学特征为血管炎，无肉芽肿性炎症，常见临床表现包括快速进展性寡肾小球肾炎和肺泡出血，通常与 pANCA 和 MPO 抗体相关。EGPA 的组织学特征是嗜酸性粒细胞浸润以及血管炎，常见临床表现包括哮喘、外周嗜酸性粒细胞增多等，约 40% 患者可检测到 ANCA 阳性[7]。根据"2020 年荷兰共识"[8]，ANCA 相关性血管炎需结合症状、实验室及影像学检查以及病理学共同诊断，患者主要症状包括血痂（93%）、肺结节（90%）、巩膜炎 / 眶周炎（89%）、关节痛（87%）、蛋白尿 / 血尿（84%）、发热（81%）、皮肤表现（80%）、神经病变（80%），诊断检查包括尿常规（100%）、ANCA 测定（98%）、肾功（98%）、胸片（94%），其中 ANCA 检测需通过高质量抗原特异性免疫测定，另外，对于

AAV 伴肾功能不全、蛋白尿、畸形红细胞尿、ANCA 阳性，是否需要进行高危程序的肾活检，目前仍然是一种争议，不可否认组织病理学证据非常可取，但缺乏这些证据不应妨碍充分治疗。诱导缓解治疗阶段，对于新发的 GPA、MPA 患者，如疾病危及生命，使用糖皮质激素联合利妥昔单抗 / 环磷酰胺；若未危及生命或器官，使用糖皮质激素联合利妥昔单抗，甲氨蝶呤或吗替麦考酚酯可作为代用药，维持缓解治疗阶段可选择利妥昔单抗、硫唑嘌呤、甲氨蝶呤、吗替麦考酚酯，由于 ANCA 相关性血管炎易复发，因此需要监测血常规、血生化、尿常规、尿蛋白 / 肌酐比值、血沉、CRP 等指标。

四、专家点评

本例患者因腹痛、消瘦、体重减轻等症状入院，影像学提示胰腺恶性肿瘤可能性大，而术后病理见 IgG4 阳性细胞增多，考虑自身免疫性胰腺炎，半年后患者新发关节疼痛等症状，肾脏出现新的病灶，再次病理会诊，可见坏死性肉芽肿和血管炎的改变，结合 ANCA 等水平的升高，考虑患者为 ANCA 相关性血管炎。那么 ANCA 相关性血管炎是否是这位患者的最终诊断，还需要长期的随访，观察患者激素使用的效果。通过这个病例，我们认为临床疾病的诊断是综合性的，不能单纯依靠一项异常指标。首先需结合临床表现和辅助检查等综合判断，其次长期随访十分重要，尤其要重视随访过程中新出现的症状以及指标改变，不能忽视随访过程中任何小细节，最后多学科共同的协作在疾病的诊治过程中扮演重要角色，尤其对于疑难患者，多学科的协作发挥重要作用。

参考文献

[1] Khandelwal A, Inoue D, Takahashi N. Autoimmune pancreatitis: an update[J]. Abdom Radiol（NY）, 2020, 45（5）:1359-1370.

[2] Zhang W, Dong LL, Zhu J, et al. Chinese expert consensus on the diagnosis and treatment of IgG 4 related diseases[J]. Zhonghua Nei Ke Za Zhi, 2021, 60（3）:192-206.

[3] Shimosegawa T, Chari ST, Frulloni L, et al. International consensus diagnostic criteria for autoimmune pancreatitis: guidelines of the International Association of Pancreatology[J]. Pancreas, 2011, 40（3）:352-358.

[4] Khosroshahi A, Wallace ZS, Crowe JL, et al. International Consensus Guidance Statement on the Management and Treatment of IgG-Related Disease[J]. Arthritis Rheumatol, 2015, 67（7）:1688-1699.

[5] Okamoto A, Watanabe T, Kamata K, et al. Recent Updates on the Relationship between Cancer and Autoimmune Pancreatitis[J]. Intern Med, 2019, 58（11）:1533-1539.

[6] Tedesco M, Gallieni M, Pellegata F, et al. Update on ANCA-associated vasculitis: from biomarkers to therapy[J]. J Nephrol, 2019, 32（6）:871-882.

[7] Domínguez-Quintana M, Alba MA, Hinojosa-Azaola A. Classification of ANCA-associated vasculitis: differences based on ANCA specificity and clinicopathologic phenotype[J]. Rheumatol Int, 2021, 41（10）:1717-1728.

张鑫赫　林旭勇　李雪丹　李异玲

第五章　其他原因肝损伤

◆病例 21. 甲状腺与肝脏的"爱恨情仇"

一、病例介绍

患者，女，68岁，以"间断恶心、呕吐5个月，发现皮肤黄染4个半月"为主诉入院。

摘要：

患者5个月前无明显诱因出现恶心、呕吐，皮肤瘙痒就诊于当地医院化验提示转氨酶明显升高，后住院治疗转氨酶未见改善。4个半月前出现周身皮肤黄染，于当地医院完善检查诊断为"甲亢，肝损伤"，未治疗。后于笔者所在医院住院诊断为"急性肝损伤，甲亢肝损伤，自身免疫性甲状腺病（甲状腺毒症期）"，经过保肝降黄等治疗后好转出院。出院后规律口服保肝药，并于当地医院加用赛治口服治疗甲亢，1个月后复查肝功能正常。20天前多次复查肝功能提示转氨酶升高，遂停用赛治，再次入笔者所在科室住院治疗。自病来，无发热、乏力、心慌、饮食睡眠差，大小便正常，近期体重无明显变化。既往无吸烟饮酒史；无高血压、糖尿病、冠心病史；无手术史。

入院查体：T 36.6 ℃，P 80次/min，R 18次/min，BP 148/82 mmHg。皮肤、巩膜黄染，甲状腺未触及肿大，未闻及血管杂音，周身皮肤黏膜无出血点及瘀斑，未见肝掌及蜘蛛痣。各瓣膜未闻及病理性杂音。全腹软，无压痛，肝脾肋下未触及。双下肢无水肿。

在院诊治经过：

▶ 初步诊断：

急性肝损伤，甲亢肝损伤可能性大；自身免疫性甲状腺病（甲状腺毒症期）。

入院后给予保肝、降酶、降黄等治疗，进一步完善相关化验及检查：（第一次入院）肝功能 ALT 297 U/L，AST 475 U/L，ALP 112 U/L，GGT 125 U/L，TBIL 324.6 μmol/L，DBIL 254.4 μmol/L，ALB 32.5 g/L。甲功甲炎：FT4 34.55 pmol/L，FT3 10.48 pmol/L，

TSH 0.0093 mIU/L，TPOAb ＞ 1000.00 IU/mL，TGAb 140.26 IU/mL，TRAb 40.0 IU/L。（第二次入院）肝功能：ALT 84 U/L，AST 212 U/L，ALP 137 U/L，GGT 194 U/L，TBIL 30.5 μmol/L，DBIL 21.1 μmol/L，ALB 32.4 g/L。甲功甲炎：FT4 24.99 pmol/L，FT3 8.35 pmol/L，TSH 0.0009 mIU/L，TPOAb 183.28 IU/mL，TGAb 18.55 IU/mL。凝血功能：PT 17.4 s，APTT 43.7 s，PTA 58%，INR 1.41。肿瘤标志物：AFP 19.4 ng/mL，CA199 87.2 U/mL。血常规、自身抗体（ANA、AMA、AMA-M2、ASMA、SS-A、SS-B、dsDNA、LKM、LC-1、SLA/LP、Ro-52、Scl-70）、肝炎标志物、免疫球蛋白未见异常。

甲状腺彩超提示：甲状腺腺体回声减低不均匀，血管扩张，腺体后未见结节，不除外桥本病。

甲状腺 ECT 提示：甲状腺双叶摄取功能增强，W（g）=11.31。

肝胆脾彩超提示：肝脏实质回声粗糙，肝脏硬度值明显增高 19.7 kPa。

心脏彩超提示：主动脉瓣退行性变，左室射血分数 EF：64%。

肝穿刺病理（图 21-1）：大部分汇管区域扩张，中度至重度界面炎，可见密集的淋巴细胞聚集，并包绕胆管（图 21-1A，HE）。静脉周围（腺泡区 3）坏死，肝细胞板破裂，淋巴细胞浸润（图 21-1B，HE）。MUM1 免疫染色显示门静脉区浆细胞浸润明显（图 21-1C，MUM1）。CK7 染色显示门静脉周围肝细胞和汇管区发生强烈的胆管反应（图 21-1D，CK7）。病理诊断：自身免疫性肝炎，原发性胆汁性胆管炎。

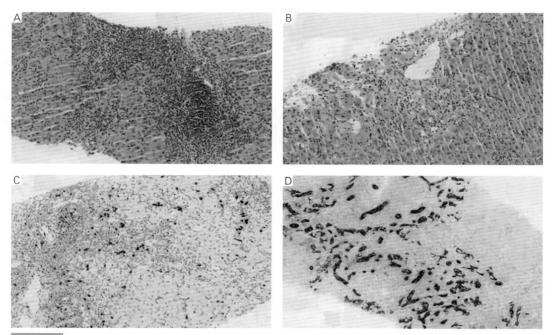

图 21-1 A ~ D. 肝脏病理提示自身免疫性肝炎合并原发性胆汁性胆管炎

▶ **确定诊断：**

　　自身免疫性甲状腺病（甲状腺毒症期）；自身免疫性肝炎（AIH）；原发性胆汁性胆管炎（PBC）。

▶ **治疗方案：**

　　①保肝降黄：甘草酸制剂，腺苷蛋氨酸；②甲状腺毒症：甲泼尼龙 40 mg 静脉点滴 3 天，20 mg 静脉点滴 3 天，[131]I 治疗；③自身免疫性肝炎：甲泼尼龙 40 mg，1 次 /d 口服，2 周减 1 片，1 个月后予吗替麦考酚酯 0.25 g，2 次 /d，逐渐增加到 0.5 mg，1 次 /d；④原发性胆汁性胆管炎：熊去氧胆酸 0.25 g，3 次 /d，口服；⑤预防激素相关副作用：雷贝拉唑，碳酸钙颗粒，骨化三醇。

▶ **随访：**

　　患者出院后规律口服甲泼尼龙、吗替麦考酚酯及熊去氧胆酸，并连续复查 3 个月，肝功能均正常（图 21-2），无任何不适症状，目前仍在密切随访中。

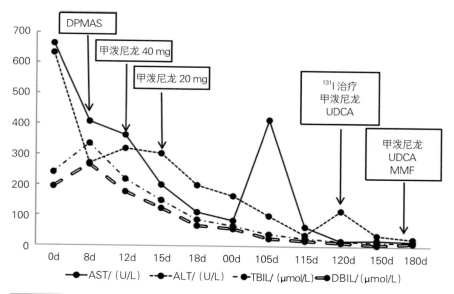

图 21-2　肝功能随访

二、临床诊疗思维及体会

　　（1）临床上引起肝功能异常的常见原因有病毒、酒精、药物、免疫、肿瘤、遗传代谢等，该患者为中年女性，肝功能异常以转氨酶增高为主，并有高胆红素血症，既往有甲亢病史，结合病史及此次入院时实验室化验基本排除病毒、酒精、遗传代谢因素所致肝损伤，由于患者反复出现肝功能异常，不排除合并其他肝脏疾病，尤其是自身免疫性肝病，且在第一次出院肝功能恢复以后口服抗甲药赛治，肝功能异常也不能除外药物性肝损伤；因此肝穿刺活检是非常有必要的，肝穿刺病理显示中重度界面炎、浆细胞浸润和小胆管淋巴细胞性、肉芽肿性炎症，排除了药物性肝损伤。

（2）本例患者诊治体会：甲亢肝损伤较常见，其病因包括单纯甲亢（尤其是 Graves 病），抗甲状腺药物（ATD），以及合并其他肝脏疾病。当出现反复肝酶异常，尽管自身抗体阴性，也需要排查有无自身免疫性肝病，必要时行肝组织病理活检。

三、诊疗现状

甲状腺和肝脏之间的相互作用对于维持两个脏器的平衡至关重要[1]。甲亢中肝功能检查异常的发生率为 15%～76%[1-2]。甲亢肝损伤的病因包括单纯甲亢（尤其是 Graves 病），抗甲状腺药（ATD）肝损伤，以及其他肝脏疾病[1]，最常见的是自身免疫性肝病以及脂肪性肝病。然而，目前甲亢肝损伤的发病机制尚不清楚，可能的机制[1,3]有：①甲状腺毒症对肝脏的直接毒性作用；②甲状腺激素长期过量分泌，引起代谢紊乱，促使肝糖原和蛋白质分解加速，肝脏营养不良，肝细胞变性；③在高代谢状态下，各脏器能量消耗大于合成，肝脏负担相对增加，但血流供应未相应增加，导致肝细胞缺氧；④甲亢性心脏病合并心衰时，可发生肝瘀血及肝细胞坏死；⑤相关的自身免疫性肝病；⑥抗甲药的肝损伤。

与 ATD 相关的肝损伤是药物性肝损伤（Drug induced liver injury，DILI），从轻度肝细胞损伤到肝衰竭，抗甲药相关肝毒性的发生率估计为 0.1%～0.2%[4]。丙硫氧嘧啶（PTU）主要引起肝细胞损伤型，表现为转氨酶升高。而甲巯咪唑（MMI）或卡比马唑主要引起胆汁淤积型，表现为胆红素升高，且 PTU 引起的肝损伤通常比 MMI 引起的肝损伤更严重[3]，可导致致命的暴发性肝坏死，甚至需要肝移植治疗。本例患者服用 1 个多月 MMI 后主要是转氨酶升高，胆红素升高不显著，经肝活检病理排除了 DILI。

甲亢与自身免疫性肝病关系密切，Khoury 等[5]发现甲状腺功能障碍在 AIH 患者中更为普遍。但是目前尚不清楚甲状腺功能障碍是 AIH 的原因还是危险因素，反之亦然。所以，在诊断出 AIH 后，有必要筛查甲状腺功能障碍。而当甲亢肝损伤出现肝酶升高或反复升高，需要高度怀疑有无伴随的 AIH。肝组织病理和自身免疫性抗体有助于诊断肝酶升高的 AIH[6]。AIH 特征是高丙种球蛋白血症、自身抗体的存在和肝脏内的炎症。但并非所有 AIH 患者均会出现血清 IgG 及自身免疫抗体的升高，研究表明大约 10% 的 AIH 患者的 IgG 水平正常。已报道的病例中部分患者入院时自身抗体阴性及 IgG 正常，通过肝活检才证实是自身免疫性肝炎[6]。本例患者也是如此，伴有甲亢时更为诊断增加难度，ATD 诱发的肝炎与 AIH 相鉴别更为困难。虽然 PTU 引起的肝损伤常是表现为转氨酶升高的 DILI，但其也可能引发 AIH，而这停药后肝损伤并不能改善[7]，其发生机制尚不清楚。另外也发现失代偿甲亢进行初始治疗效果不佳时，也应考虑到自身免疫性肝炎可能性，尤其是 Graves 病，可能直到发生免疫反弹（即在免疫抑制治疗周期停止后或之间），AIH 才变得明显[8]。

目前报道了不少甲亢合并 AIH 的病例，但是合并 PBC 的病例报道较少。PBC 是以慢性和破坏性的小胆管、肉芽肿性淋巴细胞性胆管炎为特征的一种慢性胆汁淤积性肝病，主要发生于中老年女性。随着肝内小胆管破坏，导致肝纤维化，最终发展为肝硬化。PBC 的血清学标志是抗线粒体抗体和免疫球蛋白 IgM 升高，本例患者第一次入院时血清高胆红素血症，但因无提示 PBC 的血清学特征，所以没有考虑该疾病。而研究发现与 PBC 相关的自身免疫性甲状腺疾病常见于桥本甲状腺炎和甲状腺功能减退症[9]，但当 Graves 病合并胆汁淤积性黄疸时，应该考虑有无 PBC。本例患者血清学阴性，经肝活检病例证实 PBC，这也体现了病理的重要性。Graves 病与自身免疫性肝病相重叠的机制尚不明确，可能与全身免疫紊乱或共同的遗传易感性有关[10]，未来需要开展更进一步的研究。

甲亢肝损伤的治疗因病因的不同而略有差异。对于甲状腺激素增多导致的损伤首先积极治疗原发疾病，目前中国 Graves 甲亢治疗指南指出，放射性碘消融应该是肝功能不全患者的首选治疗方法，且已被证明是一种相对安全的治疗方式，具有较高的成本效益比，同时也是治疗 ATD 引起的严重肝毒性患者的有效方法。甲亢合并严重肝损伤时，除了积极保肝治疗外，早期使用糖皮质激素有助于重度甲亢的控制和肝脏的恢复[11]，对于肝功能衰竭的高胆红素血症，人工肝治疗是重要的。AIH 的治疗推荐使用皮质类固醇和硫唑嘌呤，对于反应不完全或对这些药物不耐受的患者，可考虑二线治疗，如吗替麦考酚酯或者他克莫司[12]，预后良好。PBC 目前的一线治疗是 UDCA，使用剂量为 13 ~ 15 mg/（kg·d），推荐用于所有肝脏生化水平升高的 PBC 患者。而 20% ~ 30% 对 UDCA 不应答的 PBC 患者，可选择奥贝胆酸或贝特类的二线治疗[13]。本例患者经 DPMAS 和甲泼尼龙治疗后肝功能好转，出院行 ^{131}I 治疗，同时继续给予甲泼尼龙、吗替麦考酚酯和熊去氧胆酸治疗，目前预后良好。

四、专家点评

单纯甲状腺功能亢进的诊断和鉴别诊断不难，但出现肝损伤时，多种病因增加了诊断的难度，尤其是没有特异性自身抗体阳性。自身免疫性肝炎（AIH）除了与原发性胆汁性肝硬化（PBC）或原发性硬化性胆管炎（PSC）的重叠之外，自身免疫性甲状腺炎、类风湿关节炎、干燥综合征等也是其常见的并发疾病。特别是 2 型 AIH 与包括甲状腺毒症在内的多种其他免疫疾病有关。所以本例患者经过甲亢、保肝治疗好转后反复出现肝功能异常，尽管自身抗体阴性，也需要怀疑有无合并的自身免疫性肝病。因此需要进行肝脏穿刺活检来明确诊断。

参考文献

[1] Khemichian S, Fong TL. Hepatic dysfunction in hyperthyroidism[J]. Gastroenterol Hepatol（N Y）, 2011, 7（5）: 337-339.

[2] Fong TL, McHutchison JG, Reynolds TB. Hyperthyroidism and hepatic dysfunction. A case series analysis[J]. J Clin Gastroenterol, 1992, 14（3）: 240-244.

[3] Bhuyan AK, Sarma D, Kaimal Saikia U, et al. Grave's Disease with Severe Hepatic Dysfunction: A Diagnostic and Therapeutic Challenge[J]. Case Rep Med, 2014, 2014: 790458.

[4] Cooper DS. Antithyroid drugs[J]. N Engl J Med, 2005, 352（9）: 905-917.

[5] Khoury T, Kadah A, Mari A, et al. Thyroid Dysfunction is Prevalent in Autoimmune Hepatitis: A Case Control Study[J]. Isr Med Assoc J, 2020, 22（2）: 100-103.

[6] Rana S, Ahmed Z, Salgia R, et al. Successful Management of Patients with Co-existent Graves' Disease and Autoimmune Hepatitis[J]. Cureus, 2019, 11（5）: e4647.

[7] Sipe WE, Su M, Posselt A, et al. Propylthiouracil-associated liver failure presenting as probable autoimmune hepatitis in a child with Graves' disease[J]. Pediatr Transplant, 2006, 10（4）: 525-528.

[8] Salvi M, Vannucchi G, Sbrozzi F, et al. Onset of autoimmune hepatitis during intravenous steroid therapy for thyroid-associated ophthalmopathy in a patient with Hashimoto's thyroiditis: case report[J]. Thyroid, 2004, 14（8）: 631-634.

[9] Floreani A, Mangini C, Reig A, et al. Thyroid Dysfunction in Primary Biliary Cholangitis: A Comparative Study at Two European Centers[J]. Am J Gastroenterol, 2017, 112（1）: 114-119.

[10] Koyamada R, Higuchi T, Kitada A, et al. Association of Primary Biliary Cirrhosis-autoimmune Hepatitis Overlap Syndrome with Immune Thrombocytopenia and Graves' Disease[J]. Intern Med, 2015, 54（16）: 2013-2016.

[11] Lian H, Yang HB, Guo XX, et al. Severe Hyperthyroidism-Heart Failure-Severe Liver Injury:Report of One Case and Literature Review[J]. Zhongguo Yi Xue Ke Xue Yuan Xue Bao. 2019, 41（1）: 134-138.

[12] Komori A. Recent updates on the management of autoimmune hepatitis[J]. Clin Mol Hepatol, 2021, 27（1）: 58-69.

[13] Tanaka A. Current understanding of primary biliary cholangitis[J]. Clin Mol Hepatol, 2021, 27（1）: 1-21.

黄蝶　林旭勇　李异玲

◆病例 22. 一例由肝功能异常引发的"谜案"

一、病例介绍

患者杨某某，女，36 岁，以"体检发现肝功能异常 2 年"为主诉入院。

摘要：

患者 2 年前于笔者所在医院体检时发现肝功能异常：谷丙转氨酶（ALT）28 U/L，碱性磷酸酶（ALP）202 U/L，GGT 141 U/L，谷草转氨酶（AST）42 U/L，给予"熊去氧胆酸"治疗 3 个月后，未见好转，患者自行停药，未进行系统治疗。5 个月前患者于笔者所在医院复查仍存在肝功能异常，肝功能，ALP 167 U/L，GGT 98 U/L，人血白蛋白（ALB）39.7 g/L，间断自服多种保肝药物，肝功能无明显好转，今为求进一步诊治入院。20 年前曾出现一过性双下肢水肿，经对症治疗好转（具体不详）。2014 年 6 月因肌酐升高就诊于笔者所在医院，行双肾发射型计算机断层扫描（ECT）提示：右肾缩小、右肾动脉狭窄。介入科会诊，建议可暂不行介入造影，随诊观察。就诊于肾内科加用"开同""心肝宝""海昆肾喜"等药物。2015 年初发现高血压，血压最高达 150/93 mmHg，规律口服"络活喜""欣康"控制血压，血压控制良好。2015 年底发现血白细胞下降为 2.53×10^9/L，血红蛋白及血小板正常，于血液内科对症治疗。否认肝炎、结核、冠心病、糖尿病等病史。过敏史：海鲜过敏，造影剂过敏。无烟酒嗜好。父亲已故，死于肝癌；母亲健康。

入院查体：T 36.6 ℃，P 70 次/min，R 18 次/min，BP 120/76 mmHg。中等体型，发育正常。巩膜无黄染，结膜无苍白，浅表淋巴结未触及。周身皮肤及黏膜未见瘀点、瘀斑，无皮疹。心肺查体未及异常。腹软，全腹无压痛、反跳痛及肌紧张，肝脾肋下未触及。双下肢无水肿，指压痕阴性。双足背动脉搏动良好。

在院诊疗经过：

▶ 初步诊断：

肝损伤。

入院后完善相关检查：血常规：白细胞计数 3.99×10^9/L，粒细胞计数 1.75×10^9/L，嗜酸性粒细胞计数 0.18×10^9/L，血红蛋白浓度 135 g/L，血小板计数 124×10^9/L。肝功能：ALT 119 U/L，ALP 208 U/L，γ–GT 77 U/L，AST 109 U/L，ALB 37.9 g/L，余正常。肾功能：肌酐值（CR）89 μmol/L，血尿素氮（BUN）6.93 mmol/L，血淀粉酶 127 U/L，脂肪

酶 79.4 U/L，血尿酸 494 μmol/L。甲状腺功能：抗甲状腺球蛋白抗体（TGAb）39.04 IU/mL，余指标未见明显异常。免疫相关指标：免疫球蛋白 IgA 3.43 g/L，IgG 18.74 g/L，γ 球蛋白 24.8%，红细胞沉降率 42 mm/h，抗核抗体（ANA）（+），均质型，补体，自身免疫性肝病筛查，抗中性粒细胞胞质抗体（ANCA）等免疫指标均未见异常。肝炎系列：未见异常。血清铁、铁蛋白及铜蓝蛋白未见异常。凝血四项：未见异常。血肿瘤标志物：CA153 26.62 U/mL，CEA、AFP、CA125、CA199 均未见异常。尿常规：尿蛋白微量，余未见异常。便常规及隐血：未见异常。

肝脏磁共振成像（MRI）（图 22-1）：肝右叶囊肿。

肝脏磁共振胰胆管造影（MRCP）（图 22-2）：肝内外胆管未见明显异常改变。

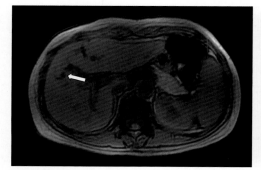
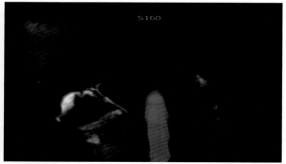

图 22-1 肝脏 MRI 结果：肝右叶囊肿　　**图 22-2** MRCP：肝内外胆管未见明显异常改变

胃镜：食管全程未见静脉暴露，十二指肠乳头未见明显异常。

肝胆脾彩超：肝脏大小形态正常，肝被膜光滑，肝边缘锐，肝实质回声均匀；胆囊大小：4.0 cm×1.7 cm；肝内外胆管无扩张；脾脏大小形态正常；胰腺大小形态正常；肝脏硬度值：8.0 kPa。结论：肝、胆、脾、胰未见明显异常，肝脏硬度值增高。

双肾彩超：右肾大小：7.3 cm×3.5 cm×3.6 cm。右肾体积明显缩小，皮质回声增强，右肾血流显示 2～3 级，皮髓质界限清晰。左肾大小：10.6 cm×5.7 cm×4.1 cm。左肾血流显示良好。结论：右肾体积明显缩小，右肾回声符合慢性肾损害。

▶ **确定诊断：**

肝损伤，自身免疫性肝病？高血压 2 级（很高危）；间质性肾炎；右侧肾萎缩。

入院后针对肝损害，予患者熊去氧胆酸 250 mg，3 次 /d，口服，针对高血压，予苯磺酸氨氯地平片、单硝酸异山梨酯缓释片对症治疗，针对肾功能不全，予复方 α- 酮酸片、褐藻多糖硫酸酯胶囊对症治疗。并行肝穿刺活检明确病理诊断。

肝穿刺病理（图 22-3-A、图 22-3-B）结果：切片内见 10 个中小汇管区，间质炎症轻。3 个稍大，其中 2 个间质内未见小动脉伴行小胆管，其一侧与肝实质内炎灶相连，另 1 个见小胆管并见少数边缘胆管。另 7 个汇管区均较小。大部见小胆管。小叶内散见多数单个核细胞浸润灶及大小不一的肉芽肿。一个炎灶较大，连及上述汇管区，CK7 免疫染色该汇管区周围及邻近肝实质细胞呈阳性反应（提示早期胆盐淤积）。肉芽肿内见多个上皮样细胞聚集，其间及周围可见少数单个核细胞，周围无纤维包裹，抗酸染色阴性。病理诊断：（肝穿）肉芽肿性肝炎。

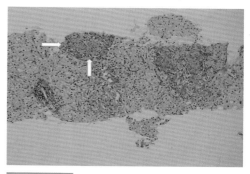

图 22-3-A　肝穿刺病理结果为肉芽肿性肝炎

图 22-3-B　肝穿刺病理显示肉芽肿（箭头）

肺 CT（图 22-4）：双肺未见确切异常。

结明试验：阴性；结核菌素（PPD）试验：3 mm×3 mm（阴性），T 细胞斑点检测（T-Spot）（+）；肝脏病理进一步行抗酸染色和聚合酶链式反应（Polymerase Chain Reaction，PCR）：排除结核性肉芽肿；胸科医院会诊：临床及实验室检查不支持结核感染。

进一步查体：一般查体：右上肢 BP 155/95 mmHg，左上肢 BP 140/85 mmHg，余同前，无特殊补充；心脏查体：心前区无

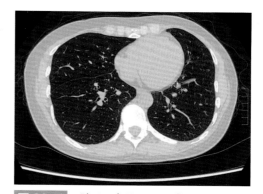

图 22-4　肺 CT 未见明显异常

隆起及凹陷，心尖搏动位于第五肋间左锁骨中线内 0.5 cm，搏动范围正常，心前区未触及震颤和心包摩擦感，心相对浊音界正常，心率 70 次 /min，心律齐，各瓣膜区未闻及心脏杂音；血管查体：双侧桡动脉搏动强弱正常、对称，脉律规则。无洪脉、细脉、水冲脉、交替脉、奇脉、迟脉和重搏脉。未闻及枪击音、Duroziez 双重杂音、毛细血管搏动征和动脉静脉杂音。双股动脉搏动好，无血管杂音，双足背动脉搏动良好。

完善肾血管彩超：右肾大小：7.15 cm×2.99 cm×2.06 cm。右肾偏小，右肾内见散在点状彩色血流信号，血流显示率 2 级。右肾动脉主干显示不清。左肾大小：11.20 cm×5.12 cm×3.67 cm。左肾形态大小正常，左肾血流显示率 4 级。结论：右肾偏小，右肾动脉主干显示不清；双肾叶间动脉未见明显小慢波频谱。

完善四肢及锁骨下动脉超声：右侧下肢动脉股动脉分叉前股动脉分叉后腘动脉胫后动脉足背动脉内径变窄，远端狭窄程度＞99%；右侧胫后动脉发育较细，远段内膜略增厚，管腔限局变细，彩色血流零星甚至无显示，其远段彩色血流逆转，血流速度减低，动脉频谱低阻样改变。左下肢及双上肢动脉频谱形态正常，收缩期峰速在正常范围。右侧头臂动脉远端局部管壁增厚，右侧锁骨下动脉未见异常。结论：右侧下肢胫后动脉远段阻塞样病变。右侧头臂动脉远端局部管壁增厚。

肾血流灌注影像（图 22-5）：左肾血流灌注影像未见异常，右肾区未见明显

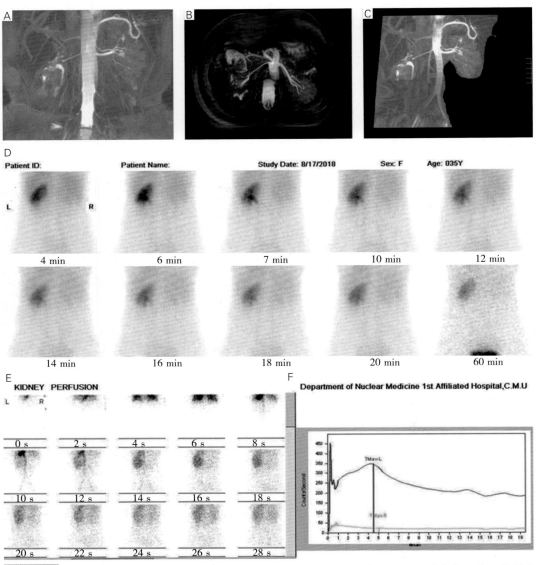

图 22-5　A ~ C. 肾血流灌注影像示：右肾区未见明显血流灌注影像。D ~ F. 右肾位置处显像剂分布近于周围本底水平，未见肾脏形态显像剂分布浓聚区。延迟显像至 60 min 时，左肾影进一步减淡，右肾区无明显显像剂分布

血流灌注影像；肾动态显像：左肾位置、形态、大小均未见异常，注药后肾皮质显像剂摄取、分布未见异常，至 20 min 时，肾影略有减淡，各组肾盏及肾盂内未见明显显像剂滞留。右肾位置处显像剂分布近于周围本底水平，未见肾脏形态显像剂分布浓聚区。延迟显像至 60 min 时，左肾影进一步减淡，右肾区无明显显像剂分布。诊断意见：左肾血流灌注量、肾小球滤过功能未见异常，排泄延缓；右肾未显影，呈无功能肾改变。

PET-CT（图 22-6）：①右侧颈部、双侧锁骨上、纵隔内、右肺门多发淋巴结影，部分肿大，代谢增高，建议进一步行临床专科检查；②甲状腺右叶低密度影，代谢增高，建议进一步行临床专科检查；③右肺上叶胸膜下淡片影，代谢略高于周围肺组织，建议短期内密切复查；左肺陈旧病变；左肺门淋巴结影，代谢增高，建议定期复查；④双侧乳腺增生；胰腺体尾部代谢弥漫增高，建议定期复查；右肾萎缩；盆腔内少量积液；⑤双附件区代谢增高影，右侧为著，子宫腔内代谢增高影，生理性摄取不除外，请结合妇科专科检查；⑥右侧肩胛骨高密度影，代谢略增高，建议定期复查；⑦腹主动脉高代谢，炎症可能性大。

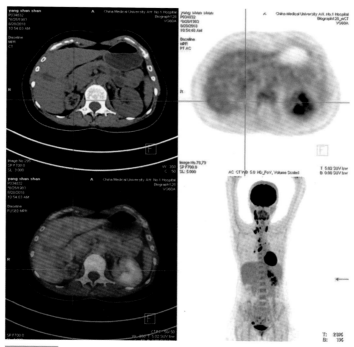

图 22-6 腹主动脉高代谢，炎症可能性大

▶ **修订诊断：**

大动脉炎（Takayasu arteritis，TA）可能性大；高血压 2 级（很高危）；肝损伤；肉芽肿性肝炎。

▶ **治疗方案：**

针对 TA：甲泼尼龙片 24 mg，1 次 /d，口服，同时辅以保护胃黏膜，补钙等治疗；针对肝损害：丁二磺酸腺苷蛋氨酸肠溶片 0.5 g，2 次 /d，口服。出院后嘱患者规律服用甲泼尼龙片及丁二磺酸腺苷蛋氨酸肠溶片，同时辅以保护胃黏膜、补钙等治疗，定期复查肝肾功能，于 2018 年 9 月 12 日后肝肾功能指标趋于平稳（图 22-7）。

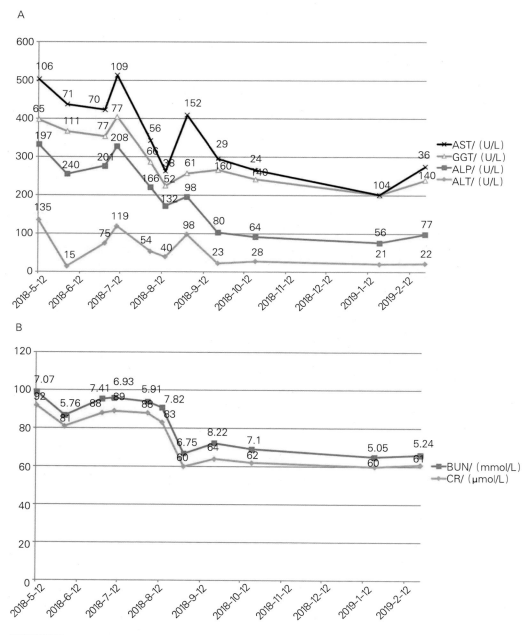

图 22-7 A.患者随访肝功能变化曲线图。B.患者随访肾功能变化曲线图

二、临床诊治思维及体会

（1）临床上，引起肝功能异常的原因通常包括：酒精、药物与毒物、遗传与代谢、病毒性肝炎、寄生物、循环障碍、免疫因素、脂肪性肝病、胆源性因素及不明原因。该患者为中年女性，以"体检发现肝功能异常 2 年"为主诉入院，曾自行应用"熊去氧胆酸"及多种保肝药治疗无效，院前化验、检查、既往史、个人史及家族史，基本排除酒精、药物与毒物、遗传代谢、寄生物、循环障碍、脂肪性肝病及胆源性因素所引起的肝功能异常，结合患者化验免疫指标 IgA、IgG、γ 球蛋白、红细胞沉降率及 ANA 出现异常，我们考虑该患者肝功能异常不排除为免疫功能异常所导致。

（2）肝活检目前仍是诊断肝脏疾病的金标准，故在该患者无法明确诊断的情况下应积极为患者行肝穿刺活检，结果回报示：肉芽肿性肝炎。肉芽肿性肝炎的病因分为感染性因素及非感染性因素，感染性因素包括细菌、病毒及真菌感染、结核、麻风及寄生物，非感染性因素包括免疫性因素、结节病、一些药物因素及肿瘤。结合患者肝脏 MRI、MRCP、临床表现、个人史及实验室检查结果，基本排除寄生物感染、结节病、药物因素及肿瘤所致肉芽肿性肝炎。为进一步排除结核感染，为患者完善肺 CT、结明试验、PPD 实验、T-SPOT 化验、肝脏病理抗酸染色和 PCR，并请胸科医院进行会诊，最终排除结核感染所致肉芽肿性肝炎，最终，我们考虑患者机体免疫功能异常。

（3）追溯患者个人史及既往史，患者年龄小于 40 岁，曾出现一过性双下肢水肿，存在高血压病史及肾功能异常，补充查体显示双上肢收缩压差大于 10 mmHg，既往肾脏 ECT 检查结果示：右肾缩小，右肾动脉狭窄。考虑患者存在免疫因素所致肾血管病变，并为患者进一步完善肾血管彩超、四肢及锁骨下动脉超声、肾 ECT 及 PET-CT，结果示：右肾偏小，右肾动脉主干显示不清；右侧下肢胫后动脉远段阻塞样病变；右侧头臂动脉远端局部管壁增厚；右肾呈无功能肾改变；腹主动脉炎症可能性大。至此，我们确定诊断为：TA 可能性大，高血压病 2 级（很高危），肝损伤，肉芽肿性肝炎。

（4）目前，应用糖皮质激素为治疗 TA 的主要方案[1]，故予患者甲泼尼龙 24 mg，1 次 /d，口服，并辅以保护胃黏膜、补钙等治疗；针对患者肝功能异常，予患者丁二磺酸腺苷蛋氨酸 0.5 g，2 次 /d，口服。

三、诊疗现状

大动脉炎（TA）是一种罕见的慢性非特异性肉芽肿性血管炎，病变主要发生在主动脉及其主要分支，如颈动脉和椎动脉。慢性炎症使血管内膜增生，中膜及内膜发生纤维化改变，进而造成管腔狭窄[2]。由于不同人所处的环境及遗传差异，该病在亚洲人群中发病率较高，在日本，TA 的发病率为 0.4‰，而在美国仅为 0.009‰[3]。该病会造成脑出血、脑梗死、心衰竭、肾衰竭等一系列并发症，患者主要死于脑出血及肾衰。TA 的发病机制主要是自身免疫功能异常所致的复杂的炎症过程，但其准确的发病原因尚未可知[4]。TA 的临床表现缺乏特异性，主要取决于病灶部位及炎症的严重程度[5]。根据美国风湿病学学会于 1990 年提出的诊断标准，由于该病缺乏特异性临床表现，因此对该病的早期诊断及其活动度的评估十分困难。在整个病程中，病情一直处于活跃状态，进而导致对机体造成持续性的损害，使患者在短期内或长期内处于发病状态，甚至造成死亡[2, 6]。故早期诊断 TA 并对其进行适当干预十分重要。TA 的诊断主要依赖于临床表现、体征及物理检查：①患者发病年龄 ≤ 40 岁；②出现肢体间歇性运动障碍；③一侧或双侧肱动脉搏动减弱；④双侧上肢收缩压差 > 10 mmHg；⑤一侧或双侧锁骨下动脉或腹主动脉闻及杂音；⑥主动脉一级分支或上下肢近端的大动脉狭窄或闭塞，病变常为局灶或节段性，且不是由动脉硬化、纤维肌发育不良或类似原因引起。符合以上 6 项中的 3 项即可诊断此病，且该诊断标准的敏感性和特异性可分别达到 90.5% 及 97.8%[7]。

TA 合并肝损害罕见，目前 TA 造成肝损害的发病机制尚不明确。但多项研究表明，自身免疫功能异常、感染、遗传因素及肠道菌群失调均可造成肉芽肿性脉管炎，而 TA 的基本病理特征为肉芽肿性炎症，肝脏肉芽肿可以进一步导致肝功能异常[3]。在 TA 导致肝损害的致病机制中，免疫功能异常在该过程中起着核心作用，因此，抑制免疫反应所产生的炎症为治疗 TA 的主要思路。

糖皮质激素为治疗本病活动期的主要药物，同时根据病情，可联合应用免疫抑制剂增强疗效。近年来有使用生物制剂可使 TA 患者改善症状的报道[8-9]，但尚缺乏大样本临床资料认证。可应用阿司匹林、潘生丁及地巴唑等扩血管、抗凝、改善症状，针对受累狭窄的血管，还可应用外科手术改善血管狭窄。针对肠道菌群失调所致的 TA，通过粪菌移植调节肠道菌群是一种具有潜力的治疗方案[10]。

本例患者诊治体会：①针对反复肝功能异常的患者应详细询问病史及查体，认真分析每一个症状、体征及异常指标；②肝活检目前仍是诊断肝脏疾病的金标准，对于原因不明的肝功能异常患者，在无禁忌证的情况下，应积极行肝活检明确诊断；③重视多学科协作，可以保证高质量的诊治建议和最佳的治疗计划，避免过度诊疗和误诊误治，使患者受益最大化；④应对肝病患者严格随访，指标出现异常及时处理，积极改善预后。

四、专家点评

TA 是一种缺乏特异性临床表现的罕见疾病，病理类型主要是肉芽肿性血管炎，其发病机制尚不十分明确，对该病进行早期诊断及干预也十分困难。本例患者以反复肝功能异常为主要临床表现，化验可见免疫指标明显异常，为明确诊断，行肝活检病理示肉芽肿性肝炎，结合影像学检查示右肾呈现无功能性改变，全身多处血管管壁增厚、管腔狭窄，呈现炎症性改变，再结合患者查体示双上肢收缩压差＞10 mmHg，该患者确定诊断为 TA 可能性大，其肝功能异常是 TA 导致肝脏肉芽肿所致。在治疗方面，糖皮质激素为目前治疗该疾病的首选药物，因其可抑制自身免疫功能异常所致的炎症反应，故及时用药可有效缓解病情，但长期使用糖皮质激素可带来一系列的不良反应。免疫抑制剂联合糖皮质激素可增强疗效，常用的免疫抑制剂包括环磷酰胺、甲氨蝶呤和硫唑嘌呤等。近年来有报道称，使用抗肿瘤坏死拮抗剂等生物制剂可使 TA 患者症状得到改善，炎症指标好转，但尚缺乏大样本临床数据支持。同时，可行扩血管、抗凝、改善循环、手术等对症治疗。针对肠道菌群异常所致的 TA，粪菌移植技术为一种具有潜力的治疗方案。

给予该患者糖皮质激素治疗，辅以保护胃黏膜、补钙等治疗，配合应用丁二磺酸腺苷蛋氨酸保肝治疗后，肝功能指标及肾功指标明显下降后稳定在正常范围内。TA 为慢性进行性血管病变，其增加了脑出血、脑梗死、心衰竭、肾衰竭、心肌梗死、失明等疾病的发病率，同时许多患者最终因脑出血、肾衰竭等原因死亡，因此要重视对 TA 患者的随访，出现病情变化及时调整治疗方案。

参考文献

[1] Mutoh T, Shirai T, Fujii H, et al. Insufficient Use of Corticosteroids without Immunosuppressants Results in Higher Relapse Rates in Takayasu Arteritis[J]. The Journal of rheumatology, 2020, 47（2）：255-263.

[2] Zhang J, Zhao L, Wang J, et al, Targeting Mechanistic Target of Rapamycin Complex 1 Restricts Proinflammatory T Cell Differentiation and Ameliorates Takayasu Arteritis[J]. Arthritis & rheumatology (Hoboken, NJ), 2020, 72（2）：303-315.

[3] Kang KA-O, Sun Y, Li YL, et al. Pathogenesis of liver injury in Takayasu arteritis: advanced understanding leads to new horizons[J]. J Int Med Res, 2020, 1473-2300（Electronic）.

[4] Watanabe R, Berry GJ, Liang DH, et al. Pathogenesis of Giant Cell Arteritis and Takayasu Arteritis-Similarities and Differences[J]. Current rheumatology reports, 2020, 22（10）：68.

[5] He Y, Lv N, Dang A, et al. Pulmonary Artery Involvement in Patients with Takayasu Arteritis[J]. The Journal of rheumatology, 2020, 47（2）：264-272.

[6] Fan L, Zhang H, Cai J, et al. Clinical Course, Management, and Outcomes of Pediatric Takayasu Arteritis Initially Presenting With Hypertension: A 16-year overview[J]. American journal of hypertension, 2019, 32（10）：1021-1029.

[7] 中华医学会风湿病学分会. 大动脉炎诊断及治疗指南 [J]. 中华风湿病学杂志, 2011, 15（2）：119-120.

[8] Yano T, Osanami A, Shimizu M, et al. Utility and safety of tocilizumab in Takayasu. arteritis with severe heart failure and muscle wasting[J]. ESC heart failure, 2019, 6（4）：894-897.

[9] Mutoh T, Ishii T, Shirai T, et al. Refractory Takayasu arteritis successfully treated with rituximab: case-based review[J]. Rheumatology international, 2019, 39（11）：1989-1994.

[10] Espinoza JL, Ai S, Matsumura I. New Insights on the Pathogenesis of Takayasu Arteritis: Revisiting the Microbial Theory[J]. Pathogens（Basel, Switzerland）, 2018, 7（3）.

常冰　康凯　林旭勇　李雪丹　李异玲

◆病例 23. 真假难辨的 IgG4 异常

一、病例介绍

患者，女，41 岁。以"肝功能异常 1 周"为主诉入院。

摘要：

患者 1 周前体检发现肝功能异常，AST 146 U/L、ALT 159 U/L、ALP 560 U/L、GGT 592 U/L，TBA 24 μmol/L，病来自觉头晕伴有乏力，反酸，呕吐 1 次，为求进一步诊治收入笔者所在科室病房。病来饮食，睡眠正常，尿色正常，排便次数正常，体重未见明显变化。否认高血压、冠心病、糖尿病病史。否认吸烟、饮酒史，3 个月前家里装修，装修 1 个月后入住。无家族性遗传代谢性疾病、无肿瘤史。

入院查体：T 36.6 ℃，P 95 次 /min，R 18 次 /min，BP 120/76 mmHg。神志清楚，周身皮肤黏膜及巩膜无黄染。双肺呼吸音清，未闻及干湿啰音。心律齐，各瓣膜听诊区未闻及病理性杂音。腹软，无压痛、反跳痛及肌紧张，肝脾肋下未触及。双下肢无水肿。

在院诊疗经过

▶ **初步诊断：**

肝功能异常，IgG4 相关性疾病？

入院后完善相关检验及检查：血常规：WBC 8.43×10^9/L，PLT 420×10^9/L，HGB 75 g/L，EO2520×10^6/L。淀粉酶及脂肪酶：AMY 198 U/L，LPS 283 U/L。肝功能：ALT 159 U/L，ALP 560 U/L，GGT 592 U/L，AST 146 U/L，ALB 30 g/L，TBIL 7.3 μmol/L。凝血：PT 11.6 s，PTA 100%，INR 1.0。免疫相关指标：IgA 1.81 g/L，IgG 16.69 g/L，IgM 0.45 g/L，γ 球蛋白 28.4%，自身免疫性肝病筛查（AMA-M2、LKM-1、LC-1、SLA/LP、Ro-52、PML、sp100、gp210、M2-3E）以及风湿抗体系列等均正常。IgG4：14.5 g/L。IgE：1057 IU/mL。余生化指标、免疫固定电泳、尿常规、铜蓝蛋白均未见异常。

全腹增强 CT（图 23-1）：肝内胆管弥漫性扩张，胰腺饱满、体尾部胰管轻度扩张，肝门腹膜后多发淋巴结肿大。

MRCP（图 23-2）：肝内胆管扩张，粗细不均匀。

胃镜（图 23-3）：浅表性胃炎伴胆汁反流。

肝穿刺病理（图 23-4）：汇管区大量嗜酸细胞浸润（热点区域＞ 100 个 /HPF）及

浆细胞浸润（热点区域＞100个/HPF，IgG4阳性，＞50个/HPF），部分汇管区明显扩大伴水肿及轻度纤维化（S1-2），并见中等级别胆管明显增生，符合IgG4相关胆管炎伴嗜酸细胞性胆管炎。

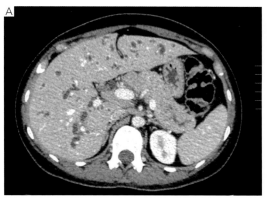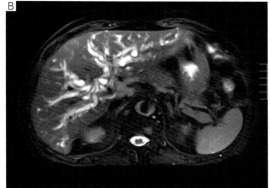

图23-1 A、B.全腹增强CT：肝内胆管弥漫性扩张，胰腺饱满、体尾部胰管轻度扩张，肝门腹膜后多发淋巴结肿大

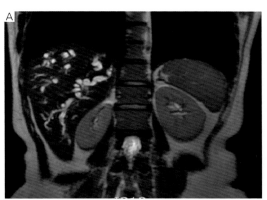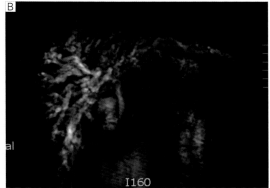

图23-2 A、B.MRCP：肝内胆管扩张，粗细不均匀

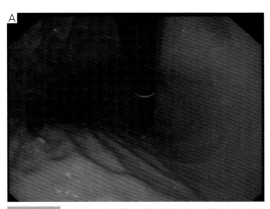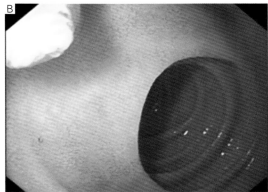

图23-3 A、B.胃镜：浅表性胃炎伴胆汁反流

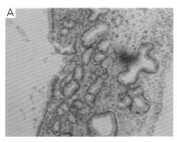
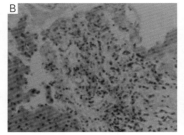
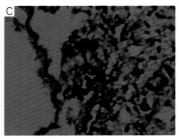

| 大量胆管增生 | 嗜酸细胞及浆细胞混合浸润 | IgG4 |

图 23-4 A ~ C.肝穿刺活检病理：汇管区大量嗜酸细胞浸润（热点区域 > 100 个 /HPF）及浆细胞浸润（热点区域 > 100 个 /HPF，IgG4 阳性， > 50 个 /HPF），部分汇管区明显扩大伴水肿及轻度纤维化（S1–2），并见中等级别胆管明显增生，符合 IgG4 相关胆管炎伴嗜酸细胞性胆管炎

骨髓细胞形态学检查：粒细胞系统增生活跃，嗜酸性粒细胞比值增高，细胞形态正常。

补充病史：6 个月前食用生河鱼，针对补充病史行粪便寄生物检查（图 23-5），结果提示：镜下检测出华支睾吸虫虫卵。

▶ **确定诊断：**
华支睾吸虫感染。

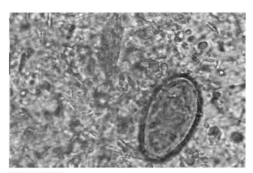

图 23-5 粪便寄生物检查

▶ **治疗方案：**
吡喹酮 1.2g，3 次 /d，口服（连 3 日），1 个月后患者症状明显好转，复查嗜酸性粒细胞计数均降至正常范围内，再次行粪便寄生物检测，检测结果均提示阴性，未见寄生物卵异常。3 个月后肝功能及 IgG4 值恢复正常。

二、临床诊治思维及体会

该患者肝功能异常可能由药物、免疫、代谢、酒精、肿瘤等多种因素引起，为寻找病因，我们给予患者详细的问诊及检查。通过询问患者病史，我们排除因药物及酒精引起的肝功能异常。患者自身免疫指标未见异常，因此排除自身免疫性肝炎及原发性胆汁性胆管炎等自身免疫性肝病。根据肿瘤标志物阴性以及影像学检查未见肿瘤特征，排除肿瘤的可能性。经过详细的实验学检验，发现患者的 IgG4 浓度、IgE 浓度，以及嗜酸性粒细胞均升高。

IgG4 升高最常见于 IgG4 相关性疾病，为明确诊断，拟对该患者行肝活检穿刺，结果提示 IgG4 相关胆管炎伴嗜酸细胞性胆管炎，初步诊断为：IgG4 相关性疾病？自身免疫性胰腺炎？嗜酸细胞增多症？进一步分析病因，装修材料中含有硅藻泥成分，硅藻泥中二氧化硅可能引起 IgG4、IgE 以及嗜酸性粒细胞升高。针对患者嗜酸性粒细胞及 IgE 升高，考虑是否存在寄生物感染的可能性，再进一步追问病史下，患者存在食用生河鱼史，给予患者寄生物检查，最终在患者粪便中发现华支睾吸虫虫卵。最终确诊为华支睾吸虫感染。

三、诊疗现状

该患者存在食用生河鱼史，入院实验室检查均提示肝功能异常，IgG4、IgE、嗜酸性粒细胞升高，影像学检查特异性表现，最终通过粪便检测确诊为华支睾吸虫感染。

华支睾吸虫是一种重要的食源性寄生物，也是常见的人畜共患寄生物之一，最早于 1875 年在印度加尔各答一名中国工匠的胆管内发现[1]。目前华支睾吸虫感染仍是主要的公共健康问题，据估计全世界有超过 1500 万人感染，尤其是亚洲国家，其中包括中国、日本、韩国和越南[2]。华支睾吸虫通过第一中间宿主（淡水螺类）及第二中间宿主（淡水鱼或虾），经历成虫、虫卵、毛蚴、胞蚴、雷蚴、尾蚴、囊蚴及后尾蚴阶段，侵入终极宿主（人及肉食哺乳动物）体内。成虫产出的虫卵通过粪便排出并进入水中，被淡水螺吞食，在螺类的消化道内孵出毛蚴，毛蚴穿过肠壁在螺体内发育为胞蚴，通过无性生殖，胞蚴产生雷蚴，同样雷蚴又产生尾蚴，成熟的尾蚴最终从螺体内逸出至水中，在水中侵入淡水鱼或虾类的肌肉等组织内，发育为成熟囊蚴。人食用淡水鱼或虾之后，在胃酸及胃蛋白酶的作用下，囊内幼虫被激活，在十二指肠内破囊而出，循胆汁逆流而上，到达肝内胆管[3]。成虫定位后存活可以依靠其分泌免疫调节产物，如虫体分泌蛋白 CsACAT 基因表达上调[4-5]，帮助虫体感知胆固醇环境，更好地在胆管中生存。大量华支睾吸虫定植及存活后，通过机械性破坏和排泄分泌抗原，造成胆管阻塞及胆汁瘀滞，诱发炎症反应，继发肝功能异常及胆囊炎等。若华支睾吸虫生存时间更长，甚至有可能引发肝脏纤维化或胆管癌[6]，这是由于虫体寄生过程中产生的排泄及分泌物等代谢产物，可以促进胆管上皮细胞增殖并抑制细胞凋亡，刺激肝星状细胞促纤维化基因的表达[7]，上调原癌基因并抑制抑癌基因的表达，诱导自由基的产生，改变细胞外基质状态，促进肿瘤细胞的转移[8]。世界卫生组织国际癌症研究机构已将华支睾吸虫归为 I 类致癌因子[9]。

华支睾吸虫病潜伏期 1~2 个月，患者可有不同临床表现。轻度感染者常无症状，仅在粪便中发现虫卵，感染较重者多缓慢起病，有右上腹部隐痛与饱胀、恶心呕吐、厌食、发热、轻度腹泻、肝区隐痛、肝肿大等表现，并有头晕、失眠、疲乏、精神不振、心悸、记忆力减退等神经衰弱等症状。其中右上腹疼痛是最常见的表现，原因在于寄生物寄生于胆管，造成胆汁等助消化物质排出障碍，胆囊加强收缩，导致一系列消化道症状，当虫卵累积过多时，会造成胆管堵塞，导致胆汁淤积而引发黄疸，若一次性食用含有大量华支睾吸虫囊蚴的食物可引发急性起病，首先出现上腹部疼痛、发热可达 39 ℃及尿色发黄，常伴有腹泻，继而出现肝大，以左叶大为主，甚至出现休克。华支睾吸虫感染在实验室检查中最常出现嗜酸性粒细胞计数或比例的增高，长期寄生可能出现肝功能的损伤，尤其代表胆汁淤积的指标 ALP、GGT 升高。CT 是华支睾吸虫感染常用的影像学检查方法，特征性表现为肝内胆管的弥漫性扩张，被膜下扩张小胆管管径大小相近，以肝外周分布为主[10]，此征象是因为成虫大小与肝次级胆管管径相近，可直接阻塞末端胆管引起其远端扩张，继发炎症反应也会导致胆管继发扩张。磁共振胰胆管造影在显示胆道疾病方面更有优势，对华支睾吸虫感染所致并发症诊断准确性最高。不论是实验室检查还是影像学检查，诊断均无特异性，华支睾吸虫感染的诊断金标准为通过涂片法在粪便或胆汁中找到华支睾吸虫卵，但是由于华支睾吸虫虫卵较小，以及形态大小与其他某些吸虫虫卵相似[11]，因此容易造成漏诊及误诊。免疫学检测也可用于检测华支睾吸虫感染的患者，但灵敏度、特异度受所选抗原以及感染程度影响[12]，不能作为确诊依据。 华支睾吸虫病最有效治疗方法是吡喹酮，根据 WHO 推荐，剂量为 25 mg/（kg·d），口服 3 次连续 2 天，该方案治愈了约 99% 的感染患者[13]。如果第一次治疗不能完全治愈，将近 100% 的患者可以进行第二次治疗[14]。

IgG4 的升高常见于 IgG4 相关性疾病、恶性肿瘤、自身免疫性肝病，但是过敏性疾病、寄生物感染、细菌感染等也会引起 IgG4 升高，然而这些疾病常常被人们忽视，尤其寄生物感染，因为寄生物感染引起 IgG4 升高的病例并不常见，常被误诊为 IgG4-RD，目前关于华支睾吸虫感染引起 IgG4 升高的探索较少，Hong 等[15]通过 SDS-PAGE 与 immunoblotting 的方法发现华支睾吸虫感染主要诱导 IgG 和 IgE 的产生，较少产生 IgM 和 IgA，进一步探索华支睾吸虫感染产生的血清 IgG 亚类，研究发现在 4 个亚类抗体中，IgG3 抗体最少，IgG1 和 IgG2 抗体并没有特异性，而 IgG4 抗体则是突出和特异性的，且 IgG 和 IgG4 抗体的阳性率与感染强度直接相关。尽管尚未详细阐明华支睾吸虫引起 IgG4 升高的分子机制，但是可能与人体免疫系统抵抗虫体入侵过程中产生的炎症因子有关。华支睾吸虫入侵，机体产生固有免疫应答及适应性免疫应答，促进辅助 T 细胞 Th_2 的表达，释放炎症因子 IL-4、IL-10 以及 IL-13 增多，促进 B 细胞产生 IgG4。

四、专家点评

由于中间宿主广泛分布，以及人类饮食习惯，华支睾吸虫感染仍很普遍。华支睾吸虫通过寄生于胆道，造成肝胆系统的破坏，引起肝功能异常，而华支睾吸虫感染引起的 IgG4 升高较少见，可能与人体吞噬细胞、T 细胞、B 细胞等多种免疫细胞在抵抗华支睾吸虫入侵过程中产生的炎症因子 IL-4、IL-10、IL-13 有关，然而目前仍然需进一步阐明和证实。临床上 IgG4 升高常常考虑为 IgG4 相关性疾病，然而寄生物感染等疾病也易引起 IgG4 的升高，不宜忽视。因此对于 IgG4 升高的患者，详细的病史询问以及检查不容忽视。此外，东北地区为华支睾吸虫感染的高发地区，我们迫切需要有效的系统预防策略，提高人类意识，防止华支睾吸虫的感染。

参考文献

[1] Lun ZR, Gasser RB，Lai DH，et al. Clonorchiasis: a key foodborne zoonosis in China[J]. LANCET INFECT DIS, 2005, 5（1）:31–41.

[2] Na BK, Pak JH，Hong SJ. Clonorchis sinensis and clonorchiasis[J]. ACTA TROP, 2020, 203:105309.

[3] Kim TI, Yoo WG，Kwak BK，et al. Tracing of the Bile–chemotactic migration of juvenile Clonorchis sinensis in rabbits by PET–CT[J]. PLoS Negl Trop Dis, 2011, 5（12）:e1414.

[4] Maizels RM. Regulation of immunity and allergy by helminth parasites[J]. ALLERGY, 2020, 75（3）:524–534.

[5] Lin J, Qu H, Chen G, et al. Clonorchis sinensis acetoacetyl–CoA thiolase: identification and characterization of its potential role in surviving in the bile duct[J]. Parasit Vectors, 2015, 8:125.

[6] Shi Y, Yu K, Liang A, et al. Jiang Z. Identification and Analysis of the Tegument Protein and Excretory–Secretory Products of the Carcinogenic Liver Fluke Clonorchis sinensis[J]. FRONT MICROBIOL, 2020, 11:555730.

[7] Zhou L, Shi M, Zhao L, et al. Clonorchis sinensis lysophospholipase A upregulates IL–25 expression in macrophages as a potential pathway to liver fibrosis[J]. Parasit Vectors, 2017, 10（1）:295.

[8] Kim EM, Kim JS, Choi MH, et al. Effects of excretory/secretory products from Clonorchis sinensis and the carcinogen dimethylnitrosamine on the proliferation and cell cycle modulation of human epithelial HEK293T cells[J]. KOREAN J PARASITOL, 2008, 46（3）:127–132.

[9] Bouvard V, Baan R, Straif K, et al. A review of human carcinogens––Part B: biological agents[J]. LANCET ONCOL, 2009, 10（4）:321–322[PMID:19350698.DOI:10.1016/s1470–2045（09）70096–8.

[10] Choi D, Hong ST. Imaging diagnosis of clonorchiasis[J]. KOREAN J PARASITOL, 2007, 45（2）:77–85.

[11] Sato M, Thaenkham U, Dekumyoy P, et al. Discrimination of O. viverrini，C. sinensis，H. pumilio and H. taichui using nuclear DNA–based PCR targeting ribosomal DNA ITS regions[J]. ACTA TROP, 2009, 109（1）:81–83.

[12] Nie G, Wang T, Lu S, et al. Detection of Clonorchis sinensis circulating antigen in sera from Chinese patients by immunomagnetic bead ELISA based on IgY[J]. PLOS ONE, 2014, 9（12）:e113208.

[13] Control of foodborne trematode infections. Report of a WHO Study Group[J]. World Health Organ Tech Rep Ser, 1995, 849:1–157.

[14] Locke V, Richardson MS[J]. Clonorchis Sinensis, 2020.

[15] Hong ST, Kho WG, Lee M，et al. Immunoblot patterns of clonorchiasis[J]. KOREAN J PARASITOL, 1997, 35（2）:87–93.

常冰　张鑫赫　林旭勇　李雪丹　李异玲

◆病例 24. 生死速递

一、病例介绍

患者，男，42 岁，以"厌食乏力 5 天，皮肤巩膜黄染 3 天，嗜睡 1 天"为主诉入院。

摘要：

患者 5 天前无明显诱因出现厌食乏力，未在意，后因饱餐后上腹部疼痛自服"气滞胃痛颗粒"（中药）1 袋，1 次 /d，用药 2 天后因出现周身皮疹停药，自服脱敏药 12 h 后皮疹消退。2 天后患者出现皮肤巩膜黄染，伴有尿色加深，于当地医院急诊就诊，化验肝功能，ALT 3892 U/L，AST 51 U/L，GGT 256 U/L，ALP 186.4 U/L，TBIL 287.1 μmol/L，DBIL 200.0 μmol/L，后转入笔者所在医院急诊，复查肝功能，ALT 4482 U/L，GGT 147 U/L，ALP 144 U/L，TBIL 253.9 μmol/L，DBIL 203.1 μmol/L，凝血，PT 36.4 s，PTA 21%，血浆氨 43 μmol/L，全腹增强 CT（图 24-1）提示：胆囊壁略厚、强化，炎性病变？胆囊床积液，肝内门静脉血管束周围可见渗出改变，肝周积液、盆腔积液。给予保肝、输血浆纠正凝血等支持治疗，但患者逐渐出现嗜睡、言语错乱、计算力及定向力差等表现。患者病来无发热，无咳嗽、咳痰，无胸闷胸痛，无呕血、黑便，食欲差，睡眠可，尿色加深，尿量正常，无陶土样便，近期体重无明显下降。既往糖尿病病史 3 年，规律服用二甲双胍缓释片 1 片日 3 次，血糖控制欠佳，否认高血压、冠心病病史，否认吸烟、饮酒史，无家族性遗传性疾病病史。

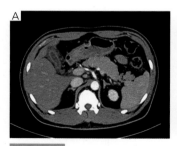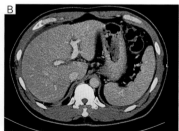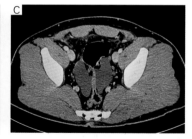

图 24-1 A ~ C. 全腹增强 CT 提示胆囊壁略厚、强化，胆囊床积液，肝内门静脉血管束周围可见渗出改变，肝周积液、盆腔积液

入院查体：T 36.6 ℃，P 72 次 /min，R 16 次 /min，BP 136/72 mmHg。嗜睡，呼之可睁眼，问话可答，部分正确，计算力及定向力差。皮肤巩膜黄染，周身皮肤黏膜无出

血点及瘀斑，未见肝掌及蜘蛛痣。双肺呼吸音清，未闻及干湿啰音。心律齐，各瓣膜听诊区未闻及病理性杂音。腹软，无压痛、反跳痛及肌紧张，肝脾肋下未触及，移动性浊音阴性。双下肢无水肿。

在院诊治经过：

▶ 初步诊断：

急性肝衰竭；肝性脑病（昏迷前期）；2 型糖尿病。

入院后对症给予抗炎保肝、降血氨、预防消化道出血及营养支持等治疗，并拟行人工肝治疗，进一步完善相关化验及检查：血常规：WBC 8.68×10^9/L，NE 71.6%，Hb 164 g/L，PLT 81×10^9/L。凝血四项：PT 36.9 s，PTA 20%，INR 3.65，APTT 48.7 s，Fg 1.56 g/L，D–D 4.64 μg/mL。肝功能：ALT 1991 U/L，ALP 170 U/L，GGT 133 U/L，TP 67.1 g/L，ALB 34.8 g/L，TBIL 292.7 μmol/L，DBIL 226.6 μmol/L，血浆氨（NH_3）43 μmol/L，离子：K^+ 4.44 mmol/L，Na^+ 137.2 mmol/L，Ca^{2+} 1.96 mmol/L，葡萄糖测定（GLU）16.7 mmol/L，CRP 14.10 mg/L，肿瘤标志物 AFP 86.8 ng/mL，CA199 > 1000.00 U/mL，血清蛋白电泳（全自动凝胶法）：α 23.5%，γ 24.8%，肾功能、血脂、血尿酸、免疫球蛋白、铜蓝蛋白、AMA、SMA、sp100、gp210 等自免肝抗体均无明显异常，甲、乙、丙型肝炎标志物阴性，戊肝抗体筛查：HEV–IgM 54.29［阳性（+）］S/CO，HEV–IgG 7.86［阳性（+）］S/CO，巨细胞病毒（CMV）DNA、EBV 核酸正常。血气分析：乳酸 3.80 mmol/L，pH 7.46，pO_2（a）74.5 mmHg，pCO_2（a）35.5 mmHg，sO_2（a）94.3%。

肺部 CT 平扫（图 24-2）：右肺背侧胸膜下可见条片影，考虑坠积性改变，右侧胸腔积液。

颅脑 CT 平扫（图 24-3）：双侧额叶、半卵圆中心、侧脑室旁及基底节区可见斑点状低密度影，脑内小缺血灶不除外。

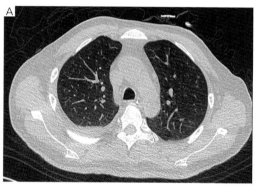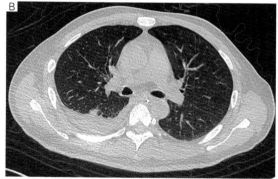

图 24-2 A、B. 肺 CT：右肺背侧胸膜下可见条片影，考虑坠积性改变，右侧胸腔积液

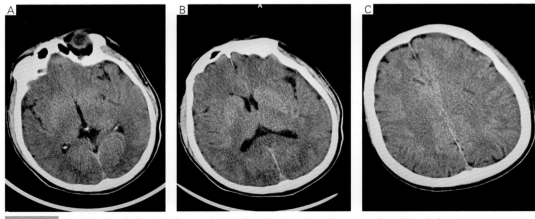

图 24-3　A～C. 双侧额叶、半卵圆中心、侧脑室旁及基底节区可见斑点状低密度影

▶ **确定诊断：**

急性肝衰竭；急性戊型病毒性肝炎；肝性脑病（昏迷前期）；2 型糖尿病。

▶ **治疗方案：**

给予异甘草酸镁、谷胱甘肽保肝，门冬氨酸鸟氨酸静脉点滴、食醋灌肠降氨、酸化肠道，同时加强营养及预防感染、消化道出血等并发症，积极应用人工肝清除炎症因子、内毒素及胆红素等，然而虽然经过 5 次人工肝治疗（CVVHDF 联合 DPMAS、PE 联合 DPMAS），但患者病情无好转，肝性脑病加重，进入昏迷期，肝功能变化见表 24-1，凝血变化见表 24-2。考虑内科治疗及人工肝治疗疗效欠佳，MELD 评分约 30 分，转入器官移植科于 2021 年 11 月 12 日完成同种异体肝移植术，术后第 3 天患者逐渐清醒，可配合点头以及摇头，并顺利脱离呼吸机，复查血生化指标：血常规：WBC 12.09×10^9/L，NE 90.4%，RBC 2.49×10^{12}/L，HGB 76 g/L，PLT 53×10^9/L；肝功能：ALT 247 U/L，GGT 70 U/L，ALP179 U/L，AST 109 U/L，TP 45.8 g/L，ALB 27.0 g/L，TBIL 47.4 μmol/L，DBIL 31.3 μmol/L；凝血：PT 14.9 s，PTA 79%，INR 1.16，血浆氨 10 μmol/L。术后肝脏病理（图 24-4）：图 24-4A 显示肝细胞大片坏死，肝小叶严重破坏，伴显著胆汁淤积；图 24-4B 为网状纤维染色，显示肝细胞网明显破坏。符合急性肝损伤，伴胆汁淤积。

表 24-1　肝功能变化

日期 / 肝功能	11月4日	11月5日 CVVHDF +HA30Ⅱ	11月5日	11月6日 PE+ DPMAS	11月6日	11月7日	11月8日 PE+ DPMAS	11月8日	11月9日	11月10日 PE+ DPMAS	11月11日 PE+ DPMAS
ALT/ (U/L)	3223	2397	1991	1762	1053	961	798	333	337	202	122
ALP/ (U/L)	148	182	170	164	113	101	132	89	86	88	74
GGT/ (U/L)	136	137	133	163	88	61	101	53	55	57	52
TBIL/ (μmol/L)	275.6	282.9	292.7	301	230.5	311.6	399.1	302.5	401.4	431.2	335.2
DBIL/ (μmol/L)	208.7	217.3	226.6	206.1	161	184.3	263	214.6	265.6	298.7	244.4
ALB/ (g/L)	33	33.2	34.8	33.9	31.8	39.1	32.6	31	29.2	35.3	26.1
NH₃/ (μmol/L)	43	103	49	171	69	—	172	47	142	—	65

表 24-2　凝血变化

日期 / 肝功能	11月4日	11月5日 CVVHDF +HA30Ⅱ	11月5日	11月6日 PE+ DPMAS	11月7日	11月8日 PE+ DPMAS	11月8日	11月9日	11月10日 PE+ DPMAS	11月11日 PE+ DPMAS
PT/s	32	36.9	36.4	45	42.1	36.9	22.3	28.5	25	33.9
PTA/%	24	20	21	16	17	21	40	29	34	24
INR	3.05	3.65	3.59	4.7	4.33	3.66	1.93	2.63	2.23	3.28
Fg/ (g/L)	1.94	1.56	1.42	1.15	0.97	0.93	1.27	1.15	1.28	1.29

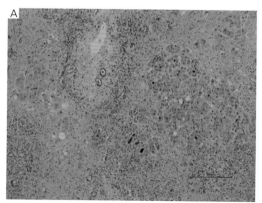
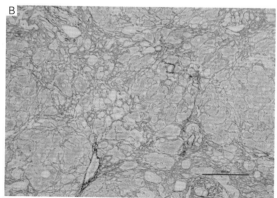

图 24-4　肝脏病理：A. 显示肝细胞大片坏死，肝小叶严重破坏，伴显著胆汁淤积。B. 为网状纤维染色，显示肝细胞网明显破坏

▶随访：

患者术后 1 个月复查：血常规：WBC 7.29×10^9/L，NE 82.94%，RBC 3.31×10^{12}/L，HGB 99 g/L，PLT 277×10^9/L，血浆氨 10 μmol/L；肝功能：ALT 25 U/L，AST 23 U/L，GGT 99 U/L，ALP 190 U/L，TP 65 g/L，ALB 31.2 g/L，TBIL 14.8 μmol/L，DBIL 6.7 μmol/L；凝血：PT 12.9 s，PTA 108%，INR 0.95，HEV-IgM 15.31［阳性（+）］S/CO，HEV-IgG 4.36［阳性（+）］S/CO。

二、临床诊疗思维及体会

（1）该患者为中年男性，既往有糖尿病病史，口服降糖药物，平素血糖控制欠佳，此次发病前有口服药物及疑似药物过敏症状，随后出现皮肤巩膜黄染，于当地医院化验肝功能酶学指标异常及胆红素明显增高。分析引起肝功能异常的常见因素有病毒感染、药物、酒精、免疫、胆道感染或胆道梗阻等，该患者腹部增强 CT 未见确切梗阻及占位，既往无饮酒史，因此肝功能异常原因不能排除药物、病毒感染及免疫因素，需进一步的化验来鉴别。

（2）同时该患者急性起病，伴有乏力、食欲减退等症状，短期内黄疸进行性加深，TBIL 大于正常值上限 10 倍，出血倾向明显，凝血酶原活动度（PTA）< 40%，INR > 1.5，发病后迅速出现意识改变，头 CT 排除神经系统疾病，结合临床表现及实验室检查考虑肝性脑病，急性肝衰竭诊断明确。

（3）分析肝衰竭常见原因：在不同国家和地区，引起肝衰竭的病因往往各不相同，在我国引起肝衰竭的主要因素是肝炎病毒（尤其是乙型肝炎病毒），其次是药物及肝毒性物质（如酒精、化学制剂等）。该患者有用药史，且用药后有可疑药物过敏史，因此不能排除药物性肝损伤，而药物性肝损伤的临床诊断目前仍是排他性诊断，结合患者的病史及入院后的实验室化验基本排除酒精、甲乙丙型病毒性肝炎、自身免疫性肝病、遗传代谢因素所致肝损伤，但戊肝抗体 IgM 及 IgG 均阳性，因此考虑本病例为急性戊型病毒性肝炎导致的急性肝衰竭。

（4）患者明确诊断后，虽然经过积极的内科及人工肝替代治疗，但患者病情进展迅速，肝性脑病进行性加重，排除禁忌证后及时地进行肝移植是患者生存的唯一办法。

本例患者诊治体会：①针对起病急、病程短的肝功能异常患者，要详细询问病史，不能错过任何一个可能导致肝功能异常的原因；②针对急重症患者，早诊早治及动态的观察尤为重要，争分夺秒地为患者争取更多治疗的时机；③人工肝治疗虽为替代治疗，但可能为患者争取机体自我恢复时间从而避免肝移植，当必须肝移植时，也可以维持生命以争取等待移植供体时间。

三、诊疗现状

　　肝衰竭是多种因素引起的严重肝脏损害，导致合成、解毒、代谢和生物转化功能严重障碍或失代偿，出现以黄疸、凝血功能障碍、肝肾综合征、肝性脑病、腹水等为主要表现的一组临床综合征。在我国引起肝衰竭的主要病因是肝炎病毒（尤其是乙型肝炎病毒），其次是药物及肝毒性物质（如酒精、化学制剂等）。儿童肝衰竭还可见于遗传代谢性疾病。根据有无慢性肝病基础和病情发展速度，临床上将肝衰竭分为 4 类，分别是急性肝衰竭、亚急性肝衰竭、慢加急性（亚急性）肝衰竭和慢性肝衰竭。

　　急性肝衰竭（ALF），起病急、死亡率高，发病 2 周内出现 II 度以上肝性脑病。引起 ALF 的常见病因有肝炎病毒（HAV、HBV 和 HEV）、单纯疱疹病毒、水痘带状疱疹病毒、巨细胞病毒和 EB 病毒，诊断时应始终进行病毒病因学和共同作用因素的筛查，虽然病毒感染并不总是 ALF 的病因，但可能是作为共同因素参与，也可考虑治疗。当其他自身免疫性疾病的患者出现 ALF 时应怀疑自身免疫性病因；这类患者常有球蛋白比例升高和自身抗体阳性，这些特点有可能阙如，因此需要通过肝组织活检来确诊。其他比较少见的引起 ALF 的病因有布加综合征、Wilson 病、蕈类中毒、妊娠相关 ALF、半肝切除术诱导的 ALF、热射病、ALI/ALF 的继发病因，从临床角度进行评估对鉴定这类不常见的 ALF 病因非常关键。

　　急性肝衰竭时，肝细胞呈一次性坏死，通常为大块或亚大块坏死，伴存活肝细胞严重变性，肝窦网状支架塌陷或部分塌陷。因此急性肝衰竭的患者，病情严重，发展迅速，可能发生多器官衰竭等严重并发症，治疗困难，病死率高，其预后常取决于病因、发病年龄、病程、治疗时间等多种因素，即使是疾病的早期阶段，也有可能出现预示患者预后不良的因素，包括肝性脑病、肝外器官衰竭、不良病因和表现、肝损伤严重程度。由 HE 引起的意识水平改变具有重要的预后意义 [1]。肝外脏器衰竭，特别是肾衰竭，是患者危重的一个标志，且与病死率升高有关。因此，早期动态全程病情评估对肝衰竭患者的预后以及判断需要保守治疗或是尽快肝移植是至关重要的。AGA 推荐使用 MELD 评分作为预后评估模型。MELD 评分 30.5 分（固定临界值）可应用于预后评估，较高的评分提示需要肝移植 [2]。

　　对于急性肝衰竭的治疗，目前尚无特效药物，分为采用支持治疗、对症治疗、病因治疗、并发症防治、人工肝治疗以及肝移植，并全程动态评估病情及监测治疗效果，以便及时调整治疗方案。临床上往往在一般的内科综合治疗的基础上行人工肝治疗，排除因肝功能受损而不能代谢排泄的胆红素、内毒素等物质，并为肝功能恢复及肝细胞再生创造机会，若经过上述治疗后肝功酶学水平、胆红素水平等均无明显好转，则经评估后应尽快行肝移植术。对于肝移植患者，术前的人工肝治疗能延长患者等待肝移植的时间，因此人工肝被视为肝移植前的桥梁，术后的人工肝治疗能提高患者生存率，改善移植前肝功能状态，有利于移植成功和患者康复。

戊型肝炎病毒（HEV）是一种很小的、无包膜的单链正股 RNA 病毒，是已知的第 5 种病毒性肝炎，在 20 世纪 80 年代初首次被确认为一种不明原因的急性肝炎流行的病因。在全球范围内，它是急性病毒性肝炎最常见的病因之一。大多数戊肝病毒感染是无症状的，并导致病毒的自发清除。在迄今确定的 8 种不同基因型中，HEV 基因型 1（HEV1）、HEV2、HEV3 和 HEV4 是导致人类感染的最常见基因型。基因型 1 和 2 病毒感染在发展中区域很普遍，能够导致水源受污染引起的大规模疫情。它们也会导致孕妇和婴儿患上严重的肝炎。相比之下，HEV3 和 HEV4 是人畜共患病，这些基因型传播给人类主要是通过水的粪便污染和食用受感染动物的受污染的肉。它们的主要宿主是猪，它们大多在发达国家出现[3]。由于发展中国家戊肝病毒抗体的流行率高于发达国家（分别为 10%、70% 和 1%、21%）[4]，因此，鉴于戊肝在西方国家的发病率较低，且进展为重型肝炎的病例比例较小，戊肝往往被忽视为急性肝炎和急性肝功能衰竭（ALF）的原因之一。

HEV 的潜伏期一般为接触后 2～5 周，这与甲型肝炎相似，短于乙型或丙型肝炎。戊型肝炎最常见的传播方式是粪 – 口传播。临床角度看，戊肝感染具有多种临床表现，包括急性和自限性肝炎、急慢性肝病、慢性肝炎、肝硬化、肝衰竭等。虽然 HEV 主要导致急性自限性感染，但慢性 HEV 感染可发生于免疫功能低下的患者（如实体器官移植患者）。多数慢性 HEV 感染者无症状，有些患者肝功能酶学指标未见异常，有些患者仅出现轻度持续性肝功能酶学指标异常。妊娠期感染 HEV 病死率较高，几项孟加拉国的研究显示女性尤其是孕妇，更容易受到 HEV 诱导的 ALF 的影响，并且当她们发展为 ALF 时，预后更差，当妇女在妊娠中期和晚期出现 HEV 诱导的 ALF 时，死亡率接近 75%[5]。

除肝脏外，HEV 感染还可致肝外脏器的损伤。其肝外表现包括神经损伤、肾损伤（HEV 可引起免疫功能紊乱患者的肾小球肾炎）、冷球蛋白血症、胰腺炎、血液学紊乱（包括自身免疫性溶血性贫血、再生障碍性贫血、红细胞再生障碍性贫血等）[3]。

关于 HEV 的治疗，目前还没有批准用于戊肝病毒感染患者的特异性药物。在绝大多数病例中，急性戊型肝炎是一种自限性、无害的疾病，不需要任何治疗。然而，基因型 1 或 2 感染可能发生急性肝衰竭（ALF），特别是孕妇，基因型 3 可导致潜在肝病或老年男性暴发性肝炎患者的急性或慢性肝衰竭。有研究显示利巴韦林可用于治疗戊肝病毒感染，但缺少大样本及安慰剂对照的前瞻性研究，并且利巴韦林在怀孕患者中是禁忌证[6-7]。因此，临床上迫切需要安全有效的新型抗病毒药物。

虽然戊型肝炎目前的发病率不高，且进展为重型肝炎的病例比例较小，但不要忽视戊肝为急性肝炎和急性肝衰竭的原因之一。

四、专家点评

　　ALF 是一种少见的临床综合征，但病程进展迅速，病死率极高，即使是轻度的 HE 也可能在数小时内进展到危及生命的程度，因此临床中对于疑似急性肝衰竭的患者，需要根据病史、生化免疫指标、影像学检查对病情严重程度及病因做出快速地诊断并对症给予相应治疗，密切关注治疗后病情变化。病情危重刻不容缓，即使患者已进入肝性脑病昏迷期，也不要轻易放弃，积极地进行肝移植仍有望挽救患者的生命。

参考文献

[1] 杨敏，张盛果，卢明芹.《2017 年欧洲肝病学会临床实践指南：急性（暴发性）肝衰竭的管理》摘译 [J]. 临床肝胆病杂志，2017，33（10）：1883-1887.
[2] 陈婧，苏海滨.《2017 年美国胃肠病学会急性肝衰竭诊断和管理指南》摘译 [J]. 临床肝胆病杂志，2017，33（5）：813-815。
[3] Aslan AT, Balaban HY. Hepatitis E virus: Epidemiology, diagnosis, clinical manifestations, and treatment[J]. World J Gastroenterol, 2020 Oct 7, 26（37）：5543-5560.
[4] Aggarwal R. Hepatitis E: Historical，contemporary and future perspectives[J]. J Gastroenterol Hepatol, 2011, 26（suppl 1）：72-82.
[5] Gurley ES, Hossain MJ, Paul RC, et al. Outbreak of hepatitis E in urban Bangladesh resulting in maternal and perinatal mortality[J]. Clin Infect Dis, 2014, 59（5）：658-665.
[6] Pischke, Hardtke, Bode, et al. Ribavirin treatment of acute and chronic hepatitis e: A single-centre experience[J].Liver Int, 2013, 33: 722-726.
[7] Horvatits T, Schulze Zur Wiesch J，Lütgehetmann M, et al. The Clinical Perspective on Hepatitis E[J]. Viruses, 2019 Jul 5, 11（7）：617.

王艳萌　　王宁宁　　林旭勇　　李雪丹　　李异玲

◆病例 25. 良与恶的距离，"黑"与"黄"的交融

一、病例介绍

患者，男，31 岁。以"皮肤巩膜黄染 20 余年，体检发现肝脏肿物 5 年，复查肝脏肿物增大半个月"为主诉入院。

摘要：

20 余年前患者出现皮肤巩膜黄染，多于劳累或感染后明显，休息后可自行好转，因无其他不适，未予系统诊治。5 年前体检时发现肝脏占位，外院考虑"良性肿物可能性大"，未治疗。2 年前无诱因出现皮肤巩膜黄染加重，尿深如茶色，无陶土样便，无皮肤瘙痒，无发热，无腹痛、腹胀，予保肝对症治疗效果不佳，总胆红素波动在 50 ~ 100 μmol/L，因外院考虑"先天性胆红素代谢异常可能性大"，未予系统诊治。半个月前复查肝脏影像学检查示"肝脏肿物较前增大，恶性不除外"，为求进一步诊治收入笔者所在医院。患者一般精神状态可，无乏力，饮食、睡眠可，近期体重无明显变化。否认高血压、冠心病、糖尿病病史，否认肝炎、结核病史，否认药物及保健品口服史，否认疫区、疫水接触史，否认饮酒史，吸烟 5 支 /d×10 年。否认家族性遗传、代谢疾病及肿瘤病史。

入院查体：T 36.6 ℃，P 66 次 /min，R 15 次 /min，BP 126/89 mmHg。神志清楚，发育正常，营养中等。睑结膜无苍白，巩膜及周身皮肤黏膜黄染，周身浅表淋巴结未触及。双肺呼吸音清，未闻及干湿啰音。心率 66 次 /min，律齐，各瓣膜听诊区未闻及病理杂音。腹软，无压痛、反跳痛及肌紧张，肝脾肋下未触及，肠鸣音 4 次 /min，移动性浊音阴性。双下肢无水肿。

在院诊疗经过：

▶初步诊断：

肝脏肿物性质待定，局灶性结节增生？黄疸原因待查。

入院后继续完善相关化验和检查：血常规：WBC 5.1×10^9/L，RBC 4.68×10^{12}/L，Hb 141 g/L，PLT 284×10^9/L。肝功能：ALT 23 U/L，AST 15 U/L，GGT 30 U/L，ALP 55 U/L，TBIL 53.5 μmol/L，DBIL 39.8 μmol/L，ALB 43.9 g/L，TBA 3 μmol/L。肾功能：CR 59 μmol/L。凝血系列：PT 12.7 s，PTA 113%，INR 0.93，APTT 36.7 s。肿瘤系列：CEA 0.80 ng/mL，AFP 4.09 ng/mL，CA199 7.87 U/mL。血清蛋白电泳、免疫球蛋白（IgA/IgM/IgG/IgG4）、

补体、风湿抗体系列、自身免疫性肝病抗原谱等免疫指标均未见异常，甲、乙、丙、戊肝炎及病毒抗体系列均为阴性，血清铁、铜蓝蛋白未见异常，空腹血糖、血脂正常。

肺 CT：未见明显异常。

心脏彩超 + 心功能：心内结构及血流未见异常，静息状态下左室整体收缩功能正常。

肝、胆、脾彩超：肝脏形态大小正常，肝表面光滑，肝实质回声均匀，肝静脉显示清晰，门静脉系统无扩张，肝内血液显示良好。肝左外叶见低回声，大小 6.12 cm×4.35 cm，欠规则，边界清晰，边缘见血流显示。胆囊不大，肝内外胆管无扩张。

肝脏 MRI 平扫 + 增强（图 25-1）：肝左叶可见类圆形稍长 T1（图 25-1A）稍长

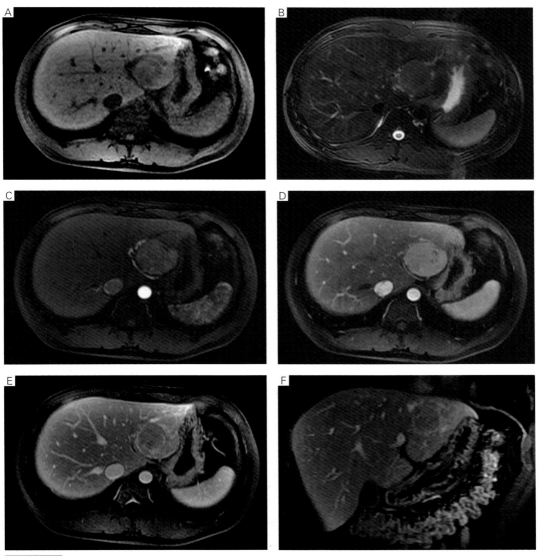

图 25-1　肝脏 MRI 平扫 + 增强：A. 肝左叶可见类圆形稍长 T1。B. 稍长 T2 信号影，大小 6.0 cm×5.4 cm。C. 增强扫描动脉期明显强化。D. 门静脉期持续强化。E、F. 延迟期呈等或略低信号，强化减低，病变与肝左静脉分界欠清

T2（图 25-1B）信号影，大小 6.0 cm×5.4 cm，增强扫描动脉期（图 25-1C）明显强化，门静脉期（图 25-1D）持续强化，延迟期（图 25-1E、F）呈等或略低信号，强化减低，病变与肝左静脉分界欠清。肝内外胆管未见明显扩张，胆囊不大，胆囊壁不厚。胰腺形态信号未见异常，脾不大，腹膜后未见确切肿大淋巴结影。

MRCP：肝内外胆管未见确切异常。

手术治疗：患者肝脏肿物符合手术指征，在充分知情同意情况下，行经 ICG 荧光腹腔镜不规则左半肝切除术。术中探查所见：肝脏表面不光滑，颜色深褐色，呈明显淤胆改变，肝左外叶脏面可见一隆起性黄色肿物，范围 6 cm×5 cm，界线清楚，靠近 Arantius 管。胆囊大小形态正常，胆总管无扩张。行不规则左半肝切除，完整切除肝脏肿瘤（图 25-2）。术中剖开标本，肝肿瘤 6 cm×5.5 cm×5 cm，包膜完整，界线清楚，紧贴门静脉矢状部，肿物质地软，剖面黄褐色，可见星状瘢痕样组织；切缘距离肿瘤边缘最小距离大于 1 cm，肝脏非肿瘤部分表面及剖面均为黑褐色，送术后病理。

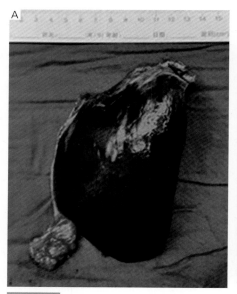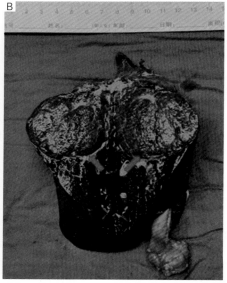

图 25-2 A、B. 手术切除肝脏组织

术后病理（图 25-3）：肿物切面可见灰黄病变区域，大小 6 cm×5.5 cm，切面质中质软，紧邻一侧切缘，肿物中心取一块 A，四周各取一块 A1-A4；距肿物 3 cm 及 5 cm 肝组织各取一块 B、C；切除正常肝组织大小 6.5 cm×2.8 cm×2.5 cm，书页状切开，切面灰褐色，未见明确占位病变，取两块 DD1。病理诊断：A-A4 考虑为局灶性增生结节。B、C、DD1 肝组织伴褐色色素沉着，考虑 Dubin-Johnson 综合征，待基因检测进一步确定。免疫组化结果：A（+），GPC-3（-），Hepa（+），CD10（胆管 +），CD34（血管 +），Ki-67（约 1%+）。特殊染色结果：Masson 染色（+），网状纤维染色（断裂）。

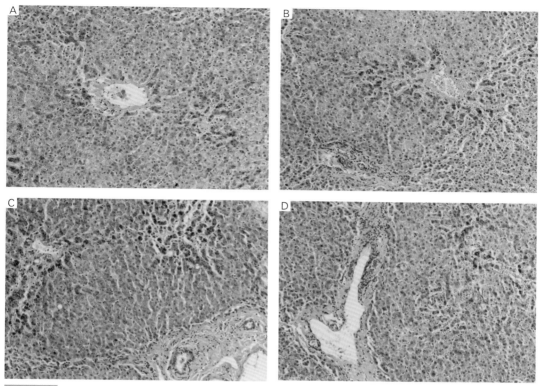

图 25-3 A ~ D. 术后病理：肝细胞胞浆质内大量褐色色素沉着

基因检测结果（图 25-4）：该样本在 Dubin–Johnson 综合征相关基因 *ABCC2* 存在两处杂合变异：① c.2148G ＞ T chr10–101577118 p.K716N；② c.576+4A ＞ G chr10–101553760 splice。

▶ **确定诊断：**

肝脏局灶性结节增生；Dubin–Johnson 综合征。

▶ **治疗方案：**

定期复查肝功能及肝脏影像学检查，无须进行药物治疗。

▶ **随访：**

患者术后恢复良好，术后 2 个月复查肝功能：ALT 23 U/L，AST 13 U/L，GGT 15 U/L，ALP 57 U/L，TBIL 68.5 μmol/L，DBIL 50.9 μmol/L，ALB 45.2 g/L，TBA 3 μmol/L。肝胆脾三维彩超示：符合肝脏局部术后表现。肝脏表面光滑，肝边缘锐，肝实质回声均匀，肝静脉显示清晰，门静脉系统无扩张，肝内血流显示良好。胆囊大小正常，壁不厚，胆囊腔内清晰，肝内外胆管无扩张。脾脏及胰腺未见异常。

A

基因检测结果							
SNV 检测结果：该样本在 Dubin-Johnson 综合征相关基因 ABCC2 存在两处杂合变异。 CNV 检测结果：该样本在外显子水平未发现明确和疾病相关的拷贝数变异。 请结合临床表型进一步分析并进行遗传咨询。							
基因	变异位点 （GRCh37/hg19）	合子型	正常人群 携带率	转录版本 基因亚区	家系验证	ACMG 变异评级	疾病信息
ABCC2	c.2148G > T chr10-10157718 p.K716N	杂合 100/81 0.45	—	NM_000392.5 exon17	其母杂合 携带	VUS	Dubin-Johnson 综合征（AR）
ABCC2	c.576+4A > G chr10-101553760 splice	杂合 33/33 0.50	—	NM_000392.5 intron5	其母未携带	VUS	Dubin-Johnson 综合征（AR）

B

检测变异位点及遗传学验证		
基因	变异位点	患者父亲
ABCC2	c.2148G > T chr10: 10157718	未发现变异
ABCC2	c.576+4A > G chr10: 101553760	杂合变异

图 25-4　A. 患者及母亲基因检测结果。B. 患者父亲基因检测结果

二、临床诊疗思维及体会

本病例主要围绕着两个问题展开思考，第一个是肝脏肿物性质的判断。肝脏肿物的原因有很多，大体分为良性和恶性两大类。良性常见的疾病有肝海绵状血管瘤、肝脏局灶性结节增生（Focal nodular hyperplasia，FNH）、肝细胞腺瘤、错构瘤、脂肪瘤、纤维瘤等，恶性常见的疾病有，原发性肝细胞癌、胆管细胞癌、血管肉瘤、转移癌等。本病例主要与肝脏恶性肿瘤相鉴别。不支持点：患者为中青年男性，发现肝脏肿物 5 年，无乏力、消瘦、腹痛、腹胀等临床表现，查体未及阳性体征，AFP 等肿瘤标志物未见异常，肝功能除胆红素升高外，肝功能酶学指标未见异常。支持点：肝脏肿物较前增大（5 年前影像学检查结果阙如），肝脏 MRI+ 增强检查见动脉期及门静脉期肿瘤明显强化，延迟期强化减低，肿物与肝左静脉分界欠清。由于该患者肿物 > 5 cm，不能排除恶性，遂行手术治疗。术中见肿物包膜完整，界线清楚，质地软，剖面呈黄褐色，可见星状瘢痕样组织，符合 FNH 表现。

　　该病例的第二个问题是黄疸的病因。黄疸按病因学常分为四大类，先天性非溶血性黄疸、梗阻性黄疸、溶血性黄疸和肝细胞性黄疸。根据患者症状、血常规、肝功能、MRCP 等辅助检查结果，基本可排除梗阻性黄疸及溶血性黄疸。患者是否为肝细胞性黄疸呢？通过对病史的了解及甲乙丙戊肝炎标志物、免疫指标等化验及检查的完善，基本排除了病毒、酒精、脂肪肝、药物、免疫、循环障碍等因素所致肝损伤。患者自幼年发病，胆红素升高以直接胆红素升高为主，未经治疗黄疸可自行好转。外科术中所见及术后病理证实肝脏肿物为 FNH，排除了肝脏恶性肿瘤；肝组织弥漫的黑褐色色素沉着是 Dubin-Johnson 综合征的特异性表现。综上，考虑该患者黄疸的病因为先天性黄疸 Dubin-Johnson 综合征的可能性大，为了进一步证实这一推断，患者及父母均完善了基因检测，结果提示患者的 ABCC2 基因存在两处杂合变异，其中一处其母携带，一处其父携带（图 25-4）。

　　本例患者诊治体会：①对于临床过程呈良性表现的肝脏肿物，要注意 FNH 的可能，如肿物进行性增大或不能排除恶性，应考虑手术治疗；②对于临床上考虑先天性非溶血性黄疸的病例，如 DJS 等，基因检测是明确诊断的重要手段；③作为临床医生，一定要积极地、不断地学习，全面提高对疾病认识的广度与深度。

三、诊疗现状

　　肝脏局灶性结节增生（FNH）是仅次于肝海绵状血管瘤的肝脏良性病变，表现为肝脏内界线分明的结节，育龄期女性好发（80%），也可见于儿童。FNH 多数为单发（80%），一般 < 5 cm，大多数患者无明显自觉症状，常因发现腹部肿块或于体检时偶然发现，少数患者因病变体积大而出现右上腹疼痛或压迫毗邻脏器导致腹胀等不适，破裂出血者罕见。目前，FNH 的发病机制尚不明确，先天性血管畸形、长期口服避孕药、药物性肝损伤、吸烟等可能是诱发因素。现有研究认为 FNH 是肝细胞对先天性血管发育异常的一种增生性反应，是非肿瘤性增生，最典型的病理特点是以星状纤维瘢痕组织为核心向周围呈辐射状分布的纤维组织分隔，而肝星状细胞活化被认为是形成特征性中央瘢痕的原因 [1-2]。FNH 病变中央的星状瘢痕并非真性瘢痕，而是血管与胆管的聚积，有 30% 的 FNH 不出现中心瘢痕。FNH 往往无恶变倾向，对病灶 > 5 cm 且进行性增大，有症状，或影像学表现不典型、不能除外恶性的患者，建议进行手术治疗 [3]，本病例符合这一手术指征。

　　Dubin-Johnson 综合征（DJS）是一种常染色体隐性遗传性疾病，于 1954 年首次报道，其特点是慢性的、以结合胆红素升高为主的非溶血性高胆红素血症，与肝细胞分泌结合胆红素进入胆汁的能力缺陷有关。DJS 是一种罕见病，男女均有发生，在西班牙系犹太人中更为常见 [4]。DJS 的发生由 ABCC2 基因突变引起的，ABCC2 基因定位于染色体 10q24，编码 MRP2 蛋白。MRP2 蛋白是一种非胆汁酸有机阴离子转运体，对胆红素进入胆汁的排泄以及硫酸化或葡萄糖醛酸化后胆汁酸的排泄非常重要。根据人类基因突变数据库（HGMD；www.hgmd.cf.ac.uk），已知 DJS 相关的 *ABCC2* 基因变异现有 68 个，包括缺失突变、错义突变、无义突变和剪接位点突变，这些突变大多与 MRP2 蛋白合成、定位和分泌的缺陷有关 [5]。DJS 患者以黄疸为主要症状，症状一般较轻，呈间歇性反复发作，可伴有乏力、上腹部不适等非特征性症状，但无瘙痒症状。肝功能多可见以结合胆红素升高为主的高胆红素血症，GGT、ALP 等肝功能酶学指标往往正常。尿粪卟啉水平、溴磺胺排泄试验和碘帕酸肝胆闪烁成像对 DJS 的诊断有一定的意义 [6-7]，但是临床上很少开展。DJS 肝脏组织病理学的特征性表现是存在溶酶体黑色素样色素沉积，考虑到肝活检及剖腹探查的侵入性，二者不作为诊断的首选，外周血的基因检测更为重要。DJS 是一种良性疾病，一般不需要治疗，预后良好。

2013 年空军军医大学报道了一例 DJS 合并多发肝海绵状血管瘤的病例 [8]，该患者在诊疗初期考虑黄疸为血管瘤相关胆汁排泄障碍所致，通过肝活检病理证实黄疸的真正病因是 DJS，这与本病例的诊治过程有相似之处。对疾病缺乏认识可能会增加疾病诊断的复杂性和不确定性，肝脏组织病理学检查及基因检测对疾病的诊断发挥着至关重要的作用。目前国内外尚无关于 FNH 合并 DJS 的报道，两种疾病间是否存在必然的联系，尚待进一步研究。

四、专家点评

这是一例以肝占位、黄疸为主要表现的病例，通过对病情抽丝剥茧的分析与梳理，最终得出了明确的诊断。不同以往对疾病诊断的认知，"一元论"在这个病例中是行不通的，因为肝占位与黄疸并没有必然联系。通过常规的化验和检查对黄疸的病因及肝占位的性质进行排查，疾病的诊断仍然没有准确的定位，这与对少见病、罕见病的认识不足有关，但是这些排查是必不可少的，对鉴别诊断有着重要的意义。

参考文献

[1] Ijichi, H, Taketomi A, Yoshizumi T, et al. Hyperbaric oxygen induces vascular endothelial growth factor and reduces liver injury in regenerating rat liver after partial hepatectomy[J]. J Hepatol, 2006. 45（1）：28–34.

[2] Sato Y, Harada K, Ikeda H, et al. Hepatic stellate cells are activated around central scars of focal nodular hyperplasia of the liver——a potential mechanism of central scar formation[J]. Hum Pathol, 2009. 40（2）：181–188.

[3] Roncalli M, Sciarra A, and Tommaso LD. Benign hepatocellular nodules of healthy liver: focal nodular hyperplasia and hepatocellular adenoma[J]. Clin Mol Hepatol, 2016. 22（2）：199–211.

[4] Strassburg, CP. Hyperbilirubinemia syndromes (Gilbert–Meulengracht, Crigler–Najjar, Dubin–Johnson, and Rotor syndrome)[J]. Best Pract Res Clin Gastroenterol, 2010. 24（5）：555–571.

[5] Wu L, Li Y, Song Y, et al. A recurrent ABCC2 p.G693R mutation resulting in loss of function of MRP2 and

hyperbilirubinemia in Dubin–Johnson syndrome in China[J]. Orphanet J Rare Dis, 2020. 15（1）: 74.

[6] Gilibili RR, Chatterjee S, Bagul P, et al. Coproporphyrin–I: A Fluorescent, Endogenous Optimal Probe Substrate for ABCC2（MRP2）Suitable for Vesicle–Based MRP2 Inhibition Assay[J]. Drug Metab Dispos, 2017. 45（6）: 604–611.

[7] Erlinger S, Arias IM, and Dhumeaux D. Inherited disorders of bilirubin transport and conjugation: new insights into molecular mechanisms and consequences[J]. Gastroenterology, 2014. 146（7）: 1625–1638.

[8] Li P, Wang Y, Zhang J, et al. Dubin–Johnson syndrome with multiple liver cavernous hemangiomas: report of a familial case[J]. Int J Clin Exp Pathol, 2013. 6（11）: 2636–2639.

关琳　林旭勇　李雪丹　李异玲

◆病例 26. 抽丝剥茧解谜题

一、病例介绍

患者，女，65 岁，以"发热 20 天"为主诉入院。

摘要：

患者 20 天前间断出现发热，伴有发冷、寒战，体温最高达 38.5 ℃，午后明显，无夜间盗汗，无咳嗽、咳痰，无胸痛及呼吸困难，曾于外院化验血常规正常，肝功能酶学指标轻度异常（AST 88 U/L，ALP 233 U/L，GGT 166 U/L），血沉增快（90 mm/h），肺CT、胃肠镜检查无明显异常，腹部增强 CT 提示肝脏饱满，密度均匀，增强后未见异常强化灶，网膜略增厚，腹腔少量积液（图 26-1），并先后应用硫酸依替米星、美罗培南静脉点滴抗炎治疗无效。病来无腹痛、腹泻，无皮疹及关节肿痛，二便正常，近期体重无明显变化。既往 7 年前曾因甲状腺结节行甲状腺切除术，术后规律口服优甲乐替代治疗。否认高血压、冠心病、糖尿病病史，否认吸烟、饮酒史，无家族性遗传代谢性疾病病史。

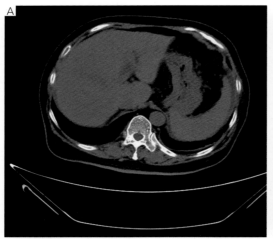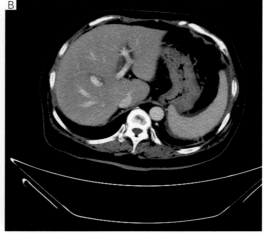

图 26-1 A、B. 腹部增强 CT：肝脏饱满，密度均匀，增强后未见异常强化灶，网膜增厚，腹腔少量积液

入院查体：T 36.5 ℃，P 100 次 /min，R 16 次 /min，BP 110/70 mmHg。神志清楚，周身皮肤黏膜及巩膜无黄染。双肺呼吸音清，未闻及干湿啰音。心律齐，各瓣膜听诊区未闻及病理性杂音。腹软，无压痛、反跳痛及肌紧张，肝脾肋下未触及。双下肢轻

度水肿。

在院诊治经过：

▶ **初步诊断：**

发热原因待查；肝功能异常；甲状腺切除术后。

入院后给予左氧氟沙星抗炎、熊去氧胆酸保肝治疗，进一步完善相关化验及检查：血常规正常，CRP 176.10 mg/L，降钙素原（PCT）0.237 ng/mL，肝功能：AST 95 U/L，ALP 153 U/L，GGT 91 U/L，ALB 21.9 g/L，LDH 722 U/L，T-SPOT 阳性，铁蛋白 1677 μg/L，血清 $β_2$ 微球蛋白 7.92 mg/L，肿瘤标志物 CA125 176 U/mL，CA153 35 U/mL，CEA、AFP 正常，免疫球蛋白、补体正常，ANCA、风湿抗体系列、NA、AMA、AMA-M2、ASMA、SS-A、SS-B、dsDNA、LKM、LC-1、SLA/LP、Ro-52、Scl-70 等自身抗体阴性，甲状腺功能正常，甲乙丙戊肝标志物、巨细胞病毒、单纯疱疹病毒、风疹病毒和人类免疫缺陷病毒以及肥达、外斐氏反应结果未见异常，免疫固定电泳 IgG、IgA、IgM、IgD、尿常规、尿系列、尿本周蛋白未见异常。多次血培养未见细菌生长。腹水常规：细胞数 352×10^6/L，李凡他试验阳性，腹水结核分枝杆菌基因测定：阴性，腹水查瘤细胞阴性。

肝胆脾超声提示肝实质回声增强，不均匀，脾略大，网膜增厚，盆腹腔积液。

腹膜网膜超声提示网膜略增厚，结构疏松。

浅表淋巴结超声、心脏超声及子宫附件超声未见明显异常。

治疗过程中复查血常规：Hb 97 g/L，PLT 80×10^9/L，进一步行骨穿，结果提示骨髓粒细胞、红细胞及淋巴细胞形态无异常，外周血涂片可见 4% 异常淋巴细胞（图 26-2A），骨髓免疫分型无异常（图 26-2B）。

PET-CT：肝脏代谢不均匀增高，肝尾状叶及肝左外叶为著（最大 SUV 值 6.7），脾脏代谢弥漫增高（最大 SUV 值 3.6），右侧锁骨胸骨端、脊柱多个椎体多发代谢增高（最大 SUV 值 5.0），双附件区不规则软组织影，代谢弥漫增高（最大 SUV 值 4.2）；腹膜及大网膜多发絮状密度增高影，代谢弥漫增高（最大 SUV 值 2.3）。

肝穿刺病理（图 26-3）：HE 染色肝窦内见汇管区血管内见少量异型大淋巴细胞（箭头所示），免疫组化染色显示肿瘤细胞 CD20、PAX-5、MUM-1 阳性，CD3、BCL-6、CD10、CD30、HBsAg（-），HBcAg（-），IgG4 阴性。Ki-67 增殖指数大约为 80%。内皮细胞的 CD34 染色证实了肿瘤细胞的血管内生长模式。病理诊断：血管内大 B 细胞淋巴瘤（IVLBCL）。

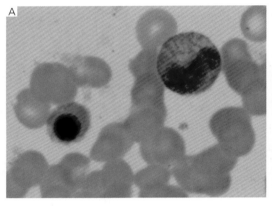
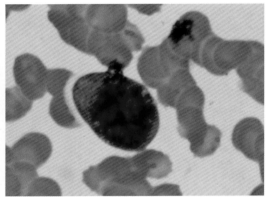

B

免疫分型报告

姓名：　　　　　　　　　编号：20977　　　　　科别：感染科 00
性别：女　年龄：65 岁　　标本：骨髓　　　　　标本接收日期：2021-04-22

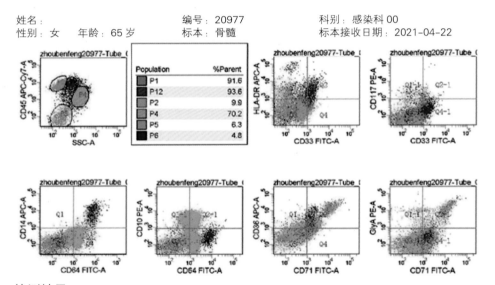

Population	%Parent
P1	91.6
P12	93.6
P2	9.9
P4	70.2
P5	6.3
P6	4.8

检测结果：

原始细胞：未见明显异常。
淋巴细胞：P2 占 9.9%，以 CD3+T 淋巴细胞为主。
粒细胞：P4 占 70.2%，为各阶段粒细胞。
单核细胞：P6 占 4.8%
有核红细胞：P5 占 6.3%

原始细胞比例不高。P2 占 9.9%，以 CD3+ 细胞为主，其中 CD4+/CD8+=0.61；CD19+ 细胞占 0.8%。cKappa/cLambda=1.29。P4 占 70.2%，为各阶段粒细胞。单核细胞 P6 占 4.8%。未查到异常单克隆浆细胞。

图 26-2　A. 外周血涂片可见 4% 异常淋巴细胞。B. 骨髓免疫分型无异常

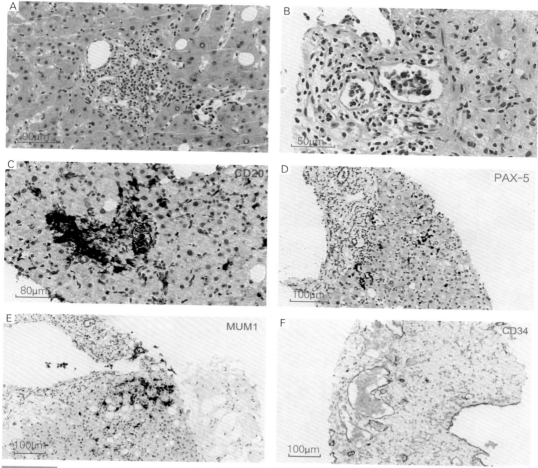

图 26-3　A ~ F. HE 染色肝窦内见汇管区血管内见少量异型大淋巴细胞（箭头所示），免疫组化染色显示肿瘤细胞 CD20、PAX-5、MUM1 阳性。内皮细胞的 CD34 染色证实了肿瘤细胞的血管内生长模式

▶确定诊断：

血管内大 B 细胞淋巴瘤（IVLBCL）；甲状腺切除术后。

▶治疗方案：

R-CHOP 方案化疗：美罗华 660 mg Day0，环磷酰胺 1.3g Day1，长春地辛 4 mg Day1，阿霉素 53 mg Day1，地塞米松 10 mg Day1 ~ 5，每 3 周重复一次。

▶随防：

化疗 4 个周期后复查 PET-CT：肝脏 FDG 摄取未见异常，脾脏 FDG 摄取未见异常，骨骼及骨髓 FDG 摄取未见异常，腹膜及大网膜 FDG 摄取未见异常，患者目前随访 8 个月。

二、临床诊疗思维及体会

（1）首先临床上引起发热的疾病包括：①感染性疾病：细菌、结核、病毒、真菌、寄生物；②非感染性疾病：自身免疫性疾病（SLE、CTD、皮肌炎）、自身炎症性疾病（成人 Still 病、痛风）；③肿瘤：血液系统疾病（淋巴瘤、急性白血病），实体肿瘤；④其他：药物热、亚急性甲状腺炎、Caroli 病[1]。临床上引起肝功能异常的常见因素有病毒、酒精、药物、免疫、肿瘤、遗传代谢、感染等。

（2）该患者为中老年女性，以发热为首发症状，血、尿、便常规未见明显异常，血细菌培养阴性，院外应用广谱抗生素无效，影像学检查未见确切感染灶，因此基本排除了常见的细菌、病毒、真菌等感染性疾病。但该患者发热特点为午后明显，化验结核菌素试验 T-SPOT 阳性，腹部 CT 及腹部超声均提示腹膜网膜增厚、腹水，因此首先考虑患者发热原因不能排除结核感染，然而超声提示腹膜网膜结构疏松，不宜穿刺；进一步完善腹穿化验腹水常规及腹水结核杆菌基因检测，不支持结核的诊断。

（3）中老年患者不明原因发热，另一个最常见的原因要考虑肿瘤，但该患者的影像学检查未见确切的实体肿瘤，而血的化验 LDH、铁蛋白及血清 β_2 微球蛋白增高，并且在治疗的过程中出现了血小板及血红蛋白的下降，这提示患者可能是血液系统疾病，但到底是哪种血液系统疾病，是淋巴瘤还是急性白血病？进一步的骨髓检验结果提示骨髓的细胞形态未见明显的异常，骨髓的免疫分型无异常，外周血涂片有少量异常淋巴细胞。针对骨髓的结果请血液科会诊，考虑患者为淋巴增殖性疾病，建议进一步行骨活检。考虑到骨活检可能为阴性结果，为了进一步选择合适的部位进行活检，先完善 PET-CT，选择 SUV 值较高的肝脏进行组织活检，最终诊断明确。

本例患者诊治体会：①不明原因的发热，虽然血常规、骨髓检查无确切异常，仍然不能排除血液系统疾病；②针对不明原因的肝损伤，肝穿刺病理检查是非常有必要的；③临床诊疗过程中，不要放过任何一个异常的指标；④ PET-CT 是早期诊断 IVLBCL 的有力工具，有助于活检位置的确定。

三、诊疗现状

血管内大 B 细胞淋巴瘤（IVLBCL）是弥漫性大 B 细胞淋巴瘤的一个罕见的亚型，1959 年 Pfleger 和 Tappeiner[2] 首次报道，本病发病率极低，大约百万分之一[3]，早期该病一般在尸检中被发现。IVLBCL 特点是以恶性大 B 肿瘤细胞选择性在中小管径的血管中增殖，尤其是毛细血管腔内。由于本病是一种罕见的临床高度侵袭性淋巴瘤，其病例特征多数源自个案报道，以及少数小规模的回顾性研究。各地报道发病年龄不完全一致，来自中国大陆和中国台湾的两项研究显示，平均年龄为 56 ~ 59 岁[4-5]。IVLBCL 发病机制目前尚不明确，有研究显示 IVLBCL 缺乏一些趋化因子，如 Cxcr5、Ccr6 和 Ccr7，这些趋化因子参与淋巴细胞跨越血管结构的迁移[6]。最新的一项研究显示靶向测序显示，IVLBCL 患者中 MYD88 L265P 和 CD79b Y196 突变率分别为 44% 和 26%[7]。

IVLBCL 临床表现具有多样性，无明显特异性，故临床诊断困难，极易漏诊或误诊。通常表现为皮肤和中枢神经系统症状，亦可累及其他任何器官，如肾、心、肝、胃肠道、肺等，淋巴结受累少见。由于患者无淋巴结肿大，许多病例初期无明显外周血异常，骨髓检查也多无异常，因此早期诊断非常困难。

2004 年及 2008 年来自欧洲和日本的两个多中心回顾性研究总结了"西方型"和"亚洲型"IVLBCL 的病例特征及治疗反应。欧洲国家主要累及皮肤和中枢神经系统，侵及皮肤多表现为皮下结节和多发性不规则形丘疹、红斑，极易与其他皮肤病相混淆。亚洲病例只有少部分有典型的皮肤或中枢神经系统表现，多表现为多器官衰竭，肝脾大，常伴有骨髓累及，几乎所有病例在骨髓或外周血中均可以见到噬血现象。

该病的诊断主要靠受累器官的组织病理学检查，然而，肝脏的 IVLBCL 罕见，很少被报道。到目前为止，文献中仅有 13 例报道通过肝活检诊断为 IVLBCL[8]，13 例病例中有 7 例因发热为主要症状就诊，6 例化验肝功酶学异常，9 例 LDH 增高，5 例铁蛋白增高，8 例血小板或 Hb 降低，8 例骨髓阴性，影像学检查表现均为肝脾大或肝占位。其中仅有 1 例是我国学者报道的，为经皮肝活检诊断为 EBV 阳性的肝 IVLBCL 病例，该病例也是以发热为临床表现，实验室检查有贫血、血小板降低，AST、ALP、GGT、LDH、铁蛋白、CRP 增高，脾大，骨髓检查阴性，病理 CD20 阳性，这些特点与我们的这个病例非常相似，但该病例发现较晚，疾病进展迅速患者很快死亡，未接受化疗。

目前 R-CHOP 方案仍作为 IVLBCL 治疗的一线方案。该病高度侵袭性，对化疗不敏感，预后差。国外报道，即使采用 R-CHOP 方案治疗，2 年 OS 率也仅为 66%[9]；国内研究结果显示，一项 13 例 IVLBCL 患者的平均生存期仅为 6 个月[4]；另一项 12 例 IVLBCL 患者的平均生存期为 20 个月[10]。本例患者目前随访 6 个月。

四、专家点评

该病例以发热为首发症状，最初的实验室检查仅提示有轻度的肝功能异常，治疗过程中出现血红蛋白、血小板的下降，无浅表淋巴结的增大，外周血涂片有少量的异常淋巴细胞，虽然骨髓细胞形态及免疫分型无明显异常，PET-CT 可见肝、脾、骨骼、网膜多处代谢增高影，最终我们通过肝穿刺病理明确诊断。临床工作中不明原因发热，还是要考虑肿瘤的可能性，即使骨髓检测无明显异常依然不能排除血液系统疾病，而肝穿刺病理检查在临床上对不明原因肝损伤的诊断具有重要意义。

参考文献

[1] 白雪帆，曹武奎，陈佰义，等. 发热待查诊治专家共识 [J]. 中华传染病杂志, 2017, 35（11）:641-655.

[2] Pfleger L，Tappeiner J. [On the recognition of systematized endotheliomatosis of the cutaneous blood vessels （reticuloendotheliosis）[J]. Hautarzt, 1959 Aug, 10:359-363.

[3] Zuckerman D，Seliem R，Hochberg E. Intravascular lymphoma: the oncologist's "great imitator"[J]. Oncologist, 2006, 11（5）:496-502.

[4] Wang J，Ding W，Gao L，et al. High frequency of bone marrow involvement in intravascular large B- cell lymphoma [J]. Int J Surg Pathol, 2017, 25（2）: 118-126.

[5] Hsieh MS，Yeh YC，Chou YH，et al. Intravascular large B cell lymphoma in Taiwan: an Asian variant of non- germinal- center origin [J]. J Formos Med Assoc, 2010, 109（3）: 185-191.

[6] Kasuya A，Fujiyama T，Shirahama S，et al. Decreased expression of homeostatic chemokine receptors in intravascular large B-cell lymphoma[J]. Eur J Dermatol, 2012, 22（2）:272-273.

[7] Schrader AMR，Jansen PM，Willemze R，et al. High prevalence of MYD88 and CD79B mutations in intravascular large B-cell lymphoma[J]. Blood, 2018, 131（18）:2086-2089.

[8] Li Q，Li J，Yang K，et al. EBV-positive intravascular large B-cell lymphoma of the liver: a case report and literature review[J]. Diagn Pathol, 2020 Jun 8, 15（1）:72.

[9] Shimada K，Matsue K，Yamamoto K，et al. Retrospective analysis of intravascular large B- cell lymphoma treated with rituximab- containing chemotherapy as reported by the IVLstudy group in Japan[J]. J Clin Oncol, 2008, 26（19）:3189-3195.

[10] Zhang Y，Zhu TN，Sun J，et al. Clinical characteristics of intravascular large B cell lymphoma: a single- center retrospective study[J]. Zhonghua Xue Ye Xue Za Zhi. 2018, 39（12）:1004-1009.

王宁宁　林旭勇　李雪丹　李异玲

第六章　肝脏占位性病变

◆病例 27. 揭开肝占位的谜题

一、病例介绍

患者，男，72 岁。以"发现肝内多发占位、左肺及降乙结肠占位半月"为主诉入院。

摘要：

患者入院前半月前因咳嗽于当地医院查肺、腹增强 CT 发现肝内多发占位，较大者 6.4 cm×4.9 cm；左肺占位病理提示小细胞肺癌，肠镜发现降乙交界结肠恶性肿瘤，病理提示腺癌，为明确肝脏占位性质入院。病来无发热，无恶心及呕吐，无腹痛、腹泻及便秘，无呕血及便血，无乏力、厌食，无咯血。饮食、睡眠可，体重未见明显下降。既往糖尿病病史 3 年，血糖控制可。房颤病史半个月。否认高血压、冠心病病史，否认吸烟、饮酒史，无家族性遗传代谢性疾病。

入院查体：T 36.5 ℃，P 80 次 /min，R 17 次 /min，BP 145/80 mmHg。神志清楚，皮肤巩膜无黄染，未见肝掌及蜘蛛痣。双肺呼吸音清，未闻及干湿啰音。心律齐，各瓣膜听诊区未闻及病理性杂音。腹软，无压痛、反跳痛及肌紧张，肝脾肋下未触及。双下肢无水肿。

在院诊治经过：

▶ 初步诊断：

肝多发占位性病变；小细胞肺癌；结肠腺癌。

入院后进一步完善相关检验检查：肝功能：ALP 138 U/L，GGT 314 U/L。肿瘤标志物：CEA 7.1 ng/mL，CA125 52.10 U/mL，CA199 141.00 U/mL，NSE 122.20 ng/mL。血常规、血 AFP、肝炎标志物、血 PCT 等未见明显异常。

肝胆脾彩超：肝内见多发低回声及等回声，大者位于右前叶，范围

11.30 cm×6.61 cm×8.55 cm，呈不均质等回声，其内回声不均匀，边缘欠清晰，形态不规则，其内及边缘可见血流显示。

全腹 CT 平扫 + 增强（图 27-1）：肝内多发大小不等低密度病灶，部分融合，增强扫描弱强化，部分病变中心可见无强化低密度坏死区，提示肝脏转移瘤可能性大。结肠 CT 检查未见明显异常，结合镜检。

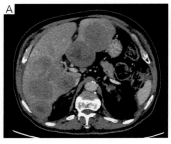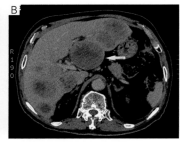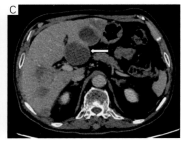

| 化疗前 | 化疗后 1.5 个月 | 化疗后 3 个月 |

图 27-1 全腹增强 CT：A. 增强 CT 轴位门静脉期图像。肝脏多发大小不等、不均匀强化病灶，部分互相融合。可测量境界清晰的最大病灶最大径约 6.5 cm，中心可见小片状低密度坏死。B. 化疗后 1.5 个月复查增强 CT 轴位门静脉期图像。肝内病灶大部分缩小，肝左叶病灶（箭头）直径增大、直径约 7.2 cm，但病变内实性成分减少、坏死增加，治疗有效。C. 化疗后 3 个月复查增强 CT 门静脉期轴位图像。肝内多发病灶进一步缩小。肝左叶病灶（箭头）缩小、最大直径 5.2 cm，实性成分几乎消失

肺平扫 CT+ 增强（图 27-2A）：左肺下叶可见不规则略分叶状软组织密度影，增强后轻度强化，提示肺恶性肿瘤不除外。

颅脑 MRI 平扫 + 增强：左侧额叶强化结节，结合病史考虑转移瘤可能大，左侧颞叶强化结节，转移瘤不除外。

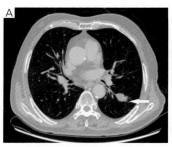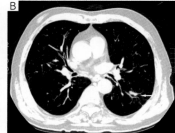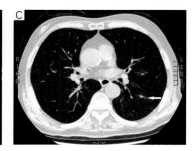

| 化疗前 | 化疗后 1.5 个月 | 化疗后 3 个月 |

图 27-2 肺增强 CT：A. 肺部 CT 轴位图像。左肺下叶不规则、略分叶状软组织肿块（箭头）。B. 化疗后 1.5 个月复查肺部 CT 轴位图像。左肺下叶病变明显缩小（箭头）。C. 化疗后 3 个月复查肺 CT 轴位图像。左肺下叶病变进一步缩小（箭头）

肠镜（外院，图 27-3A、B）：降乙交界距肛缘约 30 cm 处见 1 枚亚蒂息肉，大小 1.5 cm×1.5 cm，中央凹陷，ME-BLI 观察 JNET 分型，局部呈 TYPE2B，局部腺管紊乱，考虑结肠息肉恶性变；病理提示腺癌。

肝穿刺病理（图 27-4A ～ F）：HE 染色镜下可见细胞胞质少，细胞核呈圆形，核

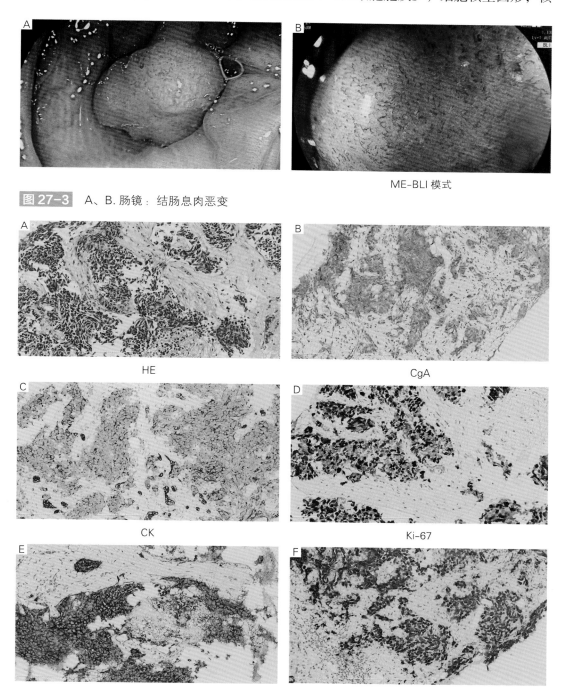

ME-BLI 模式

图 27-3　A、B.肠镜：结肠息肉恶变

HE

CgA

CK

Ki-67

Syn

TTF-1

图 27-4　A ～ F.肝穿刺病理：肝脏神经内分泌肿瘤（低分化神经内分泌癌 / 小细胞癌）

质比高，深核分裂象多，病灶内可见神经内分泌颗粒。免疫组化 Ki-67（90%+），Syn（+），CgA（+），TTF-1（+），CK（+），CEA（+），CD56（+），结合免疫组化结果支持肝脏神经内分泌肿瘤（低分化神经内分泌癌 / 小细胞癌）。

全身骨 ECT 未见明显异常。

▶ **确定诊断：**

小细胞肺癌（Ⅳ期，肝转移，脑转移）；结肠癌（腺癌）。

▶ **治疗方案：**

综合肿瘤外科、胸外科及肿瘤内科多学科会诊意见：考虑患者双源发病灶，肝脏病灶非结肠癌转移所致，并且无消化道出血及消化道梗阻表现，小细胞肺癌广泛期，不适宜外科手术治疗，给予化疗。

▶ **随访：**

患者化疗方案：伊立替康、顺铂（第 1、2、3 周期）；伊立替康、顺铂及安罗替尼（第 4、5、6 周期）；伊立替康及安罗替尼（第 7 周期），治疗期间复查影像学检查提示疾病部分缓解（PR）；预行第 8 周期化疗入院后，患者出现神经系统改变，转入放疗科规律放疗。规律随访 1 年仍存活，密切随访中（具体随访：肝脏增强 CT 见图 27-1B、C，肺 CT 见图 27-2B、C）。

二、临床诊疗思维及体会

肝脏是人体最大的实质脏器，当全身其他部位恶性肿瘤转移至肝脏时称转移性肝癌或继发性肝癌，其常见的转移途径有门静脉转移、肝动脉转移、淋巴结转移及直接侵犯；肝脏接受双重供血：全身动脉（30%）及门静脉（70%），故肝脏是恶性肿瘤最常见的血行转移部位之一[1-2]，门静脉转移是其主要转移途径。转移至肝脏的原发癌主要包括结肠直肠癌、乳腺癌、神经内分泌肿瘤、胃癌、肺癌；其中结直肠癌在我国常见恶性肿瘤中，发病率第二，肝转移的发生是患者预后不良主要原因；15%～25% 的患者在确诊结直肠癌时发现肝转移，另有 25% 患者在疾病进展中发现肝转移，15%～25% 的患者在结直肠癌术后发生肝转移，未经治疗肝转移患者中位生存期仅 6.9 个月，而肝转移完全切除者为 35 个月[3]，最终约 2/3 的患者死于肝转移；因肝脏双重供血且肝血窦血流较缓慢的独特解剖结构，大肠肿瘤细胞通过肠系膜静脉及门静脉入肝血窦后，易透过血管壁达肝，肝脏血流丰富、高糖低氧的环境又为肿瘤细胞提供理想的土壤，故大肠癌来源的转移性肝癌最为常见。肺癌是全球发病率和死亡率最高的恶性肿瘤，其中小细胞肺癌是恶性程度最高的病理类型，占肺癌 15%，70% 的小细胞肺癌存在远处器官转移，常见转移部位包括骨、脑、肝及对侧肺，其中肝转移占 17%～28%。有文献报道，对于结肠癌肝转移患者，如身体状况良好，都可考虑手术，必要时可行术前化疗 – 手术 – 术后化疗，25%～40% 的患者 5 年生存率达 100%；而小细胞肺癌肝转移患者由于肝转移灶的解剖及大小、数量的影响，相当比例的患者不能接受手术，对于不能接受手术的患者，目前以化疗为主。同时多篇文献报道对小细胞肺癌肝转移的患者预后最差，中位生存期一般小于 7 个月。该患者存在小细胞肺癌及结肠腺癌双源发病灶，肝脏为多发占位，来源不明确。综上所述，明确肝脏占位的病理诊断对于患者的肿瘤分期、临床决策及预后预测具有重要指导意义。经患者及家属同意后，予行超声引导下肝脏穿刺活检，病理提示为肝脏低分化神经内分泌癌（小细胞癌）。

肝脏原发性神经内分泌癌（Primary hepatic neuroendocrine carcinoma，PHNEC）需排除肝外原发病灶且病理学证实为神经内分泌癌 [4]，结合该例为老年男患者，小细胞肺癌诊断明确，腹部增强 CT 提示肝脏多发占位，考虑转移瘤可能大，肝穿刺活检提示肝脏神经内分泌肿瘤（低分化神经内分泌癌 / 小细胞癌），最终确定诊断为：小细胞肺癌（Ⅳ期 肝转移 脑转移），结肠癌（腺癌）。治疗上选择优先小细胞肺癌化疗方案。

本例患者诊治体会：①临床中消化道肿瘤肝转移的发生率高于其他部位肿瘤，但该患者肝转移病灶来源于小细胞肺癌，对于多源原发灶的肿瘤合并肝脏占位，在无禁忌证的情况下积极进行肝脏穿刺病理学检查，对于精准治疗及预后评估至关重要；②临床上要重视多学科的会诊与合作；③该患者多源原发灶肿瘤，应积极行基因检测，同时应密切随访，警惕其他器官新发独立存在的肿瘤。

三、诊疗现状

肝脏占位包括良性肿瘤及恶性肿瘤。良性肝肿瘤常见有肝囊肿、肝血管瘤、局灶性结节样增生、肝硬化结节、肝腺瘤、肝脓肿等。恶性肿瘤可分为原发性和继发性；其中原发性肝癌包括肝细胞癌、胆管细胞癌等；而继发性肝癌又称转移性肝癌，由于肝脏独特的解剖结构，结直肠癌肝转移最为常见，另可见于肺癌、乳腺癌、胰腺癌、前列腺癌、黑色素瘤、膀胱癌等 [5]。另外，还有类似肝脏上皮样血管内皮瘤，介于良恶性之间。临床大部分患者通过基础病史、肝脏影像学检查等可判定占位性质，如仍不可明确，可通过肝占位穿刺活检取病理明确病变性质，并且可进一步指导治疗及预后。

转移性肝癌常为多发病灶，也可见于单发病灶，来源于消化道的恶性肿瘤主要经门静脉途径肝转移，占转移性肝癌的 30%～50%。既往尸检数据及文献表明，在欧美，转移性肝癌较原发性更常见，为原发性肝癌 20 倍，而在我国为 12 倍 [1、6-8]。有研究报道 [1]，在 20 ~ 50 岁的女性患者中，乳腺癌是肝转移最常见的原发病；而在男患者中，结肠癌最常见，其次为直肠癌、肺癌、胰腺癌。在结直肠癌中，肝脏为转移的首发部位，按照国际通用惯例可分为同时性肝转移及异时性肝转移，前者指结直肠癌确诊前或确诊时发现的肝转移，后者指结直肠癌根治术后发生的肝转移；结直肠癌在全球恶性肿瘤发病率中排第 3 位，在恶性肿瘤死亡患者中，死亡率达 9.4%，排第 2 位 [9]，而肝转移是结直肠癌患者死亡的最主要原因，根治性手术是迄今为止结直肠癌最有效的治愈方法，也是预防发生肝转移的重要环节，在初诊结直肠癌肝转移患者中仅有 10% ~ 20% 可达到根治且切除，其余患者中 15% ~ 30% 患者经转化治疗后可达到可切除状态 [3]，所以早期诊断和治疗尤为重要。乳腺癌及肺癌肝转移是较为明显的全身进展表现。该病例为男性患者，同时存在肺癌及结肠癌，首要考虑肝脏病变为结肠癌转移所致的可能性大，但不能排除肺癌转移所致，根据文献描述，明确肝脏病变来源对患者治疗及评估预至关重要。胃癌恶性度高，进展快，易发生血行转移以外的进展方式，多同时合并肝脏以外其他部位的转移；胰腺癌肝转移常为多发散发的病灶，预示预后严重不良；血性转移是平滑肌肉瘤典型的转移方式，肝转移的发生率高，转移灶对化疗不敏感，可局部治疗，应积极采取外科手术等局部治疗。转移性肝癌患者预后取决于病灶大小、数量、位置、原发肿瘤部位、恶性程度及身体一般状态，整体发生肝转移患者预后比无肝转移患者更差 [10-11]。有研究报道，所有肝转移患者 1 年生存率 15.1%，非肝转移患者 1 年生存率 24% [11]；对于结直肠癌患者发生多发肝转移后，多于 2 ~ 3 年内死亡，有 16% 单发性肝转移患者生存期可达 5 年以上；外科手术术后 5 年生存率 30% ~ 57%，仅有不到 15% 的患者可获得根治性切除 [11]。

近年来，肺癌是全球发病率及死亡率最高的恶性肿瘤，可分为非小细胞肺癌和小细胞肺癌（Small cell lung cancer，SCLC）[12]。有研究指出肺癌转移及预后受年龄、性别、组织学等影响，女性、年轻患者及小细胞肺癌患者更易发生转移；对于男性患者、老年患者，小细胞肺癌患者，或伴有肝转移、骨转移时患者生存期更短 [13]；肺癌常见的转移部位包括骨、肺、肝、脑、肾上腺；肝转移的发生率为 38% ~ 44%，尸检肝转移率为 40% ~ 61% [14]，发生肝转移后的主要死因是肝衰竭、转移性肝癌破裂出血及门静脉瘤栓。在非小细胞癌患者中，40% ~ 50% 发生转移，其中肝转移占发生转移患者的 10% ~ 14%。

其中小细胞肺癌是来源于支气管黏膜上和黏液腺内 Kulchittsky 细胞或嗜银细胞，具有恶性程度高、生长速度快、早期易发生转移且手术治疗效果较差等特点的特殊类型肺癌；根据美国退伍军人肺癌协会分期系统可分为局限期小细胞肺癌（Limited-stage small cell lung cancer，LS-SCLC）和广泛期小细胞肺癌（Extensive-stage small cell lung cancer，ES-SCLC）。诊断 SCLC 的患者中有 60% 的患者会发生转移；由于肝脏独特的解剖结构及双重供血，肝脏是恶性肿瘤中最常见的转移部位 [15]，因而在 SCLC 进展早期更易发生肝转移；有文献指出，新诊断的 SCLC 肝转移发生率高达 17%，而

NSCLC 仅 4%[16]。ES-SCLC 患者转移的模式有单病灶 / 器官及多病灶 / 器官等，不同的转移部位预后及生存期不同[17]。SCLC 患者的 5 年生存率方面，LS-SCLC 约 10%，ES-SCLC 不足 1%。肝转移作为独立的预后危险因子，与骨转移、脑转移等相比疗效及预后最差[18]，肝转移中 1 年生存率最短为 19%，而脑转移为 41%，这可能与以下几方面有关：①肝脏作为免疫抑制器官，阻碍了对自身不断生长的转移瘤的免疫监测；②肝癌化疗效果较差[19]；③肝脏为双重供血，发生转移时，极易通过血行播散至其他器官至病情迅速恶化，PS 评分变差[20]；④肝脏是人体最大的解毒、代谢器官，发生肝转移后，肝功能受损，影响后续治疗[21]。发生肝转移的机制主要是在细胞外基质中脱落的肿瘤细胞入侵邻近的组织及基底膜、浸润血管及淋巴管，通过血液和淋巴管途径迁移到肝脏；发生肝转移需要在肿瘤干细胞、肿瘤细胞的增殖、细胞凋亡、逃逸、肿瘤血管形成、循环渗出基础上，肿瘤细胞的迁移及凋亡逃逸是发生肺癌肝转移的重要原因[22]。小细胞肺癌以化疗、放疗等治疗方法为主，而有研究报道局限于肺内孤立病灶的 I 期小细胞肺癌患者，术后辅助化疗 5 年生存率达 70%以上。对于 ES-SCLC 患者，首选化疗，美国国家癌症综合治疗联盟（NCCN）指南推荐 EP、EC、IP 和伊立替康联合卡铂（IC）方案，缓解率较高，但中位生存时间仍较短，目前存在的问题是如发生肝转移后出现肝功能异常，患者是否对化疗药物的肝毒性可耐受，故临床需注意区分肝功能异常来源于药物性肝损伤还是转移瘤本身。故对于该患者明确肝占位性质，对于治疗方式的选择、预后评估、生存期等非常重要。

四、专家点评

肝脏多发转移癌常见于结肠直肠癌、乳腺癌、神经内分泌肿瘤、胃癌、肺癌，其中神经内分泌肿瘤可发生于肺、胃肠道、胰腺等多器官，而小细胞肺癌的肝转移相对于消化道更少见。临床上如遇见多源原发灶癌，需鉴别肝脏占位的病理来源。临床表现上分为功能性神经内分泌肿瘤及无功能性神经内分泌肿瘤，功能性 NENs 可表现为类癌综合征。病理诊断对于肿瘤分期、临床决策及预后预测极其重要，若无禁忌证，应积极行肝穿刺活检，病理免疫组化中 CgA、NSE、S-100 蛋白、Syn 及 CD56 在 NENs 诊断中具有高度特异性及敏感性，Ki-67 指数检测对分级、指导治疗及预后很有意义，根据 Ki-67 指数对疾病进行分级：G1、G2 为 NET，多数可经手术治疗，手术效果尚可；G3（NEC），预后较差。化疗对于晚期或转移性肝脏 NEC 具有一定疗效，但维持时间较短。将来应致力于发现便捷敏感的检查方法，并且更加深入了解肿瘤的生物学特性，将对疾病早期诊断、治疗及预后发挥重要作用。

参考文献

[1] M Clark, B Ma, DL Taylor, et al. Liver metastases: microenvironments and ex-vivo models，Exp[J]. Biol. Med. (Maywood)，2016, 241（15）：1639-1652.

[2] CL Chaffer, RA Weinberg, A perspective on cancer cell metastasis[J]. Science, 2011, 331（6024）：1559-1564.

[3] 中国医师协会外科医师分会，中华医学会外科分会胃肠外科学组，中华医学会外科分会结直肠外科学组，等. 中国结直肠癌肝转移诊断和综合治疗指南（2020）[J]. 中国临床医学，2021, 28（1）：26-41.

[4] 许加刚，李伟，李玲. 47 例原发性肝神经内分泌癌的临床分析 [J]. 中国现代医学，2013, 51（4）：61-63.

[5] Samantha R Horna, Kelsey C Stoltzfusa, Eric J Lehrer, et al. Epidemiology of liver metastases[J]. Cancer Epidemiology，2020, 67: 101760.

[6] FX Bosch, J Ribes, M Diaz, et al. Primary liver cancer: worldwide incidence and trends[J]. Gastroenterology, 2004, 127（5 Suppl 1）：S5-S16.

[7] J Hallet, C How Lim Law, M Cukier, et al. Exploring the rising incidence of neuroendocrine tumors: a population-based analysis of epidemiology, metastatic presentation, and outcomes[J]. Cancer, 2015, 121（4）：589-597.

[8] 童颖，杨甲梅. 转移性肝癌的治疗现状 [J]. 中国医师杂志，2000, 2：197-199.

[9] Sung H, Ferlay J, Siegel RL, et al. Global Cancer Statistics 2020: GLOBOCAN Estimates of Incidence and Mortality Worldwide for 36 Cancers in 185 Countries[J]. CA Cancer J Clin, 2021 May, 71（3）：209-249.

[10] L Aldrighetti，R Castoldi, S Di Palo, et al. Prognostic factors for long-term outcome of hepatic resection for colorectal liver metastases[J]. Chir. Ital, 2005, 57（5）：555-570.

[11] Heinrich S, Lang H. Hepatic resection for primary and secondary liver malignancies[J]. Innov Sury Sci, 2017, 2（1）：1-8.

[12] Geisinger K, Moreira AL, Nicholson AG, et al. WHO classification of tumours of the lung, pleura，thymus and heart. 4th ed[M]. Lyon: World Health Organization, 2015:9-151.

[13] M. Riihimäki, A. Hemminki, M. Fallah, et al. Metastatic sites and survival in lung cancer[J]. Lung Cancer, 2014, 86: 78-84.

[14] Quint LE, TummalaS, BrissonLJ, et al. Distrionofditant metastasesfrom newly-diagnosednon-small cell lung cancer[J]. Ann ThoracSurg, 1996, 62:46-250.

[15] Obenauf AC, Massagué J. Surviving at a distance: organ-specific metastasis[J]. Trends Cancer, 2015, 1:76-91.

[16] Kagohashi K, Satoh H, Ishikawa H, et al. Liver metastasis at the time of initial diagnosis of lung cancer[J]. Med Oncol, 2003, 20:25-28.

[17] Zhang LL, Huang YY, Yang J. Clinical characteristics of small cell lung cancer with distant metastasis: a SEER-based study[J]. Acad J Second Mil Med Univ, 2019, 40（11）：1270-1274.

[18] Cai H, Wang H, Li Z, et al. The prognostic analysis of different matestatic patterns in extensive-stage small-cell lung cancer patients:A large population-based study[J]. Future Oncol, 2018, 14（14）：1397-1407.

[19] Nakazawa K, Kurishima K, Tamura T, et al. Specifific organ metastases and survival in small cell lung cancer[J]. Oncol Lett, 2012, 4:617-620.

[20] Jiang T, Cheng R, Zhang G, et al. Characterization of liver metastasis and its effect on targeted therapy in EGFR-mutant NSCLC: a multicenter study[J]. Clin Lung Cancer, 2017, 18（6）：631-639. e2.

[21] Mishima S, Nozaki Y, Mikami S, et al. Diffuse liver metastasis of small-cell lung cancer presenting as acute liver failure and diagnosed by transjugular liver biopsy: a rare case in whom nodular lesions were detected by enhanced CT examination[J]. Case Rep Gastroenterol, 2015, 9（1）：81-87.

[22] Ying XX, Ma N, Zhang XH, et al. Research progress on the molecular mechanisms of hepatic metastasis in lung cancer: a narrative review[J]. Annals of Palliative Medicine, 2021, 10（4）：4806-4822.

李丹　林旭勇　李雪丹　李异玲

◆病例 28. 拨开脾亢的迷雾

一、病例介绍

患者，男，29 岁，以"发现脾大、脾功能亢进 10 余年，右上腹痛半个月"为主诉入院。

摘要：

患者 10 余年前体检时发现脾大、脾功能亢进（脾亢），就诊于当地医院完善骨穿未见明显异常，对症予升白细胞、升血小板等治疗。半个月无明显诱因出现右上腹痛，于笔者所在医院查肝胆脾彩超提示脾大、脾静脉曲张，为求进一步诊治入笔者所在医院。病来有间断恶心、呕吐，呕吐为胃内容物，间断出现鼻出血，无呕血及便血，无牙龈出血，无腹胀，无皮肤瘙痒，无明显乏力，无发热，无夜间憋醒，无呼吸困难，无咳嗽咳痰，无盗汗。饮食、睡眠尚可，二便正常，近半个月体重下降约 3 kg。既往否认高血压、冠心病、糖尿病病史；否认吸烟、饮酒史，否认特殊药物服用史；否认疫区接触史；否认肝炎、结核病史；否认家族遗传病、传染病病史，否认家族肿瘤史；父母非近亲结婚。

入院查体：T 36.5 ℃，P 86 次 /min，R 18 次 /min，BP 136/64 mmHg。神志清楚，周身皮肤黏膜及巩膜轻度黄染，颜面部无水肿，睑结膜无苍白，颈部及腋窝浅表淋巴结未触及肿大。肝掌阴性，颈部及前胸未见蜘蛛痣。周身皮肤未见皮疹、瘀斑及紫癜。心肺听诊未见明显异常。腹平坦、软，右上腹压痛、无反跳痛及肌紧张，肝脏肋下可触及 1 cm、质硬Ⅲ度、无触痛、表面有结节感，脾肋下可触及、约至脐水平面，未过前正中线，肝区无叩痛。肠鸣音 3 ~ 5 次 /min，双下肢无水肿。

在院诊治经过：

▶ 初步诊断：

脾大原因待查；脾功能亢进。

入院后进一步完善相关化验及检查：血常规：WBC 2.20×10^9/L，PLT 39×10^9/L，Hb 126 g/L。肝功能：ALP 201 U/L，GGT 178 U/L，TBIL 75.7 μmol/L，DBIL 13.1 μmol/L，ALB 39.5 g/L。凝血：PT 13.1 s，INR 1.12，PTA 83%。血 CRP 36.60 mg/L。余肾功能、血糖、血甲胎蛋白（AFP）、肝炎病毒等未见异常。血免疫球蛋白 IgA、IgM、IgG、IgG4 正常，血清蛋白电泳、免疫固定电泳、补体 C3、补体 C4、血清铁及铜蓝蛋白正常。血

BNP 正常。pANCA（+），ANA、AMA、AMA-M2、ASMA、SS-A、SS-B、dsDNA、LKM、LC-1、SLA/LP、Ro-52、Scl-70 等自身免疫性肝病相关抗体阴性。

肝胆脾彩超 + 门静脉 + 下腔静脉 + 心彩超：肝右叶最大肋下斜径约 11.41 cm，肝被膜不光滑，边缘顿，实质回声粗糙，肝静脉变细，管壁不光滑，门静脉主干内径 1.21 cm，脾静脉 1.06 cm，肝左叶内可见低回声，大小 1.60 cm×1.45 cm，脾长径约 15.85 cm，脾厚约 7.60 cm，肝脏硬度值 22.0 kPa，脾脏弹性值 28.6 kPa。下腔静脉 + 心彩超未见异常。

腋窝、腹股沟、颈部等淋巴结彩超未见明显异常。

肝脏增强 MRI（图 28-1A ~ D）：A：T2 加权，肝脏表面光滑，信号不均匀，肝脏边缘多处斑片状稍高信号，左外叶可见小圆形稍高信号，脾脏增大，信号均匀，脾周可见迂曲增粗流空血管影；B：T1 加权平扫，肝左外叶可见小圆形稍低信号，其余肝脏信号均匀；C：T1 加权增强动脉期，肝脏左外叶病变明显强化，肝脏边缘斑片状明显强化。D：T1 加权增强门静脉期，左外叶病仍为高信号，肝脏边缘斑片状高信号强化灶仍高于邻近肝实质，脾周静脉增粗强化。诊断意见，肝内斑片状强化灶，纤维化可能大，结合临床。肝脏左外叶强化结节，良性可能性大，随诊观察。

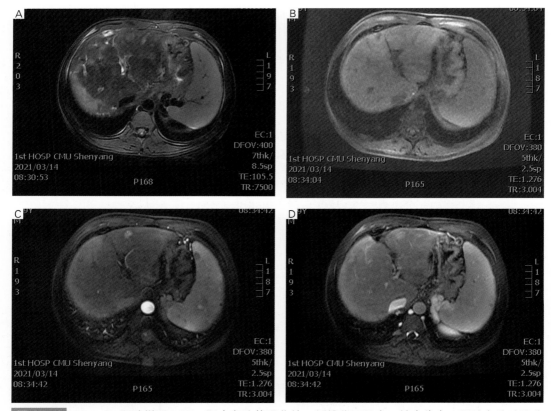

图 28-1 A ~ D. 肝脏增强 MRI：肝内斑片状强化灶，纤维化可能大，结合临床。肝脏左外叶强化结节，良性可能性大，随诊观察

颅脑 MRI 未见明显异常。

肺 CT 平扫未见明显异常。

肝穿刺病理：HE 低倍镜多结节形成，似肝硬化改变（图 28-2A）；HE 低倍镜界板周边畸形胆管增生（图 28-2B）；HE 高倍见胆管扩张（图 28-2C）；Masson 染色可见纤维化间隔形成（图 28-2D）；CK19 染色可见部分扩张的不规则的胆管（图 28-2E）；免疫组化：CK7（+），CK8/18（+），CD34（+），CD163（+），IgG4（+），Mum-1（+），CD3（+），网染（+），Masson 染色（+），PAS 染色（+），D-PAS 染色（-），铜染色（-），铁染色（-），EBV 杂交（-）。病理诊断：符合胆管发育畸形（先天性肝纤维化）。

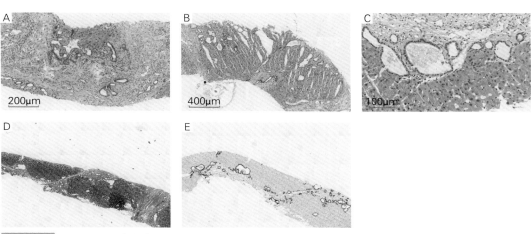

图 28-2　A ~ E.肝穿刺病理：符合胆管发育畸形（先天性肝纤维化）

▶ **确定诊断：**

先天性肝纤维化（混合型）；门静脉高压症。

▶ **治疗方案：**

予熊去氧胆酸 0.25 g，3 次 /d，口服保肝及抗炎对症治疗。

▶ **随访：**

患者规律随访中，复查肝功能：ALP 74 U/L，GGT 36 U/L，TBIL 27.9 μmol/L，DBIL 正常。定期复查肝脏增强 MRI，结果较前对比无明显改变。

二、临床诊疗思维及体会

（1）脾功能亢进是最常见的脾脏疾病，分为原发性和继发性两大类：原发性多为原发性血小板减少性紫癜、先天性溶血性贫血等血液系统疾病，临床少见；继发性较为常见，病因主要为脾脏瘀血，门静脉高压所致最为常见，另也可见于脾静脉梗阻、结核、风疹、伤寒、淀粉样变性，淋巴瘤、原发性骨髓纤维化等[1-4]。患者为年轻男性，无发热，无盗汗，无肝炎结核病史，无疫区接触史，无异常淋巴结肿大，无贫血，骨穿未见明显异常，考虑脾功能亢进病因为门静脉高压。

（2）该患者以脾大、脾功能亢进及食管胃底静脉曲张为主要表现的门静脉高压症状为主，引起门静脉高压的疾病根据病变部位可分为肝前性、肝性及肝后性3类，其中引起肝前性门静脉高压及疾病包括脾静脉血栓、肝外门静脉血栓、骨髓异常增生性疾病，内脏动静脉瘘等。肝性门静脉高压可再分为窦前性、窦性及窦后性，窦前性见于特发性非肝硬化门静脉高压、先天性肝纤维化、肝脏结节性再生性增生、PBC等；窦性见于酒精性肝病、药物性肝损伤、非酒精性脂肪性肝炎、肝淀粉样变等；窦后性见于肝窦阻塞综合征、肿瘤等。而肝后性门静脉高压可见于肝小静脉闭塞等、布加综合征、缩窄性心包炎、右心功能不全等[5-6]。引起门静脉高压最常见病因是病毒性肝炎等各种原因所致的肝硬化；但仍有15%~20%的患者为非肝硬化性门静脉高压（Non-cirrhotic portal hypertension，NCPH）。该患者为年轻男性，以食管胃底静脉曲张、脾大、脾功能亢进为主要表现，而凝血、肝功能未见明显异常，尽管肝脏影像学提示肝硬化，肝脏硬度值增加，但肝穿刺病理并未见典型肝硬化的病理学改变，考虑患者诊断是非硬化性门静脉高压症。

本例患者诊治体会：①对于病因不明的门静脉高压，无禁忌证的情况下积极进行肝脏穿刺活检明确病因；②对于确诊先天性肝纤维化后，应积极建议患者、直系亲属行基因检查，令人遗憾的是该患者及家属拒绝基因检查；③有CHF患者同时合并肝癌病例的报道，严格的随访及管理对及时诊治及预后非常重要；④临床上要重视多学科的会诊与合作；⑤对于青年、少年及儿童患者发现脾大、脾功能亢进，再排除血液系统疾病后，需警惕罕见的非肝硬化性门静脉高压，若无禁忌证，应积极进行肝穿刺活检；⑥临床中如遇见成年早期患者以门静脉高压表现为主、影像学检查提示肝硬化，且病因不明时，应注意考虑到CHF。

三、诊疗现状

先天性肝纤维化（Congenital hepatic fibrosis，CHF）是一种与胆管板畸形（Ductal plate malformation，DPM）相关的常染色体隐性遗传性疾病[7]，1961年由Kerr等首先命名提出[8]。CHF与Caroli病、常染色体隐性遗传性多囊性疾病等统称为纤维多囊性疾病，均与位于人染色体6p21的PKHD1基因突变有关。在肝脏中，PKHD1基因突变致DPM，使发育不成熟的胆管进行性、破坏性、非特异性炎性坏死，巨噬细胞聚集至炎性坏死转换为修复，该过程中胶原纤维过度沉积、门静脉周围逐渐纤维化，部分门静脉压迫及胆管炎性坏死胆汁淤积引起一系列临床表现。CHF 为小叶间小胆管发育不良，可单独存在，也可与 Caroli 病同时存在，称 Caroli 综合征，而 Caroli 病为肝内大胆管的发育不良。CHF 可散发或有明确家族史；发病率极低，有文献报道为 1/20 000[9]；男女比例为 1∶1；多在儿童期、青春期或成年早期发病，与门静脉高压程度及是否合并肾脏疾病有关，故在成年早期或遇见不明原因肝硬化时，应注意排除。

根据临床表现不同，CHF 分为门静脉高压型、胆汁淤积/胆管炎型、混合型及隐匿型 4 种[10-12]。①我国以门静脉高压型多见，疾病早期通常无明显症状，而出现消化道出血、脾大、脾功能亢进、腹水等非特异性症状时，不易诊断；50% 患者出现肝脾大，其次包括右上腹压痛及移动性浊音阳性；肝功常无明显异常或轻度异常，疾病晚期可有显著异常，当出现脾功能亢进或消化道出血时，可出现血常规三系下降，肝性脑病并发症少见；②胆管炎型少见，可表现为右上腹痛、腹胀、间断发热，因胆汁淤积可出现 ALP、GGT 明显升高；③混合型兼具门静脉高压型及胆管炎型两者特征，与门静脉高压型比较，肝功能损伤更为明显；④隐匿型罕见，常因成年后不明原因肝脾大就诊而发现。针对该患者，出现脾大、脾功能亢进，食管胃底静脉曲张，考虑存在门静脉高压，同时右上腹痛，肝功能 GGT、ALP 及胆红素升高，考虑临床分型为混合型。2010年国外有文献报道，CHF 伴随综合征包括朱伯特综合征、眼 - 肾综合征、眼 - 脑 - 肝 -肾综合征、耳蜗前庭综合征等，颅脑 CT 或 MRI 有助于评估[13]，而国内尚未见该类报道；该患颅脑 MRI 未见明显异常，考虑不伴有 CHF 伴随综合征。另外，国外文献曾报道 2 例门静脉高压型 CHF 导致肝细胞癌的发生[14]。

该病的临床影像学相关报道以往较少，表现多无特异性，最常见表现为肝左外叶及尾状叶节段性肥大，右叶萎缩，这一表现与肝硬化难以鉴别；同时也可见肝内实性病变（再生结节）；国内有部分病例报道[15] CHF 患者 CT 表现为肝占位，动脉期均匀强化，等密度，边缘清晰，查阅国外文献，考虑与肝血管异常、肝动脉增大、影像学表现大的直径 5～30 mm 再生结节有关，该结节类似于局灶性增生性结节或再生性结节性增生[16-19]，影像学表现与肝癌亦难以区分。该患者的影像学提示肝硬化表现，病因不明，故予肝穿刺活检。病理为该病的诊断金标准，主要表现为汇管区周围纤维化，纤维组织条带厚薄不均，可见胶原化，类似假小叶结果，但中央静脉位置不变，肝细胞板无明显改变，不形成典型假小叶结构，是鉴别肝硬化的重点。目前还可通过基因分析检测 PKHD1 基因突变来协助诊断。

目前尚无能够阻止或逆转 CHF 发展过程的方法，临床仍以对症治疗为主，对于食管胃底静脉曲张出血的 I 级预防及 II 级预防及急性出血患者，首选内镜治疗。如不符合内镜治疗、难治性反复消化道出血，或待肝移植时可选择经颈静脉门体肝内分流术（TIPS）。通过上述方式仍不能控制出血者，可考虑分流术或断流术。如为胆管炎型，可予抗生素对症治疗。存在复发性胆管炎、怀疑胆道早期恶性变者，应考虑肝移植，肝移植为唯一根治方法，可降低死亡率。多数患者经积极治疗，预后良好，但仍有病例报道，CHF 合并原发性肝细胞癌、胆管细胞癌的发生，对于影像学提示肝占位者需密切随访。

四、专家点评

CHF 是 *PKHD1* 基因突变引起胆管板发育畸形，从而引起的一系列临床表现的常染色体隐性遗传性疾病，临床表现、影像学检查等均无特异性，病理为诊断金标准。该患者为年轻男性，既往脾大、脾功能亢进多年，影像学检查发现食管胃底静脉曲张，以上符合门静脉高压表现。因右上腹痛就诊，发现肝占位，病因不明确，肝穿刺活检病理证实先天性肝纤维化的诊断成立。对于肝脏占位病因不能明确，影像学表现没有特异性的患者，肝脏穿刺活检非常重要。

参考文献

[1] 蒋安，李宗芳. 脾功能亢进常见原因及治疗策略 [J]. 中华肝脏外科手术学电子杂志，2018，7（2）：97–99.

[2] Bazeboso JA, Tshilolo LM, Mbongo CL, et al. Partial splenic embolization in a child with sickle cell disease and hypersplenism[J]. J Vasc Interv Radiol, 2016, 27（11）：1738–1739.

[3] Tang Y, Lu W, Zhang Z, et al. Hypersplenism: an independent risk factor for myocardial remodeling in chronic heart failure patients[J]. Int J Clin Exp Med, 2015, 8（4）：5197–5206.

[4] Ingle SB, Hinge Ingle CR. Primary splenic lymphoma: current diagnostic trends[J]. World J Clin Cases, 2016, 4（12）：385–389.

[5] Turco L, Garcia–Tsao G.Portal hypertension:Pathogenesis and diagnosis[J]. Clin Liver Dis，2019，23（4）：573–587.

[6] 张妍，刘晖，丁惠国. 重视非肝硬化门静脉高压症的早期诊断 [J]. 中国临床新医学，2021，14（8）：745–748.

[7] Yonem O, Ozkayar N, Balkanci F, et al. Is congenital hepatic fibrosis a pure liver disease[J]. Am J Gastroenterol, 2006, 101（6）：1253–1259.

[8] Kerr N, Harrison CV, Sherlock S, et al. Congenital hepatic fibrosis[J]. Q J Med, 1961, 30: 91–117.

[9] Hoyer PF. Clinical manifestations of autosomal recessive polycystic kidney disease[J]. Curr Opin Pediatr, 2015, 27:186–192.

[10] Rajekar H, Vasishta R, Chawla YK, et al. Noncirrhotic Portal Hypertension[J]. J Clin Exp Hepatol, 2011, 1:94–108.

[11] Kwon JH, Kim MJ, Kim YH, et al. Monosegmental Hepatobiliary Fibropolycystic Disease Mimicking a Mass:Report of Three Cases[J]. Korean J Radiol, 2014, 15:54–60.

[12] Poala SB, Bisogon G, Colombatti R. Thrombocytopenia and splenomegaly: an unusual presentation of Congenital Hepatic Fibrosis[J]. Orphanet J Rare Dis, 2010, 5:4.

[13] Shorbagi A, Bayraktar Y. Experience of a single center with congenital hepatic fibrosis: a review of the literature[J]. World J Gastroenterol, 2010, 16（6）：683–690.

[14] Ghadir MR, Baghe Rim, Ghanooni AH. Congenital hepatic fibrosis leading to cirrhosis and hepatocellular carcinoma: a case report[J]. J Med Case Rep, 2011, 5: 160.

[15] 徐新胜，张登科. 螺旋 CT 动态增强在肝先天性纤维化的应用价值 [J]. 中国临床医学影像杂志，

2011, 21（11）：812-813.

[16] Desmet VJ. What is congenital hepatic fbrosis?[J]. Histopathology, 1992, 20:465-477.

[17] Zeitoun D, Brancatelli G, Colombat M, et al. Congenital hepatic fbrosis: CT fndings in 18 adults[J]. Radiology, 2004, 231:109-116.

[18] BG, F MP, VV, Lagalla R, et al. Fibropolycystic liver disease: CT and MR imaging fndings[J]. Radiographics May-Jun, 2005, 25（3）: 659-670.

[19] Giuseppe Mamone1, Vincenzo Carollo1, Kelvin Cortis, et al. Magnetic resonance imaging of fbropolycystic liver disease: the spectrum of ductal plate malformations[J]. Abdominal Radiology, 2019, 44:2156-2171.

李丹　林旭勇　李雪丹　李异玲

◆病例 29. 探索肝胰脾肾多占位病变背后的秘密

一、病例介绍

患者，女，43 岁，以"左侧腰背部疼痛 2 个月"为主诉入院。

摘要：

患者 2 个月前无诱因出现左侧腰背部疼痛，于活动后加重，持续不缓解，当地医院行上腹部增强 CT，检查提示肝脏、胰腺、脾脏、肾脏多发占位性病变，PET-CT 考虑胰腺恶性肿瘤可能性大，今为系统诊治入院，病来无皮肤黄染、腹痛腹胀、便血、发热、体重减轻等症状。否认高血压、冠心病、糖尿病病史，于 2002 年行剖宫产手术，2008 年行子宫黏膜异位症手术，否认吸烟、饮酒史，无家族性遗传代谢性疾病、无肿瘤史。

入院查体：T 36.3 ℃，P 64 次 /min，R 18 次 /min，BP 108/79 mmHg。神志清楚，查体配合。皮肤及巩膜无黄染，未见肝掌及蜘蛛痣，周身淋巴结无肿大。双肺呼吸音清，未闻及干湿啰音，心脏听诊未闻及异常。腹部平坦，未见腹壁静脉曲张，全腹软，未触及明确包块，肝胆脾肋下未触及，胆囊未触及，全腹无压痛，无反跳痛及肌紧张，肝区无叩痛，双肾区叩痛，移动性浊音阴性，肠鸣音 3 次 /min。

辅助检查：①上腹部增强 CT：肝右叶下段稍低密度影，增强后动脉期明显强化；胰头部稍低密度影灶，边界欠清，增强动脉期见边缘少许强化，病灶约 0.7 cm，门静脉期见弱强化；脾脏可见多发大小不等稍低密度包块，部分隆起表面，较大者 7.0 cm×5.3 cm×4.9 cm，增强扫描呈渐进式强化；右肾皮质表面两处，左肾上级皮质一处强化的软组织密度结节，较大者位于右肾，向肾外突出，大小 1.4 cm×1.0 cm×1.1 cm，增强扫描动脉期可见不均匀强化，静脉期及延迟期逐渐呈不均匀弱强化。② PET-CT：胰腺体部肿大，内不规则混杂低密度结节影，FDG 摄取增高，平均 SUV 值 4.9，最大 SUV 值 8.5，考虑恶性肿瘤可能性大；脾脏增大，多发大小不等低密度影，FDG 未见异常摄取，考虑良性病变可能性大；双肾多发大小不等类圆形高密度结节，FDG 未见明显摄取，考虑良性病变可能性大。

在院诊治经过：

▶ 初步诊断：

胰腺神经内分泌肿瘤（肝转移、脾转移、肾转移）。

实验室检查：临床常规生化检查，包括肝脏、肾脏、胰腺等功能检测，以及常见肿瘤指标（CEA、AFP、CA125、CA199）均在正常范围内，血常规、凝血指标、免疫相关指标，以及胰岛素和胰高血糖素等激素测定均未见异常。

影像学检查：肝脏增强 MRI（图 29-1）：胰头可见直径约 2.5 cm 类圆形长 T1T2 信号，轮廓清晰，增强后各期与胰腺强化程度相似，延迟期呈略低信号，胰管未见扩张，肝右叶下段邻近门静脉右后支长径约 1.4 cm 类椭圆形稍长 T1T2 信号，增强后动脉期明显强化，门静脉期延迟期为周边稍高、中心等信号，脾脏增大，可见多发大小不等类圆形或不规则形略短或等 T1 信号、长 T2 或略低 T2 信号，增强后动脉期不均匀明显强化，静脉期及延迟期强化趋于均匀、高于正常肝实质，病变轮廓清晰。

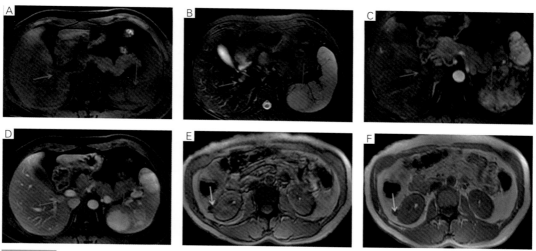

图 29-1　增强 MRI（红色箭头：胰腺肿物；蓝色箭头：脾脏肿物；绿色箭头：肝脏肿物；黄色箭头：肾脏肿物）A. T1WI。B. T2WI。C. 增强动脉期。D. 延迟期。E. T1 加权反相位。F. T1 加权同相位。

手术治疗及术中所见：

在全麻状态下取上腹部正中切口。开腹后见（图 29-2）胰腺肿物位于胰腺体部，直径约 2.5 cm，于肿物边缘 0.5 cm 切除胰腺体尾部与脾脏。胰腺肿物切面灰黄质软，伴出血。脾脏肿物切面灰红灰褐，质中。在肝脏尾状叶见一直径约 1 cm 的肿物，中央有灰白色结节，予以楔形切除。

术中冷冻病理：脾肿物：考虑良性病变，代石蜡及免疫组化确定分类；胰腺肿物：考虑胰腺室性假乳头状肿瘤，待石蜡及免疫组化除外神经内分泌肿瘤。

石蜡包埋组织病理切片：胰腺肿瘤（图 29-3）细胞多呈条索状分布或弥漫片状分布，细胞大小一致，具有特征性的盐与胡椒样的核。免疫组化证实 CK、β-Catenin 阳性，支持胰腺肿物系神经内分泌肿瘤的诊断。肝脏肿瘤（图 29-4）与周边肝脏组织界限不清，瘤体内包含上皮样细胞、血管周肌样细胞及脂肪细胞，免疫组化发现免疫组

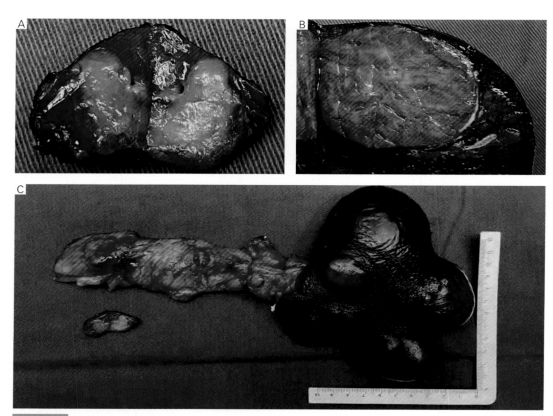

图 29-2　A. 在肝脏尾状叶见一直径约 1 cm 的肿物，中央有灰白色结节。B. 脾脏肿物切面灰红灰褐，质中。C. 胰腺肿物位于胰腺体部，直径约 2.5 cm，切面灰黄质软，伴出血

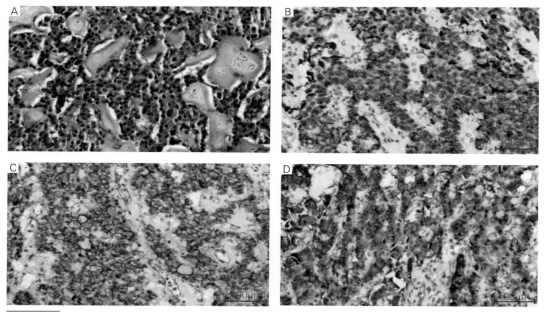

图 29-3　A. 胰腺肿瘤细胞多呈条索状分布或弥漫片状分布，细胞大小一致。B. 免疫组化 CK（PAN）（+）。C. 免疫组化 SY（+）。D. 免疫组化 β-Catenin（胞膜+）

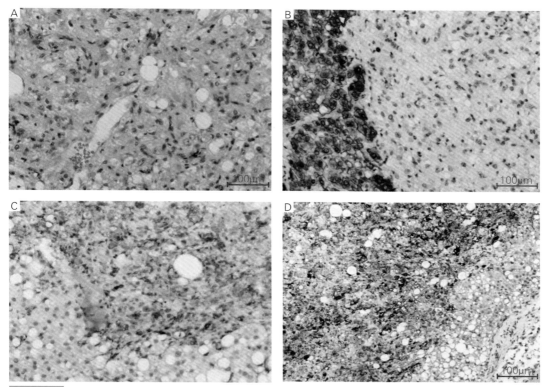

图 29-4　A. 肝脏肿瘤与周边肝脏组织界限不清。肿瘤由不同比例的上皮样细胞，血管周肌样细胞及脂肪细胞混合而成的。B. 免疫组化 CK（肝细胞 +）。C. 免疫组化 Melan A（+）。D. 免疫组化 SMA（部分 +）

化 GPC-3 阴性和 Melan A 阳性，支持肝脏血管周围上皮样肿瘤的诊断。脾脏肿瘤（图 29-5）呈圆形结节状，与周边正常脾组织界限清楚，镜下发现正常脾脏的红髓与白髓结构消失，瘤体包含卵圆形组织样细胞及梭形肌样细胞，富含血管，细胞大小一致，缺乏异型性。免疫组化显示 SMA 及 CD68 阳性，支持脾错构瘤（肌样错构瘤）诊断。

　　基因检测：对患者外周血基因组 DNA 进行基因突变检测，结果显示：肿瘤易感性综合征相关基因 *BAP1* 与结节性硬化症 2 型相关基因 *TSC2* 各存在一处杂合变异。

▶ **确定诊断：**

　　TSC2 基因突变相关的可疑多器官累及的结节性硬化症（肾血管平滑肌脂肪瘤、脾错构瘤、肝脏血管周围上皮样肿瘤、胰腺神经内分泌肿瘤）。

▶ **随访：**

　　术后 3 个月及 6 个月复查肿瘤标志物及肝、胆、脾超声，未提示复发。

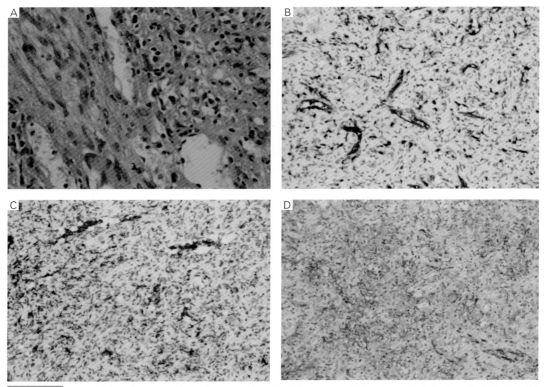

图 29-5　A. 脾脏肿瘤呈圆形结节状，与周边正常脾组织界限清楚，镜下肿瘤失去正常脾脏的红髓与白髓的结构，细胞主要由卵圆形组织样细胞及梭形肌样细胞构成，伴有丰富的血管，细胞大小一致，缺乏异型性。B. 免疫组化 CD8（+）。C. 免疫组化 CD68（+）。D. 免疫组化 SMA（间质 +）

二、临床诊疗思维及体会

（1）诊疗过程：患者诊治流程见图 29-6，患者因"腰背部疼痛"而就诊，检查过程中发现肝胆脾肾异常，实验室检查未见明显异常；影像学检查提示肝脏、脾脏、胰腺、肾脏占位性病变；术后病理确定诊断；基因检测确定病因。

（2）鉴别诊断：①肝脏血管周围上皮样肿瘤（PEcoma）最主要的鉴别疾病为原发性肝癌，两者在增强 CT 表现上均可以表现出"快进快出"的形式，但是肝细胞癌患者通常存在乙肝、肝硬化等肝病病史，AFP 值通常升高。两者主要通过病理及免疫组化相互区别，同时两者的突变基因不同，大部分 PEcoma 患者与 *TSC* 基因突变相关，为进一步验证两者的区别，我们收集于中国医科大学附属第一医院就诊的性别或年龄与本病例相仿的肝癌患者，其中包括肝细胞癌、胆管细胞癌以及神经内分泌肿瘤患者，通过对癌组织标本进行一代测序，均未发现 *TSC* 基因突变，因此对于难以鉴别的原发性肝癌与 PEcoma，基因检测是一种很好的工具。其他需要鉴别的疾病包括肝腺瘤、肝血管瘤、

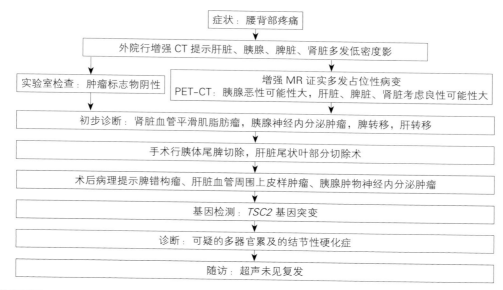

图 29-6　患者的诊治流程

肝局灶性结节增生等疾病。②脾错构瘤主要与以下几种疾病相互鉴别，血管瘤：病理表现只有血管内皮分化，没有窦样结果，免疫组化中 CD34（+），CD68（-），CD8（-），衬细胞血管瘤表现不规则血管腔，衬高柱状细胞，CD68（+），CD21（+），硬化性血管瘤样结节性转化在纤维性间质背景上可见多量血管性结节，结节由裂隙样血管腔组成。

（3）诊疗体会：①占位性病变的诊断需要多学科会诊与合作；②疾病诊断不能单靠某部分，需要综合临床表现、影像学、实验室检查及病理结果进行判定；③针对多脏器不同占位性病变患者，基因检测是很好的工具，对于明确病因有极大的帮助。

三. 诊疗现状

结节性硬化症（Tuberous sclerosis complex，TSC）是一种常染色体显性遗传性慢性疾病，包括染色体 9q34 上的 *TSC1* 基因或染色体 16p13 上的 *TSC2* 基因突变，报道的发病率为 1/6 000～1/10 000[1]，其临床表现非常独特，2 个中任何 1 个基因突变导致的临床表型在每个个体中都是可变的，可出现脑、皮肤、心脏、肺和肾等器官的多发良性肿瘤，以及广泛的中枢神经系统功能异常，因此不同病例报道的患者常常伴随不同的临床表现[1]，其中皮肤损害最常见（见于 95% 以上病例）。

2012 年国际 TSC 共识小组对 TSC 诊断标准进行了修改[2]，将 TSC 诊断分为临床诊断与基因诊断。临床诊断可分为确定诊断和可能诊断，确定诊断需要至少 2 项主要特征或 1 项主要特征加 2 项次要特征，可能诊断需要至少 1 项主要特征或 2 项次要特征。其中主要特征包括：色素脱失斑（≥3 处）、面部血管纤维瘤（≥3 处）、指甲下纤维瘤

（≥ 2 处）、鲨鱼皮样斑、多发性视网膜错构瘤、脑皮质结节、室管膜下钙化灶、室管膜下巨细胞星形细胞瘤、心脏横纹肌瘤、淋巴管平滑肌瘤病、血管平滑肌脂肪瘤（≥ 2 处）。次要特征包括“斑斓”皮肤损伤、牙釉质点状凹陷、口内纤维瘤、视网膜色素脱失症、多发性肾囊肿、非肾错构瘤。此外，在正常组织的 DNA 中鉴定出 *TSC1* 或 *TSC2* 致病突变足以明确诊断结节性硬化症。需要注意的是，10% ~ 25% 的 TSC 患者通过常规基因检测没有发现突变，正常结果并不排除 TSC，也不会对使用临床诊断标准诊断 TSC 有任何影响。

TSC 基因产物属于肿瘤抑制基因，已被证实与多种肿瘤发生相关，其突变导致基因缺失，抑制小 G 蛋白 Rhed 活性，激活 mTOR 通路来调节细胞生长和增殖 [3]。胰岛素样生长因子与其受体结合可引起 AKT 磷酸化，从而激活 PI3K，激活的 PI3K 将 PIP2 转化为 PIP3，召集 PDK1 和 AKT，从而激活 mTOR[4]。mTOR 与 Rheb 和 GTPmTOR 形成复合物，促进下游分子发生磷酸化，从而促进蛋白质合成。TSC 蛋白是该信号通路的关键调节因子，可将活性的 Rheb-GTP 形式转变成非活性的 Rheb-GDP 形式，抑制复合物形成，减缓细胞成长 [1]。*TSC* 基因缺失导致 mTOR 失调，使细胞周期调节失去控制，引起肿瘤进展。因此当 *TSC* 基因突变后，对哺乳动物西罗莫司靶蛋白（mTOR）抑制作用减弱，导致蛋白合成增加，细胞生长增快，血管生成增多 [5]，从而出现多器官受累。一些 TSC 相关的良性肿瘤的发病不光需要 *TSC1* 或 *TSC2* 基因突变失活，它们的等位基因也必须突变失活，即“二次打击”[6]，包括面部血管纤维瘤、肾血管平滑肌脂肪瘤、肾细胞癌、淋巴管平滑肌瘤病。

由于 TSC 是一种全身性疾病，因此治疗根据不同表现症状有不同的治疗措施，由于 mTOR 通路在 TSC 肿瘤发展中的调节作用，因此目前有探索 mTORC1 抑制剂治疗 TSC 患者的可能性，包括肾血管平滑肌脂肪瘤、巨细胞室管膜下星形细胞瘤和淋巴管平滑肌瘤病 [7]。以西罗莫司及其衍生物依维莫司为代表的第一代 mTOR 抑制剂，其有效性和安全性已经被临床确认。mTOR 抑制剂的治疗应该持续很长时间，停药会导致肾血管平滑肌脂肪瘤和心脏横纹肌瘤患者的肿瘤反弹生长，然而，使用 mTOR 抑制剂进行口服治疗与感染风险增加有关，考虑这些影响很重要。

四．专家点评

结节性硬化症发病罕见，遗传原因是 *TSC1* 基因和 *TSC2* 基因发生突变，涉及 mTOR 信号通路，导致全身多系统受累，临床表现及发病类型也因此各异，其中最常累及皮肤和神经系统，形成皮肤结节和癫痫，但也可以累及肝、胰、脾等相对少见的器官，产生罕见的症状，本文报道一例 *TSC* 基因突变导致多脏器占位性病变的患者，包括肝脏血管周围上皮样肿瘤和胰腺神经内分泌肿瘤，因此多发器官多类型占位性病变时应考虑及时基因检测。治疗主要是对症治疗，部分疾病可以通过 mTOR 抑制剂治疗。

参考文献

[1] Uysal SP, Şahin M.Tuberous sclerosis: a review of the past, present, and future[J]. Turk J Med Sci, 2020, 50 （SI-2）:1665-1676.

[2] Portocarrero LKL, Quental KN, Samorano LP, et al. Tuberous sclerosis complex: review based on new diagnostic criteria[J]. An Bras Dermatol, 2018, 93 （3）:323-331.

[3] Salussolia CL, Klonowska K, Kwiatkowski DJ, et al. Genetic Etiologies, Diagnosis, and Treatment of Tuberous Sclerosis Complex[J]. Annu Rev Genomics Hum Genet, 2019, 20:217-240.

[4] Dibble CC, Cantley LC.Regulation of mTORC1 by PI3K signaling[J]. Trends Cell Biol, 2015, 25 （9）:545-555.

[5] Hillmann P, Fabbro D. PI3K/mTOR Pathway Inhibition: Opportunities in Oncology and Rare Genetic Diseases[J]. Int J Mol Sci, 2019, 20 （22）:5792.

[6] Tyburczy ME, Dies KA, Glass J, et al. Mosaic and Intronic Mutations in TSC1/TSC2 Explain the Majority of TSC Patients with No Mutation Identified by Conventional Testing[J]. PLoS Genet, 2015, 11 （11）:e1005637.

[7] Portocarrero LKL, Quental KN, Samorano LP, et al. Tuberous sclerosis complex: review based on new diagnostic criteria[J]. An Bras Dermatol, 2018, 93 （3）:323-331.

张鑫赫　林旭勇　李雪丹　李异玲

◆病例 30. 肝活检——不明原因肝占位诊断的"利刃"

一、病例介绍

患者，男，58 岁，以"发现肝脏占位性病变 1 个月"为主诉入院。

摘要：

患者 1 个月前无明显诱因出现双下肢水肿伴巩膜黄染，于当地医院行肝脏增强 MRI 提示肝内弥漫性多发占位，恶性可能性大，原发性肝癌？住院诊治效果不佳，后就诊于笔者所在医院查肝功能异常，住院行进一步诊治。病来无发热，无皮肤瘙痒，无恶心呕吐，无腹痛腹泻，尿色加深，大便正常，近期体重无明显变化。18 岁曾患急性黄疸型肝炎。既往有糖尿病病史，否认高血压及冠心病病史。既往饮酒史 40 年，已戒酒 1 年。否认使用任何草药或肝毒性药物，没有肝病家族史及职业风险或暴露史。

入院查体：神志清楚，睑结膜无苍白，巩膜黄染，浅表淋巴结未触及。双肺听诊呼吸音清，各瓣膜听诊未闻及病理性杂音。腹部平坦柔软，无压痛、反跳痛或腹肌紧张，肝脾肋下未触及，肝区无叩痛。双下肢轻度水肿。

在院诊治经过：

▶ 初步诊断：

肝内弥漫性多发占位，性质待定。

入院后给予保肝治疗，进一步完善相关化验及检查：肝功能：ALT 17 U/L，AST 37 U/L，ALP 89 U/L，GGT 634 U/L，TBIL 56 μmol/L，ALB 32.2 g/L。甲胎蛋白（AFP）2.03 ng/mL，癌胚抗原（CEA）2.63 ng/mL，CA125 17.0 U/mL，CA153 4.54 U/mL，CA199 13.3 U/mL，CA724 1.66 U/mL，凝血酶原时间（PT）18.8 s，凝血酶原活动度 51%，国际标准化比率（INR）1.57，活化部分凝血活酶时间（APTT）50.6 s，纤维蛋白原 2.4 g/L，凝血酶时间 22.6 s。肝炎、艾滋病毒、免疫球蛋白、自身免疫性抗体、抗中性粒细胞抗体、IgG4 均为阴性。

肝胆脾彩色多普勒超声提示：肝内多发高回声，血管瘤不除外，脂肪不均匀沉积可能性大，胆囊结石，肝脏硬度值明显增高（13.4 kPa）。腹腔积液：盆腔少量积液（深度：3.25 cm），右下腹少量积液（深度：1.13 cm）。

肝脏超声造影提示：肝脏多发弥漫性占位性病变，倾向良性。

肝脏 MRI 平扫 + 增强（图 30-1）：肝脏形态大小正常，表面光滑，信号不均匀。T1 信号不均匀减低，T2 肝内可见弥漫斑片状、结节状较长 T2 信号影，增强扫描动脉期明显强化，门静脉期呈等信号，门静脉期肝内可见多发纤维分隔样线状低信号，延迟期呈等信号，延迟期肝脏实质信号均匀。肝内外胆管未见明显扩张。提示肝脏弥漫病变，良性可能性大，血管源性？

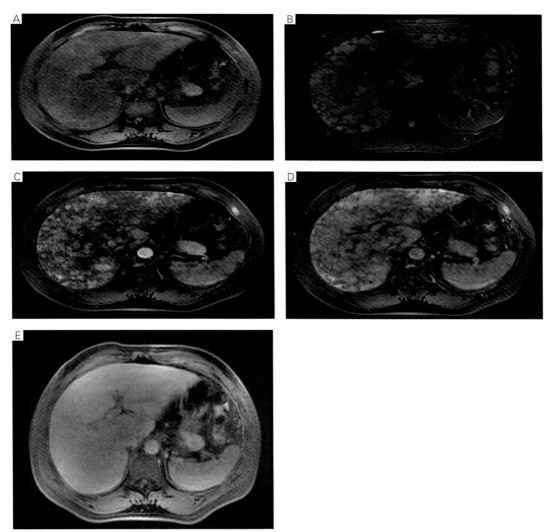

图 30-1　A ~ E. 肝脏 MRI 平扫 + 增强：肝脏弥漫病变，良性可能性大，血管源性？

肝穿刺病理：（图 30-2A、B，HE）肝窦扩张内见轻度异型增生，核深染的血管内皮细胞，局灶成簇分布，符合肝窦生长模式的血管肉瘤。免疫组织化学染色对血管内皮标志物（ERG、CD31、CD34）呈强且弥漫性阳性（图 30-2C ~ E），并且 Ki-67 染色增加（图 30-2F）。肝活检结果符合肝窦状血管肉瘤。

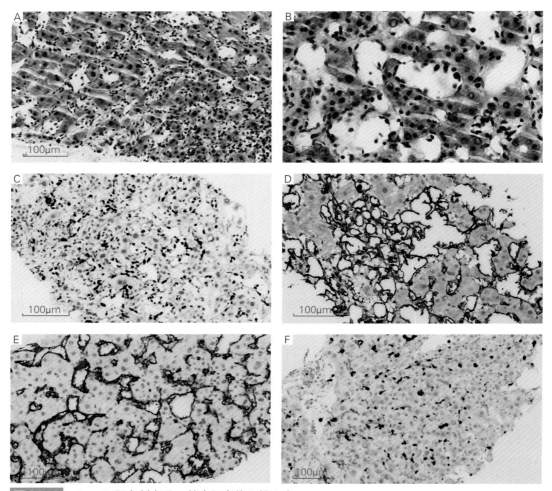

图 30-2 A ~ F. 肝穿刺病理：符合肝窦状血管肉瘤

▶ **确定诊断：**

　　肝窦状血管肉瘤。

▶ **随访：**

　　患者在确诊 2 个月后因消化道出血而死亡。

二、临床诊疗思维及体会

　　（1）肝脏占位性病变分为良性病变与恶性病变，原发性肝癌与转移性肝癌为常见恶性病变，肝血管瘤、炎性假瘤、肝硬化结节、局灶性结节增生等为常见良性病变。该患者肝脏占位为多发弥漫，AFP 正常，结合病史和检查基本可排除原发性肝癌，但未完善胃肠镜及肺部 CT，转移性肝癌不能除外；肝胆脾彩超提示血管瘤不能除外，也无法排除其他少见的肝脏恶性肿瘤。因此为了明确诊断，完善肝穿刺活检后可见深染的血管内皮细胞呈局灶性团簇分布，以及免疫组化提示血管内皮标志物（ERG、CD31、CD34）呈强且弥漫性阳性，明确了肝窦血管肉瘤的诊断。

（2）本例患者诊治体会：对于肝脏多发占位性病变，除了常见的肝脏转移性肿瘤以外，原发于肝脏的血管源性肿瘤也要引起重视，肝穿刺活检对诊断有重要价值。

三、诊疗现状

肝血管肉瘤（Hepatic angiosarcoma，HAS）是肝脏一种罕见但具有侵袭性的恶性肿瘤，仅占所有原发性肝脏恶性肿瘤的 2%[1-2]。通常发生于 60 岁或 70 岁的老年男性，并且男性中的发生率是女性的 3 倍[3]。HAS 的病因尚不清楚。虽然一些研究表明，HAS 与长期暴露于化学药物（二氧化钍、氯乙烯、砷、镭和可能的铜），使用雄激素类固醇，以及慢性特发性血红蛋白沉着病等有关，但 75% 的肿瘤没有已知的病因[2]，并且环境暴露引起的肝血管肉瘤具有 10 ~ 40 年的延长潜伏期。肝血管肉瘤大多数仅在肿瘤广泛侵犯肝实质后才会出现症状[3]，通常表现为右上腹痛、体重减轻、腹胀、黄疸和疲劳等非特异症状。体格检查常发现黄疸、肝脾肿大和腹水。实验室检查常是肝功能异常，以 ALP 升高为主，多数转氨酶升高不超过基线值 2 倍，肿瘤标志物通常处于正常值[4]。由于症状和血生化的非特异性，因而大多数患者在晚期才被诊断。

由于 HAS 患者常表现为非特异性症状且进展迅速，所以准确和早期诊断是困难和必要的，但缺乏诊断 HAS 的具体实验室检查结果，包括肝功能检查或肿瘤标志物，因而影像学研究和肝组织病理特征仍然是辅助诊断的关键，肝穿刺活检是诊断的金标准[5]。HAS 的大体病理和影像学表现有 4 种不同的模式：多发结节、大型肿块、肿块和小结节合并，以及罕见的弥漫性浸润小结节，但主要是大型孤立肿块和多灶性肿瘤[6]。与正常肝实质相比，CT 平扫上多呈低密度，密度可均匀或不均匀。MRI 平扫上病灶多边界清晰，呈长 T1 不均匀长 T2 信号，多数病灶内可见短 T1、短 T2、更长 T2 信号。典型肝血管肉瘤增强 CT/MRI 的特征为动脉期周边和（或）中心欠规则斑片状强化，门静脉期及延迟期呈充填式强化，但最终大多数病灶呈不完全充填且强化程度稍减低[7]。HAS 影像学表现虽然具有一定的特征性，但有时可能与更常见的肿瘤具有相同的影像学特征，动脉造影为诊断提供了最好的影像学工具。本例患者影像学特征未见特异性，增加了诊断的难度，主要通过病理辅助诊断。HAS 的组织学主要生长模式分为两大类：窦状和团块状，而后者又可分为上皮样、梭状细胞、血管形成模式。其中的窦状生长模式罕见而很少描述，其肿瘤性质的组织学确认是最大挑战。有报道提出 P53 免疫染色有助于其组织学诊断，但目前尚无大量数据[8][9]。HAS 表现出广泛的形态学和组织学模式，这可能是诊断和鉴别诊断的重要挑战。

目前由于肿瘤的低发病率和侵袭性，HAS 还没有明确的治疗指南[5]。手术是主要的治疗选择，辅助化疗可以改善患者的预后[10]。HAS 最有效的治疗是根治性切除后靶向治疗，并提供长期生存的机会，但总体生存期 6～18 个月[11]。对于不适合手术的患者，辅助化疗被认为是一种姑息治疗。化疗仅显示出有限的生存率改善，有报道发现辅助化疗的 HAS 患者生存时间达 32～53 个月[12]，但是迄今为止，还没有针对晚期肝血管肉瘤建立的化疗方案[3]。对于肝移植存在争议，目前的观点是不建议进行肝移植[13]。

四、专家点评

肝血管肉瘤是间叶细胞起源的罕见的肝脏恶性肿瘤，临床表现没有特异性，也不具有任何特征性肿瘤标志物，所以诊断及鉴别诊断比较困难。本例患者表现出常见的肝损伤表现，影像学表现仅是提示肝脏多发占位，弥漫性损伤，为诊断增加难度。通过肝活检病理最终诊断为肝窦状血管肉瘤。该疾病的预后很差，未经治疗的患者中位生存期约为 6 个月，而经过多种治疗方法，存活时间不到 2 年[11]。虽然目前治疗困难，但早期诊断和积极治疗仍然是极其重要的，手术及靶向治疗可能是最有效的治疗策略。

参考文献

[1] Bhati CS, Bhatt AN, Starkey G, et al. Acute liver failure due to primary angiosarcoma: a case report and review of literature[J]. World J Surg Oncol, 2008, 6: 104.

[2] Chaudhary P, Bhadana U, Singh RA, et al. Primary hepatic angiosarcoma[J]. Eur J Surg Oncol, 2015, 41（9）: 1137–1143.

[3] Singh G, Mills C, Asadi K, et al. Hepatic angiosarcoma as a cause of acute liver failure[J]. BMJ Case Rep, 2018.

[4] Molina E, Hernandez A. Clinical manifestations of primary hepatic angiosarcoma[J]. Dig Dis Sci, 2003, 48（4）: 677–682.

[5] Lazăr DC, Avram MF, Romoşan I, et al. Malignant hepatic vascular tumors in adults: Characteristics, diagnostic difficulties and current management[J]. World J Clin Oncol, 2019, 10（3）: 110–135.

[6] Gaballah AH, Jensen CT, Palmquist S, et al. Angiosarcoma: clinical and imaging features from head to toe[J]. Br J Radiol, 2017, 90（1075）.

[7] 宋承汝，程敬亮，张勇，等. 肝脏血管肉瘤的影像学表现及临床病理分析 [J]. 中国医学影像学杂志，2021, 29（07）: 703–708.

[8] Zen Y, Sofue K. Sinusoidal-type Angiosarcoma of the Liver: Imaging Features and Potential Diagnostic Utility of p53 Immunostaining[J]. Am J Surg Pathol, 2019 Dec, 43（12）: 1728–1731.

[9] Yasir S, Torbenson MS. Angiosarcoma of the Liver: Clinicopathologic Features and Morphologic Patterns. Am J Surg Pathol[J]. 2019 May, 43（5）: 581–590.

[10] Zhu YP, Chen YM, Matro E, et al. Primary hepatic angiosarcoma: A report of two cases and literature review[J]. World J Gastroenterol, 2015. 21（19）: 6088–6096.

[11] Kim HR, Rha SY, Cheon SH, et al. Clinical features and treatment outcomes of advanced stage primary hepatic angiosarcoma[J]. Ann Oncol, 2009, 20（4）: 780–787.

[12] Huang NC, Kuo YC, Chiang JC, et al. Hepatic angiosarcoma may have fair survival nowadays[J]. Medicine（Baltimore）, 2015, 94（19）: e816.

[13] Zeng D, Cheng J, Gong Z, et al. A pooled analysis of primary hepatic angiosarcoma[J]. Jpn J Clin Oncol, 2020, 50（5）: 556–567.

黄蝶　林旭勇　李雪丹　李异玲